经方医学讲义

主编 冯世纶

中国中医药出版社
·北 京·

图书在版编目（CIP）数据

经方医学讲义 / 冯世纶主编 .—北京：中国中医药出版社，2020.8（2023.11重印）

ISBN 978-7-5132-6243-9

Ⅰ. ①经…　Ⅱ. ①冯…　Ⅲ. ①经方—研究

Ⅳ. ① R289.2

中国版本图书馆 CIP 数据核字（2020）第 090918 号

中国中医药出版社出版

北京经济技术开发区科创十三街 31 号院二区 8 号楼

邮政编码　100176

传真　010-64405721

山东华立印务有限公司印刷

各地新华书店经销

开本 787×1092　1/16　印张 15.5　字数 303 千字

2020 年 8 月第 1 版　2023 年 11 月第 4 次印刷

书号　ISBN 978－7－5132－6243－9

定价　79.00 元

网址　www.cptcm.com

服务热线　010-64405510

购书热线　010-89535836

维权打假　010-64405753

微信服务号　zgzyycbs

微商城网址　https://kdt.im/LIdUGr

官方微博　http://e.weibo.com/cptcm

天猫旗舰店网址　https://zgzyycbs.tmall.com

如有印装质量问题请与本社出版部联系（010-64405510）

《经方医学讲义》
编委会

主　编

冯世纶（北京中医药大学）

副主编（以姓氏笔画排序）

冯学功（北京中医药大学）　　张广中（首都医科大学）

陶有强（胡希恕名家研究室）

编　委（以姓氏笔画排序）

马家驹（首都医科大学）　　王高岸（海南医学院）

毛进军（河南中医药大学）　　刘宝利（首都医科大学）

张立山（北京中医药大学）　　陈建国（胡希恕名家研究室）

欧阳卫权（广州中医药大学）　　赵德喜（长春中医药大学）

柳亚平（云南中医药大学）　　姜兆荣（辽宁中医药大学）

高建忠（山西中医药大学）　　曾宪玉（湖北中医药大学）

谢作钢（浙江中医药大学）　　谢明映（广西中医药大学）

鲍艳举（中国中医科学院）

编写说明

近来社会盛传“有病找经方”，而在业内，学习、应用和研究经方学术以提高临床疗效已成普遍共识。究其原因，皆因经方不但积累了众多有效方药，更重要的是有原创思维理论体系。同时，长期以来，特别是近年来日益频繁、广泛而深入的经方学术交流，也为经方医学的规范化建设以及本教材的编写提供了充分准备。

本教材定位为在经方医学系统理论指导下的临证应用普及型教材，旨在传承经方医学基本学术思想经验，锻炼经方辨治思维方法和能力，培养和造就一批基础理论系统全面、临证本领扎实并能不断研习提升的临床实用型人才。

本教材突出经方医学的独特性、规范性、系统性和实践性，在系统介绍理论体系的基础上，重点论述经方医学“六经－八纲－方证”体系，以培养经方临证辨治思维能力为核心。坚持系统全面地继承和弘扬经方的理论体系，深入浅出、简明扼要地加以讲解介绍。

首先，依托经方医学经典著作《伤寒论》和《金匮要略》，总结提炼“经方心法”，即上篇 1 ～ 6 章“六经－八纲－方证”体系基础理论框架；其次，中篇 7 章就三阴三阳病证治体系（概念、病机、判定、治则、主要代表方证与治案举隅）进行集中解读，采取“以经带方、以方附案、以案证论”的主要编写形式，精选六经常用代表性方证 58 首（其中附方 27 首），治案 37 则，在案例解析中引入示意图以求更清晰地展示辨治思路与过程；再次，下篇特设“经典带教案例实训”精选案例 50 则，以做经方辨证的练习，规范辨证思路，并可做测试之用。

本教材坚持普及型教材的基本定位，突出强调理论的系统性和临证应用方法的规范性，并未将所有内容如条文等尽数展开，特别是对方证未予逐一讲解，读者可进一步查阅《胡希恕医学全集：经方传真·胡希恕经方理论与实践（第三版）》，其他相关内容读者也可根据提示做进一步拓展阅读。相信本教材将为学习、应用和传承经方医学提供一定帮助，同时也希望能为下一步经方医学研究性教材的编写奠定良好的基础。

本教材以“六经－八纲－方证”学说思想一线贯穿，将《伤寒论》与《金匮要略》两书融会贯通。本教材引述两书原文较多，《伤寒论》以明代赵开美复刻的宋本为蓝本；《金匮要略》以《古今医统正脉全书》本为蓝本，参考赵开美本（人民卫生出版社1964年排印本，即据《古今医统正脉全书》，参赵本）。原文采用简体横排印刷，原文中“右某味”改为“上某味”。

由于认识水平和编写经验有限，谬误在所难免，真诚希望广大同仁提出宝贵意见，以利于进一步修订改进。

《经方医学讲义》编委会

2020年3月26日

目　录

上篇

第一章　经方医学原创思维理论体系 …… 003

第一节　经方与医经 …… 003

第二节　“以经释论”的历史传统 …… 004

第三节　《神农本草经》《汤液经法》《伤寒杂病论》：对经方医学原创思维理论体系的再认知 …… 005

第二章　六经辨证 …… 006

第一节　六经源流 …… 006

第二节　六经实质 …… 007

第三章　方证相应 …… 011

第一节　方证与方证相应 …… 011

第二节　六经辨证指导方证相应 …… 012

第三节　辨方证是辨证的尖端 …… 013

第四章　经方脉诊与腹诊 …… 014

第一节　经方脉诊 …… 014

第二节　经方腹诊 …… 025

第五章 经方辨证施治的实质 …… 030
第六章 经方辨证施治的实施 …… 033
第一节 辨证依据症状反应 …… 033
第二节 先辨六经 …… 033
第三节 继辨方证 …… 035
第四节 六经辨证重视病因辨证 …… 035

中篇

第七章 太阳病（表阳证）证治 …… 039
第一节 太阳病的概念 …… 039
第二节 太阳病的判定 …… 039
第三节 太阳病的治则 …… 042
第四节 太阳病主要代表方证与治案举隅 …… 043
1. 桂枝汤方证 …… 044
2. 黄芪桂枝五物汤方证 …… 052
3. 麻黄汤方证 …… 054
4. 桂枝麻黄各半汤方证 …… 059
5. 大青龙汤方证 …… 061
6. 五苓散方证 …… 064
第五节 认识太阳病方证 …… 068
第八章 阳明病（里阳证）证治 …… 070
第一节 阳明病的概念 …… 070
第二节 阳明病的判定 …… 070
第三节 阳明病的治则 …… 073
第四节 阳明病主要代表方证与治案举隅 …… 075
1. 瓜蒂散方证 …… 075
2. 白虎汤方证 …… 077
3. 泻心汤方证 …… 079
4. 大承气汤方证 …… 081

5. 猪苓汤方证 …… 090
6. 桃核承气汤方证 …… 092
第五节　认识阳明病方证 …… 094

第九章　少阳病（半表半里阳证）证治 …… 096

第一节　少阳病的概念 …… 096
第二节　少阳病的判定 …… 096
第三节　少阳病的治则 …… 098
第四节　少阳病主要代表方证与治案举隅 …… 099
1. 小柴胡汤方证 …… 099
2. 柴胡桂枝汤方证 …… 107
3. 四逆散方证 …… 109
4. 大柴胡汤方证 …… 112
5. 柴胡加龙骨牡蛎汤方证 …… 115
第五节　认识少阳病方证 …… 117

第十章　太阴病（里阴证）证治 …… 119

第一节　太阴病的概念 …… 119
第二节　太阴病的判定 …… 119
第三节　太阴病的治则 …… 121
第四节　太阴病主要代表方证与治案举隅 …… 122
1. 四逆汤方证 …… 122
2.《外台》茯苓饮方证 …… 126
3. 甘草干姜茯苓白术汤方证 …… 128
4. 小建中汤方证 …… 130
5. 茯苓桂枝白术甘草汤方证 …… 134
6. 小青龙汤方证 …… 136
7. 附子粳米汤方证 …… 139
第五节　认识太阴病方证 …… 142

第十一章　少阴病（表阴证）证治 …… 143

第一节　少阴病的概念 …… 143
第二节　少阴病的判定 …… 143
第三节　少阴病的治则 …… 145

第四节　少阴病主要代表方证与治案举隅 ………… 147
1. 麻黄附子甘草汤方证 ………… 147
2. 桂枝加附子汤方证 ………… 150
3. 二加龙骨汤方证 ………… 152
4. 真武汤方证 ………… 154
第五节　认识少阴病方证 ………… 156
第十二章　厥阴病（半表半里阴证）证治 ………… 158
第一节　厥阴病的概念 ………… 158
第二节　厥阴病的判定 ………… 158
第三节　厥阴病的治则 ………… 161
第四节　厥阴病主要代表方证与治案举隅 ………… 162
1. 柴胡桂枝干姜汤方证 ………… 162
2. 乌梅丸方证 ………… 165
3. 半夏泻心汤方证 ………… 167
第五节　认识厥阴病方证 ………… 170
第十三章　六经传变与合并病 ………… 172
第一节　六经传变 ………… 172
第二节　六经合并病 ………… 173

下篇

第十四章　经典带教案例实训 ………… 181

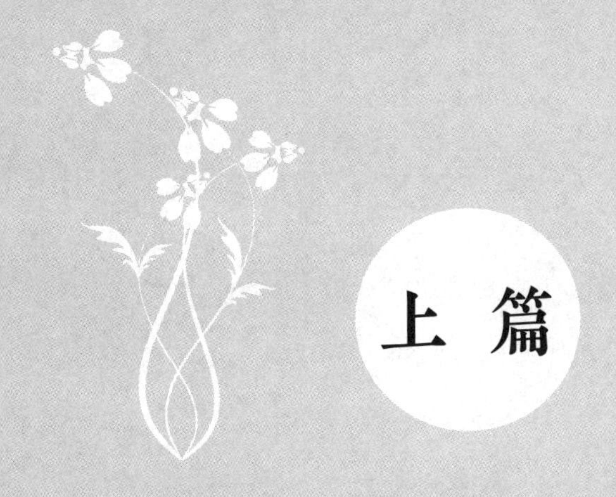

上 篇

第一章 经方医学原创思维理论体系

经方医学通常简称“经方”，是我国医学自医巫分家产生的原创思维理论体系。其代表著作《伤寒杂病论》上承《神农本草经》与《汤液经法》。其主要理论是八纲六经及方证理论体系。其学术特点，是根据人体患病后出现的症状反应，进行辨证施治，即于患病机体一般症状反应规律的基础上，而适应整体、讲求疾病的通治方法。临床治病具体实施，是先辨六经，继辨方证，求得方证对应治愈疾病。

第一节 经方与医经

经方与医经各成体系，传承有自，章太炎先生曾论述到：“医之始，出于巫，古者，巫彭初作医，《移精变气论》曰：古之治病，可祝由而已。其后智慧萌动，知巫事不足任，术始分离，其近于巫者，流而为神仙家；远于巫者，流而为医经、经方两家。”是说自医巫分家，大约在上古神农时代，中医就形成了医经和经方两家。

两家形成的主要原因，是由于原创思维理论的不同，即经方主要理论是八纲，辨证主要依据症状反应；医经主要理论是脏腑经络、五行六气，辨证主要侧重于病因。

至《汉书·艺文志》明确记载“经方者，本草石之寒温，量疾病之浅深，假药味之滋，因气感之宜，辨五苦六辛，致水火之齐，以通闭解结，反之于平。及失其宜者，以热益热，以寒增寒，精气内伤，不见于外，是所独失也”，标明了经方医学的特点，即经方用八纲认识疾病和药物，积累了疾病的证和相对应单味药物治疗的临床经验，其代表著作为《神农本草经》。在单方方证临床治疗中，古人渐渐摸索了两味、三味药物协同来治疗，甚至更多，这就组成了复方方证，其代表著作为《汤液经法》。历经几十代人单方、复方方证经验的积累，古人逐渐探索发现了患病人体一般的症状反应规律，并进一步总结了辨证施治的规律法则和多样的证治验方，至汉代已创立形成六经辨证、方证相应的理论体系，其代表著作为《伤寒杂病论》。

"医经者，原人血脉、经络、骨髓、阴阳、表里，以起百病之本，死生之分，而用度针石汤火所施，调百药齐和之所宜。"是以阴阳五行、脏腑经络学说为基础，逐步构建完成对人体生理、病理以及辨治体系的总结，其代表著作有《黄帝内经》(以下简称《内经》) 等，脏腑经络、病因辨证是其主要特点。

值得注意的是，自王叔和整理经方主要著作仲景书时，"以经释论"混淆了经方和医经两大理论体系。

第二节 "以经释论"的历史传统

"经"指医经，"论"指以《伤寒杂病论》为代表的经方医学，"以经释论"就是用医经学术体系阐述经方学术思想，突出的表现有两个方面：

1. 混淆伤寒、中风、温病证名

仲景书中，"伤寒""中风""温病"是症状反应证名，各据条文有明确说明。以经释论的最突出的表现之一，是以医经的病因病名注释经方的症状反应证名。如章太炎先生曾指出："依据古经，言必有则，而不能通仲景之意，则成无己是也。"是批判成无己，以医经注释仲景书，主要阐述医经理论，而远离经方学术。其具体表现之一，是把仲景书中的"伤寒"释为"伤于寒"，把"中风"释为"中于风"，把"温病"释为"伤于热、伤于温邪"。并明确重申经方的"伤寒""中风""温病"是症状反应证名，"伤寒、中风、温病诸名，以恶寒、恶风、恶热命之，此论其证，非论其因，是仲景所守也"。

2. 混淆经方和医经的六经

首先是"三阴三阳"相互混淆，经方医学中，"三阴三阳"是指以八纲归类病证，医经中的"三阴三阳"，有经络、开阖枢、运气学说等多重含义。将医经中的"三阴三阳"诸多含义混称互代到经方中，造成概念歧出，内涵混乱。

其次是六经实质，对六经实质的混淆，是对"三阴三阳"这一概念认识混淆的具体化。以至于关于六经实质，脏腑经络说、气化说、运气说等纷然呈现，令人莫知所从。以脏腑经络说为例，北宋朱肱以足六经释六经实质，至金成无己引入脏腑，以"经腑同病"论六经实质，至清尤在泾又对脏腑病加以细化，如太阳膀胱蓄水证和太阳膀胱蓄血证等。

再次是在发病与辨证中过分强调病因的作用，造成后世普遍认为《伤寒论》是治外感病专书，并最终酿成聚讼千年的“寒温之争”。

“以经释论”是经方医学传承和发展所面临的客观现实，是跨越千年的历史传统，这一“张冠李戴”式阐述方式虽然其本身也是一种学术探讨，但更主要的是其割裂和湮没了经方医学自身内在学术灵魂的完整性与一贯性，对经方医学的传承发展造成了深重的不良影响。

第三节 《神农本草经》《汤液经法》《伤寒杂病论》：对经方医学原创思维理论体系的再认知

在“以经释论”的历史传统之外，仍不乏一些医家基于仲景著作深入发掘经方医学的本质内涵，如西晋王叔和整理保留了“可汗不可汗”“可吐不可吐”“可下不可下”等经方医学原始资料，又如唐代孙思邈，采用“方证同条、比类相附”的研究方法，北宋许叔微即以八纲阐释病证辨治思路，清徐灵胎“不类经而类方”，清柯韵伯“六经钤百病，不专为伤寒立法”，近代经方家曹颖甫深究方证内涵与应用，现代经方家胡希恕明确指出“六经来自八纲”“辨方证是辨证的尖端”，现代经方家刘渡舟也指出“我从‘仲景本伊尹之法’‘伊尹本神农之经’两个‘本’字中悟出了中医是有学派之分的，张仲景乃是神农学派的传人，所以，要想穿入《伤寒论》这堵墙，必须从方证的大门而入”。

同时，来自杨绍伊、钱超尘、李茂如等人的研究已明确仲景书原序中“撰用素问、九卷、八十一难、阴阳大论、胎胪药录，并平脉辨证”23个字为小字混入正文，而这段文字正是排除“以经释论”历史传统影响的关键所在。杨绍伊在《考次伊尹汤液·序》中明确指出，医经与经方两者“谱系不同”，现代经方家岳美中更鲜明说道：《伤寒论》所论六经与《内经》迥异，强合一起只会越讲越糊涂，于读书临证毫无益处。当代经方家冯世纶继承胡希恕学术思想，明确了经方医学从单方方证到复方方证，再到六经辨证、方证相应学术体系的发展历程，梳理了经方医学自《神农本草经》到《汤液经法》再到《伤寒杂病论》的学术传承脉络。

可以说，基于仲景著作系统深入发掘经方医学的实质内涵，既是经方医学学术体系传承发展的必然选择，也是我们经方医学实践、研究与传承者所要担当的时代大课题。

第二章　六经辨证

经方的六经辨证理论体系，是历代医家用方证治病的规律总结，来自于实验，信而有征，皆合乎科学。掌握六经辨证，非常重要，不论是外感、内伤，各种急慢性病的证治皆离不开六经辨证。

第一节　六经源流

“六经”一词，《伤寒论》条文并未明确提及，而是后世医家在研究《伤寒论》的过程中提出的，世所沿用，可谓约定俗成。

“六经”的提法出自《内经》，原指经脉，隶属于三阴三阳概念。随着时代的发展，六经的内涵与外延也在不断变化，明确引用“六经”来解释外感热病发病机制，始于晋人皇甫谧，其所论“六经”源自《内经》六经经脉系统，而将相应脏腑纳入“六经”概念范围之中，提出伤寒热病之发生，是三阴三阳经脉及脏腑受邪所致，但并未引述仲景之文。至隋代巢元方大量引述《内经》《伤寒论》之文以释“伤寒候”，承皇甫氏之说，谓六经受病而为伤寒，实际上已将仲景三阴三阳概念与六经概念等同视之。宋人朱肱认为六经即足之六条经脉。金人成无已则进一步明确六经为经络脏腑之总称。至此，六经概念已开始为医家习用以指代仲景三阴三阳概念，且每将《内经》三阴三阳概念多种内涵赋予六经概念，以致后世形成六经与三阴三阳混称互代之局面，故有六经气化、六经形层、六经地面等诸说的出现。

六经和六经辨证是经方医学首先应探讨的核心问题，正如近代伤寒大家恽铁樵所感叹：“《伤寒论》第一重要之处为六经，而第一难解之处亦为六经，凡读《伤寒论》者无不于此致力，凡注《伤寒论》者亦无不于此致力。”

第二节　六经实质

历来对六经实质众说纷纭，这是由于经方医学发展史上“以经释论”造成的客观影响。如果立足仲景书，从经方医学自身角度审视这一命题，答案很明确，即六经来自八纲。

1. 经方中“八纲”的具体含义

虽然“八纲”名称的正式提出见于祝味菊《伤寒质难》，距今也不过百年，但先民自古日常生活即用八纲，对“八纲”实质的认识与运用却由来久矣。

八纲，是指表、里、阴、阳、寒、热、虚、实而言。其实表、里之中还应有半表半里，按数来论本应是九纲，由于言表、里，即含有半表半里的意思，故习惯常简称之为八纲。

表、里和半表半里：是病情反映的病位。表，指体表，即由皮肤、肌肉、筋骨等所组成的机体外在躯壳，则谓为表。若病邪集中反应于此部位时，即人患病后出现的症状反应于表，即称之为表证。里，是人体的极里，即由食道、胃、小肠、大肠等所器官组成的消化管道，则谓为里。若病邪（症状反应）集中反应于此部位时，即称之为里证。半表半里，是指表之内、里之外，即胸腹两大腔间，为人体诸脏器所在之地，则谓为半表半里。若病邪（症状反应）集中反应于此部位时，即称之为半表半里证。这三者为固定的病位反映，即不论什么病，就其病位反应来说，或为表，或为里，或为半表半里，虽亦有时其中二者或三者同时出现，但绝不出三者之外。这里必须强调：这里所说的病位，是指病邪（症状反应）反应的病位，不要误认为是病灶所在的部位。例如，即使病灶在里，但病邪（症状反应）集中反应于体表，即称之为表证，或称之为邪在表，或病在表，或证在表。

阴和阳：指病变的性质。阴即阴性，阳即阳性的意思。人体患病，正邪相争，机能的改变，不是较正常为太过，便是较正常为不及。如其不及，则患病人体必然相应要有衰退的、消沉的、抑制的等一系列不及的病征反映出来，即称之为阴证。如其太过，则患病人体亦必有相应亢进的、兴奋的等一系列太过的病证反映出来，即称之为阳证。故疾病虽极复杂多变，但概言其为证，不为阳，便为阴。

寒和热：从症状的性状来分类则有寒热两种，寒即寒性，热即热性的意思。若患病人体反映为寒性的证候者，即称之为寒证；反之，若患病人体反映为热性的证候者，即称之为热证。寒热是具特性的阴阳，寒必属阴，热必属阳，但若泛言阴则不一定必寒，若泛言阳则不一定必热。病有不寒不热者，但绝无不阴不阳者。

虚和实：虚指人虚，实指病实，病还未解，而人的精力已有所不支，机体的反应显示出一派虚衰的形象者，即称之为虚证。病势在进，而人的精力亦不虚，机体反应显示出一派充实的病证者，即称之为实证。由于以上的说明，可见虚实亦和寒热一样，同属阴阳中的一种特性，不过寒热有常，而虚实无常，寒热有常者，即如上述，寒者必阴，热者必阳，在任何情况下永无变异之谓。但虚实则不然，当其与寒热交错互见时，而竟反其阴阳，故谓无常，即如虚而寒者，当然为阴，但虚而热者，反而为阳。实而热者，当然为阳，但实而寒者，反而为阴。以是则所谓阳证，可有或热、或实、或亦热亦实、或不热不实、或热而虚者，则所谓阴证，可有或寒、或虚、或亦虚亦寒、或不寒不虚、或寒而实者，此可以下表明之（表1）。

表1　证之阴阳寒热虚实关系

阳证						阴证					
种类	阳	寒	热	虚	实	种类	阴	寒	热	虚	实
阳证	★					阴证	☆				
阳热证	★		★			阴寒证	☆	☆			
阳实证	★				★	阴虚证	☆			☆	
阳实热证	★		★		★	阴虚寒证	☆	☆		☆	
阳虚热证	★		★	★		阴实寒证	☆	☆			☆

2. 六经来自八纲

六经指太阳、阳明、少阳的三阳和少阴、太阴、厥阴的三阴而言，《伤寒论》虽称之为病，其实即是证，而且是来自于八纲。

以上关于八纲所述，表、里、半表半里三者，均属病位的反应。而所谓阴、阳、寒、热、虚、实六者，均属病情的反应。临床实践说明，病情必反应于病位，而病位亦必因有病情的反应而得以反映，故无病情则亦无病位，无病位则亦无病情。因此，所谓表、里、半表半里等证，同时都必伴有或阴、或阳、或寒、或热、或虚、或实的为证反应。同理则所谓阴、阳、寒、热、虚、实等证，同时亦都必伴有或表、或里、或半表半里的为证反应。由于寒、热、虚、实从属于阴阳，故在每一病位上，均当有阴阳两类不同的为证反应，这样三乘二为六，即病见之于证的六种基本类型，亦即所谓六经者是也，其相互关系可如下表所示。

表 2　病位病情（病性）与六经

八纲		六经
病位	病情（性）	
表	阳	太阳病
里	阳	阳明病
半表半里	阳	少阳病
里	阴	太阴病
表	阴	少阴病
半表半里	阴	厥阴病

中医的发展原是先针灸而后汤液，以经络名病习惯已久，《伤寒论》沿用以分篇，本不足怪，全书始终贯穿着八纲辨证精神，大旨可见。惜大多注家执定经络名称不放，附会《内经》诸说，故终弄不清辨证施治的规律体系，更谈不到透视其精神实质了。其实六经即是八纲，经络名称本来可废，不过本著是通过仲景书的阐明，为便于读者对照研究，因并存之，《伤寒论》对于六经各有概括的提纲，今照录原文，并略加注语如下。

“太阳之为病，脉浮，头项强痛而恶寒”。

注解：经方太阳病的实质，是八纲概念，即症状反应于表的阳证，简称为表阳证，意是说，太阳病是以脉浮，头项强痛而恶寒等一系列证候为特征的，即是说，无论什么病，若见这一特征者，即可确断为太阳病证，便不会错误的。

“阳明之为病，胃家实是也”。

注解：阳明病，即症状反应于里的阳证，简称为里阳证。胃家实，谓病邪充实于胃肠的里面，按之硬满而有抵抗或压痛的意思，属阳明病热结成实类型的典型腹证表现。

“阳明外证云何？答曰：身热汗自出，不恶寒，反恶热也”。

注解：胃家实的概念，不但症状反应为在里的阳热实，而且还具有外在阳热实的症状反应，简称为外证。身热、汗自出、不恶寒、反恶热这一类症状反应即其外证，凡病见此外证者，亦可确断为阳明病。

“少阳之为病，口苦，咽干，目眩也”。

注解：少阳病，即症状反应于半表半里病位的阳证，简称半表半里阳证，意是说，少阳病是以口苦、咽干、目眩等一系列证候为特征的，凡病见此特征者，即可确断为少阳病。

“太阴之为病，腹满而吐，食不下，自利益甚，时腹自痛，若下之，必胸下结硬”。

注解：太阴病，即症状反应于里的阴证，简称为里阴证，意是说，太阴病是以腹满而吐、食不下、自利益甚、时腹自痛等一系列证候为特征的，凡病见与此相类的里阴证者，即可确断为太阴病。太阴病的腹满为虚满，与阳明病胃家实的实满大异，若误以实满而下之，则必益其虚，将致胸下结硬之变。

“少阴之为病，脉微细，但欲寐也”。

注解：少阴病，即症状反应于表的阴证，简称为表阴证，这是对照太阳病说的，意即是说，若症状反应在表，而见脉微细，并其人但欲寐者，即可确断为少阴病。

“厥阴之为病，消渴，气上撞心，心中疼热，饥而不欲食，食则吐蛔，下之利不止”。

注解：厥阴病，即症状反应于半表半里的阴虚寒证，简称为半表半里阴证。提纲举例“消渴、气上撞心、心中疼热、饥而不欲食、食则吐蛔”这些症状反应，是说厥阴病主要特征是：半表半里上热下寒，而且还见虚实夹杂，凡病见这一特征者，即可确断为厥阴病。半表半里证不可下，尤其阴证更当严禁，若不慎而误下之，则必致下利不止之祸。

以上只是说明一下大意，至于详解，均见于中篇各章，故此处从略。

第三章 方证相应

方证是经方医学体系中一原创思维概念，是经方的重要基础理论和组成部分。经方强调方证相应，同时更强调其归六经辨证指导。

第一节 方证与方证相应

1. 方证的概念

方药的适应证，即简称之为方证，某方的适应证，即称之为某方证。方证即用方的证据、征象，是以主治方剂来命名的证。《伤寒论》有“桂枝证”“柴胡证”等名称，是以方名证的范例。

2. 方证相应

这种以方名证的形成，是古人长期医疗经验的总结，是经方发展的特点，也即构成《伤寒论》的主要内容和理论体系的特点。后世学者将方与证之间的这种密切对应关系概括为方证相应、方证相关、方证相对、方证对应等。《伤寒论》第317条明确载有：“病皆与方相应者，乃服之。”因此用“方证相应”更能准确体现原著精神。

方证相应具有鲜明的内涵：首先是方为证立，《伤寒论》原文398条，随证出方者约260条；其次是证以方名，方证是以方为名的证；三是方随证转，方证相应的原则要求方药必须随证的变化而变化，通过加减，实现方证动态的相应。《伤寒论》明言：“观其脉证，知犯何逆，随证治之。”经方的方证不是一成不变的。

3. 方证相应思想发展的源流

方证相应的思想产生于神农时代，在其发展的漫长历史过程中，于仲景时期产生了六经辨证理论，这一理论又指导了方证的应用。后世亦有所发展，唐代孙思邈首次提出了“方证”一词，采用“方证同条，比类相附”的研究方法，宋代朱肱将“方证”简称为“药证”，提出“药证者，药方前有证也，如某方治某病是也”。明清以来，方证相应思想为越来越多的医家所研究与赞同，喻嘉言指出“有是病即是有是药，见此证便与此方，是仲景活法”，柯韵伯“以方类证，以方名证，方不拘经”，大大丰富和发展了方证相应理论。徐灵胎将113方进一步归类于桂枝汤、麻黄汤、葛根汤等12类，各类方证中，先出主方，随以论中用此方之证列于方后，以方类证，证从方治。受孙思邈等中国医家对《伤寒论》研究与应用的启发，日本江户时期古方派医家吉益东洞力倡“方证相对”。

至近现代，方证相应说仍为许多医家所推崇，他们致力于方证研究，在方证识别和古方今用方面积累了许多经验，并对方证相应的指导理论进行了探索。

第二节　六经辨证指导方证相应

随着考古、考证学的发展及学术探讨的深入，人们逐渐认识到，《伤寒杂病论》属《神农本草经》《汤液经法》一脉的经方学派。《汤液经法》的主要内容是记述了前人所用某些方剂的组成及其适应证。

经方的方证给人以规矩，是学好经方的关键，但绝非全部，还必须认识到，没有六经八纲的理论指导，就不能真正地把握好方证。中医有许多方书，记载了数以万计的方剂及其适应证，但都比不上《伤寒杂病论》影响广泛、深远，原因之一，就是因为没有像《伤寒杂病论》那样完整的、富有科学性的、严密的理论体系。

张仲景通过总结《汤液经法》等方证和众多医书经验，用八纲归类，并结合疾病的病位（表、里、半表半里）、病性（寒、热、虚、实、阴、阳），把方证大体分为六类，即①用于发热、恶寒、身疼、脉浮等症的方证类，如桂枝汤方证、麻黄汤方证，这些方证病位在表，病性属阳，称为表阳证（太阳病）；②用于发热、汗出、口渴、大便难、脉数等症的方证类，如白虎汤方证、大承气汤方证等，这些方证病位在里，病性属阳，称为里阳证（阳明病）；③用于寒热往来、口苦咽干、胸胁苦满、目眩等症的方证类，如小柴胡汤、大柴胡汤方证等，这些方证病位在半表半里，病性属阳，称为半表半里阳证（少阳病）；④用于恶寒、无热、脉微细、但欲寐等症的方证类，如麻黄附子甘草汤、麻黄附子细辛汤等方证类，这些方证病位在表，病性属阴，称为表阴证（少阴病）；⑤用于自利不渴、腹满而吐、食不下等症的方证类，如理中汤、附子理中汤、吴茱萸汤等方证，这些方证病位在里，病性属阴，称为里阴证（太阴病）；⑥用于消渴、气上撞心、饥而不欲食、四肢厥冷等症的方证类，如柴胡桂枝干姜汤、乌梅丸、干姜黄芩黄连人参汤等方证，这些方证病位在半表半里，病性属阴，称为半表半里阴证（厥阴病）。

张仲景总结完成了经方的方证和六经理论体系构建，随着病证的（病位）表里相传与（病性）阴阳转变，以上六类方证在其各自内部及其互相的加减进退，即有法度可以遵循，从而适应了错综复杂的临证变化，在临床上确立了辨证论治的规范。

经方至东汉，已经形成完整的辨证施治理论体系，即临床根据症状反应，先辨六经，继辨方证，做到方证对应治愈疾病。

第三节　辨方证是辨证的尖端

在六经八纲辨证的基础上，还须细察全部脉证表现，来选用全面适应的方药，辨准方证。辨方证是六经八纲辨证的继续，即辨证的尖端，中医治病有无疗效，其关键就是在于方证是否辨的准确。

作为辨证的尖端、取效的关键，方证相应不仅局限在方与证的相应，同时，药量、制剂、煎服法以及调摄等诸层面，均应与证相应。如温中逐寒用炮附子，回阳救逆则用生附子；治太阳表实证的麻黄汤中麻黄用三两，治太阳表实重症兼清里热用生石膏的大青龙汤中，麻黄则用六两；大陷胸汤证与抵当汤证，轻者均改汤用丸剂；大承气汤方后“得下，余勿服”，桂枝汤方后啜粥、温服、温覆等，均属方证相应的内在必然要求也是取效的切实保障。

如何做到精准辨方证呢？首先要熟记方证，对于其适应证、药味组成、剂量比例等均应了然于胸；其次要精究方证病机，从两个层面加以把握，六经层面是对方证所属病位、病性及兼夹因素的确认，方证层面的辨析要点则要落实到具体症状表现，精究病机并不是机械推理，而是立足临证做整体、动态的证候分析；再次要做好类方证的精细鉴别，除了具体症状的比较，特别要重视六经层面的对比，如苓桂术甘汤方证和真武汤方证，病机提示均属外邪里饮、气冲饮逆，在具体症状层面都可能有心悸、胸闷、头晕、身瞤动、小便不利等表现，难分彼此，但从六经层面对比，前者属太阳太阴合病，后者属少阴太阴合病，一目了然。

第四章　经方脉诊与腹诊

依据患者的全身症状反应，进行统一的观察与分析，讲求适应整体的辨证施治。这是中医诊疗方式方法的特色，也是中医的独有精神。在六经八纲框架体系下，将全部的脉证表现等四诊资料无矛盾的统一起来，是经方辨证的内在必然要求。今仅就切诊部分的脉诊与腹诊做一特别补充说明。

第一节　经方脉诊

脉象亦是人患病后的症状反应之一，同是患病机体的一种症状反应，不过由于它比一般症状尤富于敏感性，凡表里阴阳寒热虚实无不应之于脉，故于辨证亦有一定的指导作用，这就自然而然地促进了中医诊脉的研究和发展。

经方脉学，即在经方医学六经八纲辨证理论指导下，研究有关脉诊的理论方法及其在诊疗上所起作用的一种学识，与后世脉学相比，有自身鲜明的特点，约言之：①寸关尺三部不配属脏腑，但对应人体相应部位；②经方脉学本来自于八纲辨证，并服从于六经八纲的辨证体系，主要着眼于对疾病的病性（阴阳）、病位（表、里、半表半里）、病情（寒热虚实）的确认；③每种脉象的主病，一般不是一个方面的因素或属性，而是多个方面的因素或属性；④对脉象的定义或描述，有的与后世不同；⑤特别强调脉证合参，对全部的脉证进行详细的分析，使之无矛盾的统一起来，以达成对一个病证的正确判断。

1. 脉学、脉诊与脉象

脉象是脉学研究的主要对象，无病健康人的脉，谓之平脉，不以象名，人若有病，则脉失其平，就其不平者，才名之以象，即为病脉。一般临床辨证中所谓脉象，都是指病脉说的，而病脉的脉象即是与平脉相比的差相。

脉象是相对平脉比较而来，所以脉取太过、不及，当为辨脉之大法。古医籍《内经》《难经》对于诊脉均有较详细的论述，在仲景书中，更以证治实例阐明诊法和脉理，脉取太过与不及在书中均有明文。太过者，谓较平脉为太过也；不及者，谓较平脉为不及也。脉象虽极复杂，概言之无不分属以上两大类别。

各种脉象归纳起来，有来自脉动状况，如数、迟是也；有来自脉体状况，如大、细是也；有来自血行状况，如滑、涩是也。此三者和上述脉象的两大类别，即为脉象生成的源头。

脉象和症状一样，都是罹病机体异于健康时的一种反应，不过它比一般的症状更富于敏感性。举凡表、里、阴、阳、寒、热、虚、实诸证，无不应之于脉象，故对于中医的辨证施治，有其一定的指导作用，这就自然而然地促进了中医对于脉诊的研究与发展。

《内经》、《难经》、仲景书，虽均有脉象名称，但很少阐述各脉的形象。这是因为在仲景以前，医家认为这是诊病常识，故不加细述。历来脉书对于脉象的说明，不少出于主观臆想，往往把一脉说成数象，把数脉混为同形，描述比喻虚玄，使后学无从遵循，因此有论脉之书愈精，令人指下愈乱的惋叹。但是如果我们从脉象生成的源头出发，再通过对仲景著作原文的研究分析，就不难掌握经方脉学的真谛了。

2. 脉象应病的基本规律

古人于无数事实的体验下，已经正确地认识了人体血脉的敏感作用。人身血脉的变化不但反映了机体内在环境的改变，还反映了外部自然界的异动。所以《内经》才有四时色脉的说明。

人如果惊惧则面色苍白，羞愧则面色潮红……其有感于血脉之变化，然而这只是一般的精神刺激，实际远不如疾病在身体所引起的变化。人如果患病，则必致机体正常机能的改变，而此改变当不外乎正常或不正常两途。超乎正常则谓之太过；不够正常则谓之不及。超过与不够的机能改变，即诸多病理的原因，脉应之则显诸多太过和不及的脉象。如浮、数、实、大、滑……为不同原因的太过脉象；而沉、迟、虚、细、涩……为不同原因的不及脉象。

太过脉以应有余；不及脉以应不足。太过脉应有余者，谓浮、数、实、大等太过的一类脉，以应阳、热、实等有余的证；不及脉应不足者，谓沉、迟、虚等不及的一类脉，以应阴、寒、虚等不足的证。这是脉应于病的一般规律，在特殊情况下，太过脉亦应不足，不及脉亦应有余。因为这种特例的存在，所以我们应该注意，辨证必须脉证合参，不可偏废。

假如医者能把握住这些原则，并且清楚地知道每一脉象所反映的实际内容，那么凭脉以诊病，也就不是难于理解的一件事了。关于此点，前人给我们积累了丰富而珍贵的经验，不但对于每脉的所主均有正确翔实的记载，对于脉与脉、脉与证之间，交互错综变化下的辨证施治方法，亦均有指示周详的相关书籍留传下来。

3. 诊脉

诊脉指诊查脉象而言。寸口动脉虽只是寸许长一条血管，但在中医看来，却是极其复杂而多变的一个应病机关。诊脉也并非信手抚按脉管，而是有其一定的方式方法的，兹概要介绍如下：

3.1 诊脉取象的方法

如前所述，浮、沉、数、迟、实、虚、大、细、滑、涩等极其复杂的脉象，只是若干不同的抽象概念，如何能令其一一明辨于指下？未尝研究过中医学的人士，大都不免有此疑问。其实凡脉之为象，均有其取象的基础内容。例如浮沉为象是取之于脉动位置的浅深；数迟为象是取之于一定时间内脉动至数的多少。虽浮、沉、数、迟等象名失之空虚而难知寻，但位置、至数等内容，确有实际之可查。其他如脉的实虚，乃关于脉动力量的盛衰；脉的大细，乃关于脉管广度的宽窄；脉的滑涩，乃关于脉内血行的畅滞等。由此可知中医所谓任一脉象，都是属于脉的个别内容的消长反映，那么依照脉象的内容，以按寻其消长情况，又何难之有呢？

以上只是有关诊脉取象方法的一个重要部分，若认为如此便可毫无遗憾地达成诊脉取象的目的，那又未免把它看得太容易了。因为虽知以脉动的浅深以诊脉的浮沉，但是医者心中若没有不浮不沉的标准，是难以辨出或浮或沉的脉象的。同理以推，医者心中必须先有不数不迟、不实不虚、不大不细等诸多的标准，才可以辨出或数或迟、或实或虚、或大或细等诸多的脉象。此所谓不浮、不沉、不数、不迟等标准脉象，是属于健康人的正常脉应，即中医之平脉。

谓之平者，即平正无偏，以证病脉之太过与不及之意。欲求诊脉取象的正确，势必于平脉有足够的体验才行。不过此事亦非容易，因同是健康无病的人，老壮儿童脉即有差，男女肥瘦脉亦互异，况且春夏升发脉常有余，秋冬收藏脉恒不足。故有老壮儿童的平脉，有男女肥瘦的平脉，还有四时不同的平脉等。为了丰富我们对于平脉的标准知识，就必须于多种多样的人体上做长时间的练习，才能达到心中有数、指下明了的程度。此为练习脉诊必须要做的首要功夫。

由以上的简单介绍，对于诊脉取象的方法，当有一个概要的认知，至于所有的脉象及其有关诊查的内容，以上所举自然不够全面，为节省文辞，列表如下以代说明（表3）。

表 3　脉象及有关诊查的内容

脉诊的取象内容	平脉	病脉	
		太过	不及
有关脉动的诊查			
脉动的浅深	不浮不沉	浮	沉
脉动的速率	不数不迟	数	迟
脉动的力量	不实不虚	实	虚
脉动的节律	不动不结不代	动	结、代
有关脉体的诊查			
脉管的长度	不长不短	长	短
脉管的广度	不大不细	大	细
脉体的约束性能	不紧不缓	紧	缓
脉管的绷直性能	不弦不弱	弦	弱
有关血行的诊查			
血行的利滞	不滑不涩	滑	涩

观上表可知，中医诊脉是分三个方面共九项内容，有特点的脉与平脉进行比较取象。表中的十九种单象脉，即依此法而诊取。

病脉是平脉的差象，故不论太过与不及，均当有微甚程度的区分，如浮脉有微浮、甚浮，沉脉有微沉、甚沉等。在习惯上亦有为此类脉另立专称者，如数之甚者称为疾（急）脉，沉之甚者称为伏脉。

另外脉来所现也有非单纯一象者，而是两种或多种单象脉同时出现，如脉大而实；或细而虚；或浮、大而涩；或浮、大、涩而弦等。在习惯上亦有为此类脉另立专称者，如洪脉、微脉、芤脉、革脉等。还有更多的兼象脉并未立专称，而临证则随时可见。见表 4。

表 4　微甚脉和兼象脉

名称	微或甚	兼象	太过或不及
疾（急）	数之甚		太过
伏	沉之甚		不及
洪		大而实	太过
微		细而虚	不及
芤		浮大虚涩	不及
革		芤而弦	不及

以上提的共计二十五种脉，多数为单象脉，也有另立了专称的微甚脉和兼象脉，皆为临床习用之脉名，我们可称之为基本脉象。

3.2 三部九候的诊法

三部九候，即辨脉之则。关于三部九候，有《内经》和《难经》二法。《内经》讲求遍诊法，而《难经》独取寸口。前法不行已久，于此不加讨论，今只就后者加以说明。

寸口脉即今之桡骨动脉，诊时可以中指端向掌后高骨动脉处按之，即为关位，然后再下食指与无名指，前指所按即寸位，后指所按即尺位。因人的高矮不同，故下指亦有疏密。把脉体分而为三，寸、关、尺谓为脉之三部。

诊查脉象时，轻下其指以候之（即浮脉诊取之指力），谓为浮取；重下其指以候之（即沉脉诊取之指力），谓为沉取；不轻不重以候之（即平脉诊取之指力），谓为中取。浮、中、沉谓为脉之三候。每部各有浮中沉之三候，三而三之为九，故谓为三部九候。

诊脉之所以要讲三部九候者，以脉之应于病，常以部位和为候的不同而异其形象。例如寸脉浮而尺脉弱，即属于部位之不同象；又如脉浮虚而沉涩，即属于为候的不同象。这种部位不同象或为候不同象的脉象，可称之为复合脉，似此为例甚多，无须一一列举。

可见，虽知诊脉取象之道，但如不按三部九候之法求之，则不足以知全部的脉象，必须两者结合为用，才可以尽诊脉的能事。

诊脉时，要分别就脉动、脉体、血行各方面的内容逐一细审，尤其初学者，更应专心于一，不得二用。例如诊查脉动位置的深浅时，不要旁及次数的多少；诊查脉动次数的多少时，亦不要旁及力量的强弱等。要这样依次推敲，一一默记。当然，熟能生巧，已有多年经验的医者，指下非常敏感，异象所在，伸手可得，但此非一朝一夕之功，都从锻炼中来。

4. 辨脉

辨脉指根据脉象以辨其应证言。

中医所谓辨证，是依据四诊的方法，以明确当时患者全面的脉和证，而于此所有的脉与脉、证与证、脉与证等诸多方面的错综交互的关系上，加以个别细致的分析，然后把这些分析的结果统一起来，以判断病位、病性、病情，以及适宜哪种疗法和方药。所以说中医的辨证并不是要求固定的病名，乃是要求及时地适应治法。对于这一事实，脉诊虽有一定的作用，但主要还是决定于全部脉证上面，而很少单独由脉本身来决定。正因如此，若想明确脉在辨证上的作用，那就势必要涉及中医各种证治等多种知识，实非三言两语所能道其究竟。故在此只能择要说明。

4.1 各脉的主病

这是说明每种脉所主之病的某些属性或因素。例如浮脉的主病，说它主表、主热、主虚，即是说患者的脉如现浮象，则其为病当不外乎属表、属热或属虚。如同时参照并见的脉和证，便能较容易地确定其究竟属于哪一种。所以关于脉的主病研究，于辨证上是占有相当重要地位的。今较为详细地把所列各脉的主病问题，做如下的阐述。

浮 浮脉是脉动深度的浅在象，它是脉动的位置较平脉浅浮于外者，故谓之浮，属于太过的一种脉。凡是脉太过，均主有余的一类病。所谓有余，包括邪气盛实之有余，或病势进展的有余，或机能亢盛之有余等内容（以下与此相同不另说明）。今浮脉既属脉动浮浅向外的有余，为阳气亢进于体表的象征，病邪由于阳气之亢拒于外，只能发为在表的病，所以浮脉主表；热盛者气为之张，所以浮脉亦有时主热；津血虚于内，阳气浮于外，此浮由于内在津血之虚（伤津亡血），所以浮脉有时亦主虚。

沉 沉脉是脉动深度的潜在象，它是脉动的位置较平脉深沉于内者，故谓之沉，属于不及的一种脉。凡是脉不及，大都主机体机能的障碍或沉衰（以下仿此不另说明）。今沉脉既属脉动沉潜在里的不足，为阳气受阻于里之形象，故沉脉主里；然阳气虚衰，脉亦沉陷不振，故脉沉亦主虚、主寒；阳气不振，则水留不行，寒水过盛，亦足致阳气沉衰，故沉脉有时亦主水。

数 数是脉动速率的太过脉。若于定时内，脉动的次数较平脉为多者，即谓为数。心主血脉，脉动发于心，心受热盛的刺激加速其运动，故数脉主热；热盛则阴液为伤，阴液虚衰，亦恒促使发热，久病脉数，多属虚损，故数脉亦有时主虚。

迟 迟为脉动速率的不及脉。若于定时内，脉动次数较平脉少者，即谓为迟。体内热能衰减，影响心脏跳动迟缓，故迟脉主寒；血循环减退，机体营养不足，故迟脉亦主营气不足；病实于里至相当程度，亦足使血行为阻而脉现迟，故迟脉有时亦主里实。

实 实为脉动力量的太过脉。因其按之脉动较平脉实而有力，故谓为实。为邪气既盛而正气抗拒之象，故主实证。

虚 虚为脉动力量的不及脉。因其按之脉动较平脉虚而无力，故谓为虚。为人已虚、正气抗邪力衰之象，故主虚证。

结 结为脉动节律上有间歇的脉象。若脉动时一止，而止即复来，则谓为结。结者，如同绳的中间有结，但前后仍相连，寓间歇时间甚暂之意，属于不及脉一类。心气虚、血少，脉乃间歇，故结脉主心虚血少；但瘀血阻碍亦恒致脉有间歇，故结脉又有时主血瘀。

代 代亦脉动节律上有间歇的不及脉。若脉动中止，良久而始再动，则谓为代。代者，更代之意，因间歇时间较久，有似另来之脉以代前者。代亦主心虚血少，其有似结脉，但较结脉为重笃；虽亦主瘀血，但多属虚证，而不似结常主瘀血之实证。

动　此脉来源于脉动的不匀。若脉动有似跳突（起伏形象上的表现）或摇摆（前后部位上的表现）者，即谓之动。动为脉动突出于一点的太过脉。机体受急剧的刺激，随其所受处所，应之于脉的左右上下相当的部位（此可参看后之三部九候规律），而显如豆的跳突，故动脉主惊（惊则胸腹动悸）、主疼痛。

长　平脉上至寸而下至尺，若脉上出于寸而下出于尺者，即谓为长。长为脉管应指长度的太过脉，乃血气盈溢之象，故长脉主阳热盛；不过亦有禀赋强实而见此脉者，则不属病脉。

短　若脉上不及寸而下不至尺者，则谓为短。短为脉管应指长度的不及脉，为气血不足之象，故主血气虚衰。然亦有禀赋素弱而见此脉者，则不属病脉。

大　若脉管较平脉粗大者，即谓为大，大为脉管广度（粗细）的太过脉，为热盛气血鼓张之象，故主实热；然有外无内之大，为阴虚于里，虚阳外亢之象，故有时主虚。

细（或小）　若脉管较平脉细小者，则谓为细，细为脉管广度的不及脉，为血气虚少脉无以充之象，故主血气虚。

紧　若脉体周围束裹程度较平脉紧束有力者，即谓为紧。紧为脉管约束性能（脉体周围强度）之太过脉。寒主收引，脉管聚束有力，故紧脉主寒邪盛；水性寒，故亦有时主病水；然病势紧张，而脉亦应之紧张有力，故若痛、若宿食等邪实冲逆，有时脉亦紧。

缓　若脉体束裹程度较平脉松缓无力者，即谓为缓。缓为脉管约束性能之不及脉。正气不足则脉形缓纵，故缓脉主津血虚、营卫气伤。亡血、汗出脉常缓。

弦　若脉体跳动较平脉弦直有力者，即谓为弦。弦为脉管绷直性能之太过脉。病位于半表半里，气血凝敛，则脉绷直而弦，故弦脉主半表半里证；寒亦能令气血凝敛，故有时弦脉亦主寒、主水；筋脉拘急，脉自弦，故弦脉亦有时主痉病。

弱　若脉体跳动较平脉松弛无力者，即谓为弱。弱为脉管绷直性能之不及脉。气血不振则脉道弛弱，故主气血虚，或多汗亡津液。

滑　脉内血行较平脉应指流利者，即谓为滑。滑为脉管内血行畅利之太过脉，为邪热盛实、血气奔腾之象，故主邪实热盛。然妇女妊娠健康正常者，脉亦有滑象。

涩　脉内血行较平脉应指涩滞（往来不流利）者，即谓为涩。涩为血行虚滞之不及脉，为血气不充、涩滞难行之象，故涩脉主血少。然外为湿阻或血有瘀结，亦均足使脉涩，故亦有时主湿或主瘀。

疾（或急）　疾为数之甚象，属太过一类的脉，故新病则主邪热剧甚。久病虚甚，见此脉难治。

伏 伏为沉之甚象，属不及的一类脉，故主阳气沉衰，或病水（里有所结，脉亦常伏）。

洪 洪为大而实的兼象脉，属太过脉，主邪盛大热。

微 微为细而虚的兼象脉，属不及脉，故主正衰、气血不足。

芤 芤为浮大但重按而虚涩的复合脉，所谓浮大中空者，属不及脉。中空，即按之动减（指脉内不充实而跳动力量不足），乃浮大其外空涩其内之象，故主血虚、虚劳。久病见此脉难治。

后世脉学，有谓芤脉乃浮沉取之有脉，中取无脉；又有谓按之脉管两侧见而中间不见者，均属无稽妄言，不可信。

革 革为芤而弦的兼象脉，属不及脉，血虚于内而脉管反弦强硬变于外之象，故主大亡血或久失精。

芤、革二脉，本外属太过，而内属不及，但就主病而言，乃列于不及。

促 此脉亦来源于脉动的不匀整。促为迫或近之意，若脉动迫近于上、于外，即寸脉浮关以下沉者，则谓为促。促为脉动促击于寸上的太过脉。表不解则邪气冲击于上，脉因应之促击于寸口，故促脉主表；亦主气上冲（上实下虚多见此脉）。结胸病有时见此脉。

《脉经》谓促为数中一止的脉。后世脉书虽有异议，但仍以促为数极，与经方促脉显异。促为迫上、迫外之意，实即寸浮关以下沉的脉。仲景书论促脉共 4 条，如：

《伤寒论》第 349 条：“伤寒脉促，手足厥逆，可灸之。”

【释】伤寒而手足厥逆，乃外邪里寒的为证，故脉应之促。寸浮以应表邪，关以下沉以应里寒。灸之即先救里而后救表之意。

《伤寒论》第 21 条：“太阳病，下之后，脉促胸满者，桂枝去芍药汤主之。”

【释】太阳病下之后，其气上冲者，可与桂枝汤；今胸满即气上冲的为候，故脉应之促。虽气冲胸满，但由于下后伤腹气，芍药非腹虚所宜，故去之。

《伤寒论》第 34 条：“太阳病，桂枝证，医反下之，利遂不止。脉促者，表未解也。喘而汗出者，葛根黄芩黄连汤主之。”

【释】于此提出脉促为表未解之应，则寸脉浮又有何疑！关以下沉，正是下利不止之应。

《伤寒论》第 140 条：“太阳病，下之．其脉促．不结胸者，此为欲解也。”

【释】结胸证，则脉象寸浮关以下沉，即促之象。今误下太阳病，脉虽促，但来结胸，又无别证，亦只表邪尚不了了而已，故谓为欲解也。

基于以上所论，则促为寸浮关以下沉的脉象。

以上诸脉象，均见于仲景书者，只就各脉重要的主病加以说明，其余者均可推而得之，故从略。兹列表总结如下（表5）。

表5　脉象应病（证）概要

诊脉的取象内容		太过脉		不及脉	
		名称	主病	名称	主病
来自脉动方面的诊查	脉动的深度	浮	主表，主热，亦主虚	沉	主里，主虚、寒，亦主水饮
	脉动的速度	数	主热，有时主虚	迟	主寒，主虚，里实极之脉亦迟
	脉动的力量	实	主实证（邪气盛正气抗拒亦力）	虚	主虚
	脉动的节律	动	主痛，主惊（或胸腹动悸）		
				结	主虚，亦主瘀血
				代	主虚，久病见此脉难治
来自脉体的诊查	脉管的长度	长	主实（阳热盛），禀赋厚者脉长不以病论	短	主虚（气血不足），亡津亡血者难治
	脉管的广度	大	主实热，有时主虚（虚劳脉，有外无内）	细（小）	主气虚、血不足
	脉管的约束性能	紧	主寒，主痛，主宿食，亦主水饮	缓	主津血虚
	脉管的绷直性能	弦	主痛、主实、主半表半里证、主筋脉拘急，主寒、主水饮	弱	主虚，自汗、盗汗
来自血行的诊查	脉内血行的畅滞	滑	主实、热盛。 妇女妊娠（平脉）	涩	主津血虚

续表

诊脉的取象内容		太过脉		不及脉	
		名称	主病	名称	主病
微甚脉	数之甚	急（疾）	新病脉数急多属邪热盛，病在发展；久病虚甚多预后不良。		
	沉之甚			伏	主里，主虚寒，亦主水饮，里有所结脉亦常伏
兼象脉	大而实	洪	主邪盛、大热		
	细而虚			微	主正衰、气血俱虚
	浮大虚涩			芤	主虚劳、血不足
	芤而弦			革	主亡血、妇人漏下、男子久失精
复合脉	寸浮关以下沉	促	主表（不解），主气上冲（上实下虚），亦主结胸		

4.2 脉与脉的关系

由于以上的说明，可见每脉常主数病，如就单一脉象而言，欲知其确应某病，则为事实所难能。前已谈过脉之于诊断，是不能单独决定其具体作用的，其作用是决定于全部脉证上面，就是这个道理。

4.2.1 关于辨兼象脉应证（病）的分析方法

在疾病的发展过程中，由于病理的复杂多变，多数情况是数脉同时互见，医者分别就各脉的所主，给以理论的分析，使之统一起来，而达成对某病的诊断，这就是所谓的辨脉应之道。

例如脉浮而数，因浮脉主表亦主虚，而数脉主热亦主虚，今此二脉同时并见，则可能是邪热在表的病，亦可能是津虚发热的虚热病；假如脉浮数而滑，因滑主邪盛而不主正虚，将此三脉统一起来看，当然就只能肯定其为热盛于表的病，而不能断为虚热的一类病了。

又例如，脉浮而紧，不但知浮主表而紧主寒，且可知此表证属太阳病伤寒证型；脉浮而缓，不但知浮主表而缓主津血不充盈，亦可知此表证属太阳病中风证型。

再如，脉极虚芤迟，易知是气血俱虚而多寒；脉极实滑数，亦易知为邪气盛实而多热。

总之，如能利用各脉的主病，依据中医临床知识，把它们合理统一起来，则知病越近正确，此即逻辑的内涵外延关系，其理无须深述。不过此只就一般脉象而论，如涉及三部九候等问题，那就复杂多了。

4.2.2 关于三部九候的诊法于辨脉上所起的作用

4.2.2.1 三部的应病规律

古人于长久的临床实践中，逐渐体会到关于机体上下左右的疾病，恒相应地现其脉象于左右两手寸关尺的不同部位。所以寸、关、尺三部以应为病的上下左右。

例如，《金匮要略》曰："诸积大法：脉来细而附骨者，乃积也。寸口，积在胸中；微出寸口，积在喉中；关上，积在脐旁；上关上，积在心下；微下关，积在少腹；尺中，积在气冲。脉出左，积在左；脉出右，积在右；脉两出，积在中央。各以其部处之。"大意是说，体内患有积块的病，气血因受阻碍，当现极沉且细的脉，根据脉见的部位及左右两手，以示积块所在的处所。这虽说的是诊积的方法，但对三部应病的规律做了具体的说明。在实际应用上，可简化其意，即胸中上至头部之疾，可候之于寸；胸膈下至少腹之疾，可候之于关；少腹以下至胫足之疾，可候之于尺。左以候左，右以候右，两手以候中央。后世脉法另有部位分配脏腑之说，然用于实际，并不尽验，故于此从略。

4.2.2.2 九候的应病规律

浮中沉三候，以应为病的深浅内外。虽疾病万变，但就其深浅的位置而言，则不外深处于胃肠的里，或浅处于机体躯壳的表，或处于非表非里的广大胸腹腔间——半表半里。故人如有病，除脉绝不见外，无论所现何象，也至少具此三候中的一候。如浮取而见者为在表，沉取而见者为在里，中取而见者为在半表半里。

例如数脉主热，于浮中见之，即为热在表的病；若此数脉非至沉取而不见，即为热在里的病；若此数脉虽浮取不见，但中取则见，即为热在半表半里的病。余可以此类推。

此寸关尺三部和浮中沉三候的应病规律，综合交互在一起，就是三部九候的应病规律。不过这是就三部九候总体的、基本的应病规律而言，如果再加上为病反映中阴阳虚实的变化，那就要复杂许多。这是需要狠下一番工夫，不断在临床实践中去体验、认知，并不断地去积累自己的经验才能掌握的。

但对此亦毋庸畏难的是，与后世脉学不同，仲景脉学来自于八纲辨证，并服从于六经八纲的辨证体系，主要着眼于对疾病的病性（阴阳）、病位（表、里、半表半里）、病情（寒热虚实）的确认，所以并不使人觉得捉摸不定，无所适从，反而格外显得朴实无华，可按可寻。

4.2.3 关于辨复合脉应证（病）的分析方法

前面已经说过，脉象越较复杂而所辨若细致准确，则知病越近真切。因有了三部九候的关系，所以脉象的表现就繁杂得多。但是无论脉象如何繁复，只要能予以合理地统一审辨，则于为病的真相亦不难明悉。

例如寸脉微尺脉弦，微主阳气虚，今以见于寸部，其为阳气虚于胸中可知；若已判断弦主寒邪盛，今以见于尺部，其为寒邪盛于少腹以下可知。正虚则邪必凑之，故在下之寒邪必冲逆于上，因此断为必作胸痹的心痛、短气病。

又如寸脉浮关脉沉，若有心下硬痛、拒按的症情，则为结胸病。盖病结实于胸膈，故关脉应之沉；气遏于上，迫而外张，故寸脉应之浮。

由于以上诸例的说明，则于中医辨脉与脉之关系的方法，当可略知其精神所在了。

5. 论脉与证的关系

脉象是人患病后出现的症状反应之一，掌握了三部九候的应病规律，将有利于辨六经和辨方证。但脉象的形成影响因素较多，并非一脉主一症、主一病，因此，临床辨脉必须结合人体病后出现的所有症状反应，所谓脉证合参进行辨证。

总之，经方重视脉诊，在辨证施治过程中，做为症状反应之一的脉诊，对于疾病的辨证、施治以及预后，都必须于脉证互参的方式下，以求合理统一的辨证。

第二节 经方腹诊

腹诊，即是通过腹部的症状反应而进行辨证，腹诊作为中医诊察疾病的重要手段之一，源远流长，早在《内经》与《难经》中即有相关论述，至汉张仲景《伤寒杂病论》已将腹诊作为辨证用药的重要依据，其中《伤寒论》398 条条文有 114 条论及腹诊，《金匮要略》25 篇，有近一半的篇章中论及腹诊。

1. 腹诊临床意义

腹诊在经方医学辨证施治的多个环节均有重要的临床意义。

1.1 提示病位

《伤寒论》第 340 条“病者手足厥冷，言我不结胸，小腹满，按之痛者，此冷结在膀胱关元也。”即以“小腹满，按之痛”提示寒气结滞在膀胱关元部位。

1.2 辨别病性

《金匮要略·腹满寒疝宿食病篇》：“病者腹满，按之不痛为虚，痛者为实。”即以腹部按之痛与不痛来分辨病性之虚实。

1.3 审查病因

《伤寒论》第 241 条：“大下后，六七日不大便，烦不解，腹满痛者，此有燥屎也。

所以然者，本有宿食故也。宜大承气汤。”即结合腹满痛，判定燥屎内结。

1.4 阐述病机

《伤寒论》第150条：“太阳少阳并病，而反下之，成结胸，心下硬，下利不止，水浆不下，其人心烦。”结合按心下部位紧张感、有抵抗，说明表邪内陷后水热互结成实的结胸证；又第151条“脉浮而紧，而复下之，紧反入里，则作痞。按之自软，但气痞耳”。以心下部位按之不痛不硬，来说明表邪内陷后无形之邪结于心下，气机痞塞不通的泻心汤证。

1.5 鉴别证候类型

《伤寒论》第138条：“小结胸病，正在心下，按之则痛，脉浮滑者，小陷胸汤主之。”又135条“伤寒六七日，结胸热实，脉沉而紧，心下痛，按之石硬者，大陷胸汤主之”。结胸证属水热互结，但证有轻重，前者范围局限在心下，按之痛；后者范围可以从心下至少腹，硬满而痛不可触近。

1.6 确定治则治法

《金匮要略·腹满寒疝宿食病篇》：“按之心下满痛者，此为实也，当下之，宜大柴胡汤。”“胁下偏痛，发热，其脉紧弦，此寒也，以温药下之，宜大黄附子汤。”这都是依据腹诊按之痛否来辨虚实证，并进而明确治用寒下或温下。

1.7 判断预后转归

《金匮要略·黄疸病篇》：“额上黑，微汗出，手足中热，薄暮即发，膀胱急，小便自利，名曰女劳疸。腹如水状，不治。”女劳疸出现腹如水状，预后不良。

2. 腹诊内容与操作

腹诊，是依据症状反应而进行辨证，腹诊内容可分为胸腹部的望诊、闻诊、问诊与切诊。望诊，是诊察腹部的形态与色泽；闻诊，是诊察腹部的声音与嗅气味，如胃脘部振水声、肠鸣音等；问诊，是诊察患者自我感觉到的腹部症状反应及全身出现的症状。切诊，是诊察腹壁出汗情况、皮肤温度、整体紧张度、局部紧张度、腹主动脉搏动情况、局部抵抗和压痛、心窝部拍水音（胃部振水音）等从整体至局部进行观察。预料会有压痛出现时应将压痛检查放在最后进行，叩击腹壁诊察心窝部拍水音（胃部振水音）也应放在最后进行检查。

腹部区域的划分一般分为心下、胸胁、胁下、脐旁与小腹等部位。腹诊时，患者仰卧，两腿伸直，两手置于两股之侧，腹部放松，心情平静，医者坐或立于病人右侧实施操作。先观察患者腹壁有无异常情况，然后用指腹或手掌，自上而下，先左后右，开始触按，了解各部位有关情况，手法应轻柔徐缓，由轻到重，由浅入深。

3. 典型腹诊表现举隅

以下结合《伤寒论》和《金匮要略》有关条文就典型腹诊证候做一简要介绍。

3.1 心下痞

心下部位有痞塞感的自觉症状。

《伤寒论》第153条："太阳病，医发汗，遂发热、恶寒，因复下之，心下痞。表里俱虚，阴阳气并竭，无阳则阴独，复加烧针，因胸烦，面色青黄，肤瞤者，难治。今色微黄，手足温者，易愈。"

《伤寒论》第158条："伤寒中风，医反下之，其人下利，日数十行，谷不化，腹中雷鸣，心下痞硬而满，干呕心烦不得安。医见心下痞，谓病不尽，复下之，其痞益甚。此非结热，但以胃中虚，客气上逆，故使硬也，甘草泻心汤主之。"

《伤寒论》第244条："太阳病，寸缓、关浮、尺弱，其人发热、汗出，复恶寒，不呕，但心下痞者，此以医下之也；如其不下者，病人不恶寒而渴者，此转属阳明也；小便数者，大便必硬，不更衣十日，无所苦也，渴欲饮水，少少与之，但以法救之；渴者，宜五苓散。"

以上三条"心下痞"提示因误下伤及胃气所致。

《伤寒论》第154条："心下痞，按之濡，其脉关上浮者，大黄黄连泻心汤主之。"

《伤寒论》第155条："心下痞，而复恶寒汗出者，附子泻心汤主之。"

《伤寒论》第164条："伤寒大下后复发汗，心下痞，恶寒者，表未解也。不可攻痞，当先解表，表解乃可攻痞。解表宜桂枝汤，攻痞宜大黄黄连泻心汤。"

以上三条提示，经下或未经下形成的"心下痞"，为邪热结于心下所致。

《伤寒论》第156条："本以下之，故心下痞，与泻心汤，痞不解，其人渴而口燥烦、小便不利者，五苓散主之。"

本条提示，下之后成心下痞，服泻心汤痞不除，说明非泻心汤证，又"渴而口燥烦、小便不利"，乃外邪里饮之五苓散证。

《金匮要略·腹满寒疝宿食病篇》："夫瘦人绕脐痛，必有风冷，谷气不行，而反下之，其气必冲，不冲者，心下则痞。"

下伤胃气，里虚寒的心下痞。

《金匮要略·痰饮病篇》："卒呕吐，心下痞，膈间有水，眩悸者，小半夏加茯苓汤主之。"

水停心下，致心下痞。

《金匮要略·呕吐哕下利病篇》："呕而肠鸣，心下痞者，半夏泻心汤主之。"

上热下寒，中虚脘痞。

《金匮要略·妇人杂病篇》:“妇人吐涎沫，医反下之，心下即痞，当先治其吐涎沫，小青龙汤主之。涎沫止，乃治痞，泻心汤主之。”

误下伤胃，胃虚夹饮而致痞满。

可见，“心下痞”一证并非某特定因素的反映，更不宜机械地对应和套用某些方证，而是提示了表邪内陷、胃虚、热结、饮停、寒踞等多种可能，在辨证中必须结合整体的脉证表现综合分析。其它腹诊信息同理。

论中还有心下满、心下痞满、心下痞硬、心下痞硬而满、心下痞坚等说。心下满即心下部位有胀满感，若同时有痞塞感即心下痞满，二者在临床中有时不好区分。心下痞是自觉症状，心下痞硬则兼客观体征，心下按之有抵抗或压痛，痞坚较痞硬更为严重，抵抗或压痛更甚，弹力更差。心下有痞塞、胀满感，同时按之有抵抗或压痛，即为心下痞硬而满。

3.2 胸胁苦满

胸胁苦满，是自觉症状反应，即苦于胸胁满，患者自觉胸胁部有胀满感，医者用手从季肋下向胸腔方面推压，可有抵抗感，同时患者可有痛感。《伤寒论》96条“胸胁苦满”、104条“胸胁满而呕”、147条“胸胁满”、229条“胸胁满不去”均提示是应用柴胡剂的确切指征。但是《金匮要略》中又有“心下有痰饮”的苓桂术甘汤证可见“胸胁支满”和“腹中有寒气”的附子粳米汤证可见“胸胁逆满”。

3.3 腹主动脉搏动情况

患者心下部位悸动称为心下悸，见于肚脐上下分别为脐上悸和脐下悸，都是显著的腹主动脉搏动的感觉，作为客观体征，医者可以通过望诊或触诊而知。这种动悸感可多见于表不解、气上冲的情况，如《伤寒论》第64条“发汗过多，其人叉手自冒心，心下悸欲得按者，桂枝甘草汤主之”；也可见于津血耗伤（或兼虚热内生）的情况，如《伤寒论》第264条“少阳中风，两耳无所闻，目赤，胸中满而烦者，不可吐下，吐下则悸而惊”；更多见于水饮病证，特别是有水气冲逆的情况，苓桂术甘汤证、苓桂枣甘汤证和五苓散证等。

3.4 少腹不仁

小腹部位的腹壁紧张程度与其他部位相比，较为软弱，常常伴有表面知觉低下，是身体机能虚损的一种表现。如《金匮要略·中风历节病篇》附方：崔氏八味丸，治脚气上入，少腹不仁。

3.5 腹皮拘急

腹皮拘急的腹证，实际是腹直肌紧张，有的条文中所谓“里急”是也，腹直肌紧张左右均可出现，也可以一边强一些，另一边弱一些。多是津血虚而肌肤失于濡养所致，是小建中汤、黄芪建中汤、芍药甘草汤的应用指征。如《金匮要略·血痹虚劳病篇》:“虚劳里急，悸、衄，腹中痛，梦失精，四肢酸疼，手足烦热，咽干口燥，小建中汤主之。”

3.6 少腹硬满

患者自觉小腹部胀满，同时医者按之有抵抗或可触及有抵抗物，多是实邪内结所致。如《伤寒论》第124条:“太阳病，六七日，表证仍在，脉微而沉，反不结胸，其人发狂者，以热在下焦，少腹当硬满，小便自利者，下血乃愈。所以然者，以太阳随经，瘀热在里故也。抵当汤主之。”此条少腹硬满为瘀血与邪热结滞所致。

《伤寒论》第137条:“太阳病，重发汗而复下之，不大便五六日，舌上燥而渴，日晡所小有潮热，从心下至少腹硬满而痛不可近者，大陷胸汤主之。”此条之少腹硬满为表邪内陷，水热互结所致。

4. 小结

腹诊是前人留给我们的宝贵财富，是经方医学理论与实践体系重要组成部分，腹诊传入日本后，备受重视，逐渐形成了独特的腹诊理论和方法。其中尤以“伤寒派”腹诊为著，是我们今天传承和发展经方腹诊的重要参考借鉴。

经方重视腹诊，是因于辨证有重要意义。要强调的是，经方的腹诊，不仅只依靠切诊，而是依据四诊，即望、闻、问、切获得全面的症状反应，进行整体辨证。也就是说由腹诊所获得的腹证，亦属症状反应之一，经方临证辨证，把腹证亦纳入辨六经、辨方证中，做到方证对应，治愈疾病。

第五章　经方辨证施治的实质

辨六经，析八纲，再辨方证，以至施行适方的治疗，此即中医辨证施治的方法体系，不过中医辨证施治，究竟治的疾病是什么，是一种什么治病的方法，这是关系到辨证施治的精神实质问题，对于深刻理解和应用经方医学至关重要。

基于前之六经八纲的说明，可得出这样的结论：即不论什么病，而患病人体的反应，在病位则不出于表、里、半表半里，在病情则不出于阴、阳、寒、热、虚、实，在类型则不出于三阴三阳。验之于临床实践，这都是屡经屡见的事实。因此可知，所谓六经八纲者，实不外是患病人体一般的规律反应。中医经方辨证即以它们为纲，中医施治，也是通过它们而制定施治的准则。故可肯定地说，中医的辨证施治，其主要精神，是于患病人体一般的规律反应的基础上，讲求疾病的通治方法。为了便于读者理解，现以太阳病为例释之如下。

如前所述，太阳病并不是一种个别的病，而是以“脉浮、头项强痛而恶寒”等一系列的症状为特征的一般的证。如感冒、流感、肺炎、伤寒、麻疹等，于初发病时，经常发作太阳病之证，中医即依治太阳病的发汗方法治之，则不论原发的是什么病（西医诊断病更是如此），均可给以彻底治愈。试想，各种不同的疾病，而竟都发作太阳病这样相同的证，这不是患病人体一般的规律反应是什么？依治太阳病证的同一发汗方法，而能治愈各种不同的病，这不是于患病人体一般的规律反应的基础上，而讲求疾病的通治方法又是什么呢？再就方证的说明来看，对于六经八纲治则的执行，势必遵循适应整体用药的严格要求，显而易见，则中医的辨证施治，还具有适应整体治疗的另一精神，也就是说，中医辨证施治，虽然是于患病人体一般规律反应的基础上，讲求疾病的通治方法，但同时必须在适应整体的情况下施行之。若为中医辨证论治下一个简明的定义，那就是：于患病人体一般的规律反应的基础上，而适应整体，讲求疾病的通治方法。众所周知，中医以一方常治多种病，而一种病又常须多方治疗，即这种治疗精神的有力证明。

于疾病一般的规律反应的基础上，而讲求疾病的通治方法，这确是祖国医学的伟大发明，但为什么疾病会有六经八纲一般的规律反应，此为有关辨证施治所以有验的理论根据，故有加以探讨的必要。

对于辨证施治的精神，虽如上述，但它究竟治疗疾病的实质是什么？这一本质的问题还未明确，因而也就无从知其所以有验的道理。解答这个问题，只有弄清患病人体为何会有六经八纲这样一般的规律反应才行。基于唯物辩证法“外因是变化的条件，内因是变化的依据，外因通过内因而起作用”这一普遍真理，则患病人体之所以有六经八纲这样一般的规律反应，其主要原因，当亦不是由于疾病的外在刺激，而是由于人体抗御疾病机制的内在作用。众所周知，冬时天寒则多尿，夏时天热则多汗。假如反其道而行之，人于夏时当不胜其热，而于冬时将不胜其寒，这都是人体抗御外来刺激的奇妙机制。若论疾病的侵害，则远非天时的寒热所能比，人体自有以抗御之，又何待言！中医谓为正邪交争者，意即指此，屡有不治即愈的病，均不外正胜邪却的结果。不过往往由于自然机能的有限，人体虽不断斗争，而病终不得解，所谓“邪之所凑，其气必虚”，于是正邪相拒的情况以证的形式反应出来。如所谓表证，即是人体欲借发汗的机转，自体表以解除其病的反应。如所谓里证，即是人体欲借排便或涌吐的机转，自消化管道以解除其病的反应。如所谓半表半里证，即是人体欲借诸脏器的功能协力，自呼吸、大小便、出汗等方面以解除其病的反应。此为基于人体的自然结构，势所必然的对疾病斗争的有限方式，以是则表、里、半表半里便规定了凡病不逾的病位反应。若人体的机能旺盛，就有阳性的一类证反应于病位；若人体的机能沉衰，就有阴性的一类证反应于病位。总而言之，疾病侵入于人体，人体即应之以斗争，疾病不除，斗争不已，于是则六经八纲便永续无间地见于疾病的全过程，成为凡病不逾的一般的规律反应。古人于此早就有明确的认识，举例说明如下：

《素问·评热病论》曰：“今邪气交争于骨肉，而得汗出者，是邪却而精胜也。精胜则当能食，而不复热。复热者，邪气也。汗者，精气也。今汗出而辄复热者，是邪胜也，不能食者，精无俾也。病而留者，其寿可立而倾也。”

此段大意是说，今邪气与精气、正气交争于体表的骨肉间，此原是人体欲借以发汗的机转而解除病邪，故一般说来能得汗出者，大都是病邪却而精气胜。精气来自谷气，化生于胃，如果精气胜，则其人当能食。邪气使人发热，如果邪气却，则必不复热，若复热，为邪气还在，汗出，为精气外越，今汗出而发热，显系邪胜而精亡，而不得谓为邪却而精胜也。若更不能食，则精气断绝而邪气独留，故不免于死。

《伤寒论》第 97 条：“血弱气尽，腠理开，邪气因入，与正气相搏，结于胁下，正邪分争，往来寒热，休作有时，嘿嘿不欲食，脏腑相连，其痛必下，邪高痛下，故使呕也，小柴胡汤主之。”

这一条是说，伤寒初作，则邪气与精气交争于骨肉，即太阳病在表的一般病理过程。若精气已不足拒邪于外，则退而卫于内。因此则体表的血弱气尽，腠理遂不密守而开，邪乃乘虚入于半表半里，与正气相搏，结于胁下，因而胸胁苦满，这就进入少阳病的病理阶段了。正邪分争，即正邪相拒的意思。正进邪退，病近于表则恶寒，邪进正退，病近于里则恶热，故往来寒热。分争时则寒热时作，否则寒热亦暂息，故休作有时。热邪郁集于胸胁，故嘿嘿不欲饮食。胸胁之处，上有心肺，旁及肝脾，下接胃肠，故谓脏腑相连。邪热激动胃肠中的水气，则腹痛。邪高于胸胁之上，而痛在胃肠之下，故使其人欲呕，此宜小柴胡汤主之。

以上《素问·评热病论》一段虽是论阴阳交的死证，但与表证时，人体欲汗的抗病机制同理，尤其对精胜或邪胜的阐述均较为精详。《伤寒论》一段，是说太阳病自表传入半表半里，亦由于人体抗病机制的改变所致。古人对于疾病的体验，达到如此精深的境界，正所谓实践出真知。

六经八纲的来历既明，对照前述的治则，显而易见，则中医的辨证施治，恰为适应人体抗病机制的一种原因疗法，其所以有验自非偶然。为证明所言非虚，再以太阳病证为例释之。

如前所述，太阳病是以脉浮、头项强痛而恶寒等一系列症状为特征的，今就这些症状分析如下。

脉浮：这是由于浅在动脉的血液充盈所致。

头项强痛：因为上体部血液充盈的程度为甚，故在上的头项体部，更感有充胀和凝滞性的疼痛。

恶寒：体表的温度升高，加大了与外界气温的差距，故觉风寒来袭的可憎。

由于以上的症状分析，正足以说明人体已把大量体液和邪热，驱集于上半身的机体表面，欲汗出而不得汗出的一种情况。太阳病的治则是发汗，这不正是适应人体欲汗出的病机，而达到汗出的原因疗法吗？由以上可看出，适应人体的抗病机制的治疗，可以说是最理想的一种原因疗法，中医的辨证论治，其实质不是别的，而恰是这种最理想的治疗方法，辨证施治是中医的瑰宝，其科学内涵应珍视和发扬。

第六章　经方辨证施治的实施

辨六经，析八纲，再辨方证，以至施行适方的治疗，此即中医辨证施治的方法体系。以八纲分析病情，以六经明确病位病性，以方证相应实现证治机转，由于八纲分析贯穿辨六经、辨方证的全过程，因此，也可以归纳为先辨六经、继辨方证，求得方证相应治愈疾病，此即经方辨证施治的实施方法和步骤。

第一节　辨证依据症状反应

经方的理论，主要是根据症状反应总结的治病规律。中医治病，辨证而不辨病，故称这种治病的方法为辨证施治，亦称辨证论治。中医之所以辨证而不辨病，这与它的发展历史是分不开的，因为中医的发展远在数千年前的古代，当时既没有进步科学的依据，又没有精良器械的利用，故势不可能有如近代西医面向病变的实质和致病的因素，以求诊断和治疗，而只能凭借人们的自然官能，于患病机体的症状反应上，探索治病的方法。

“于患病机体的症状反应上，探索治病的方法”，是统观《伤寒论》全部内容得出的结论，论中的伤寒、中风、温病等病证名，六经病名、方证名都是由症状反应而定。疾病的传变、预后等皆由症状反应而定。因此，经方临证辨证主要依据症状反应，与医经主要依据病因明显不同。这里要注意的是，症状反应是指患者自觉症状和他觉症状，还包括舌诊、切诊、脉诊、腹诊等，亦包括病后出现的痰饮、水湿、瘀血、食积等致病因素，这在《伤寒论》中都有详细论述。

第二节　先辨六经

六经实质，即六经来自八纲，已如前述，临证中，当根据六经实质属性，辨明症状的六经归属（详见中篇各章）。辨六经是辨证的第一步，须注意：

第一，辨六经非机械套用条文。

六经实质既明，那么临证如何辨明六经？六经病篇，每篇开头都有“某某之为病”句，称为该病篇提纲，视作对该经最精要的概括，也是辨明该经病的依据。

有些医家以为提纲不完备，如太阳病之提纲不能概括太阳腑证，“胃家实”更与阳明病篇之胃家虚寒诸证格格不入，于是“纲不敷目”应运而生。其实，六经病实质是机体患病后六类证候反应，是八纲属性内容。《伤寒论》是辨证而非辨病，若言太阳病即指太阳经与膀胱腑感邪受病，即将其具体为某一种“病”，则大大局限和歪曲了六经病之真正内涵。还有“伤寒传足（六经）不传手（六经）”，或单言一脏一腑（如太阴脾脏和阳明胃腑），或兼言两脏两腑（如少阴心与肾及少阳胆与三焦），则完全忽略了提纲证的存在，是夺仲景之辞，强加后人之意，意有不周，则罪仲景书“纲不敷目”。

同时也切不可将以“某某病”冠首的条文所述悉归之于某某病，不然太阳病独盛于太阴病数十倍，而少阳病也是少见，这显然是不符合临床实际的，以之冠首，无非是初起为该病而继之则可能为兼证、变证，或特为鉴别而设，因此太阳病篇所讲述的内容，实际上六经病都涉及到了，判别的关键就在于提纲证。

临证辨证，必须要牢记六经提纲，依据提纲，记住的不只是提纲中所出现的症状，关键是提纲的八纲内涵属性。太阳病提纲概指，凡见在表的症状属阳性者，简称为表阳证；少阴病提纲概指，凡见在表的症状属阴性者，简称为表阴证；阳明病提纲概指，凡见在里的症状属阳性者，简称为里阳证；太阴病提纲概指，凡见在里的症状属阴性者，简称为里阴证；少阳病提纲概指，凡见在半表半里的症状属阳性者，简称为半表半里阳证；厥阴病提纲概指，凡见在半表半里的症状属阴性者，简称为半表半里阴证。

第二，表里相传和阴阳转变。

在疾病发展的过程中，病常自表传入于里、或传入于半表半里、或自半表半里传入于里、或自表传入于半表半里而再传入于里，此即谓表里相传。病本是阳证，而后转变为阴证；或病本是阴证，而后转变为阳证，此即谓为阴阳转变。

要注意的是，传变与否，是依据症状反应，而不是依据经络脏腑理论推衍，非拘经络日数。如大论第 4、5 条所论即是，符合“随证治之”的原则。大学问家章太炎先生曾指出：“《伤寒论》自王叔和编次，逮及两宋，未有异言。叔和之失，独在以《内经》一日一经之说强相附会，遂失仲景大义。”

第三，并病和合病。

病当表里相传时，若前证未罢，而后证即作，有似前证并于后证一起而发病，因名之为并病，如太阳阳明并病、少阳阳明并病等均属之。若不因病传，于发病之始，则表、里、半表半里中的二者、或三者同时发病，即谓为合病，如太阳阳明合病、三阳合病等均属之。

第三节　继辨方证

辨六经可以明了病位、病性，则治疗大法可以确立，但若获得良效，则仍需进一步的细辨方证，使“病与方相应”。方证是八纲六经辨证的继续，亦即辨证的尖端，中医治病有无疗效，其关键就在于方证是否对应。如太阳病治需发汗，但是发汗的方证有桂枝汤证、麻黄汤证、葛根汤证，还有大青龙汤证等等。诸方证各有其相对固定的适应证，必须紧密结合患者的具体情况，选择恰当而适应整体的发汗药，即恰当的方证，方得取效。

同时，如前所述，经方的方证不是一成不变的。在方证之上以六经八纲辨证加以指导，使诸方证出入变化，自有法度可循，而不致杂乱失序，才能化繁为简，同时又如法化裁，方可执简驭繁，而能多多益善。我们必须意识到，经方医学之方药虽少，但证候类别的判定与适证治法的确定，是相对完备而系统的，若能于此心中有数，随证候之出入变化，或加减，或合方，自可取用不尽。这里的“证候类别与适证治法”主要是指六经的判定及其治则的确立。

立足仲景著作，发掘经方医学科学内涵，确立经方医学辨证施治的方法体系，不但使一本来源于临证的《伤寒杂病论》真正回归并指导临床实践，更是提升临床疗效，激发经方医学传承与发展的最扎实有力的保障！

第四节　六经辨证重视病因辨证

经方辨证理论体系以辨六经为主，但亦重视病因辨证。所谓病因，是指致病的因素，包括外感六淫、内伤七情以及不内外因等，亦包括人患病后所产生的病理产物，在仲景书中论述较多的有宿食、痰饮水湿以及瘀血等。

宿食，大多由于不善摄生、饮食无节，因致肠胃功能障碍，或宿食不消，或大便秘结而使废物不得及时排出而导致机体对毒物的吸收，因成自身的一种中毒证，在《金匮要略·腹满寒疝宿食病篇》有专门论述。

痰饮水湿，大多由于人体生理机能障碍而使液体废物蓄积，如汗出当风、久伤取冷亦往往使欲自皮肤排出的废物滞留于体内，因成自身中毒证，仲景书中又细分为湿、痰饮、水气，在《金匮要略》中分立专篇论述。

瘀血，古人亦谓为恶血，它不但失去血液的功能，而反足以为害。妇人由于月经障碍或产后恶露不尽，均可致恶血的蓄积，男人瘀血大都来自于遗传、外伤、疮痈，以及内脏炎症、出血等，均可促使瘀血的形成。仲景书中对瘀血的证治论述亦较多，有《金匮要略·惊悸吐衄下血胸闷瘀血病篇》专篇及其它多处论及。

从发病学角度来看，人体感邪后是否发病，取决正邪相争的结果。基于唯物辩证法“外因是变化的条件，内因是变化的依据，外因通过内因而起作用”这一普遍真理，则患病人体之所以有六经八纲这样一般的规律反应，其主要原因，不是由于疾病的外在刺激，而是由于人体抗御疾病机制的内在作用。也就是说在于人体内在的御邪机制是否完善，抗病能力是否强健，而不是单纯取决于外来的六淫之邪或内在的病理产物。值得说明的是，病理产物的存在，直接或间接减弱了人体的抗病能力，从而成为促使发病的特别要素。

从辨证学角度来看，经方辨证主要依据症状反应，人体内所产生的致病因素，如痰饮、水湿、瘀血、食积等，亦属症状反应，因此，在临床辨证中，辨六经、辨方证时，必须重视这些症状反应。具体病因病理产物本身并不具有特定的六经属性归属，而同样是要根据具体病因、病理产物致病后的具体症状表现来辨病位、病性反应，即相应的六经所属。

仲景书显示了辨六经与病因辨证的密切关系，其来自临床经验教训，即临证辨证施治，不能单纯地辨病因，治疗只针对病因，必须是先辨六经，再辨病因。施治亦是在六经指导下治疗以针对病因。如同样是痰饮为病，同治溢饮的大青龙汤方证与小青龙汤方证，前者属太阳阳明合病夹饮，后者属太阳太阴合病夹饮；同样是水气为病，同治风水的防己黄芪汤方证和越婢汤方证，前者属单纯的太阳病夹水气，后者则属太阳阳明合病夹水气；同样是瘀血为病，桃核承气汤方证和温经汤方证，前者属阳明病夹瘀，后者属太阴病夹瘀。

在六经辨证框架指导下，经方医学应该借鉴和吸收历代医家在病因辨证方面的经验。正如现代经方家胡希恕先生在评注《温病条辨》一书时指出：“阴阳六经者，病变之规律；随证治之者，医疗之大法。温病之名类虽多，不外夹风、夹湿、多热、多燥之变。谓为超出阴阳六经，是谁能信？三焦名篇，立异而矣。治温病固不得死守伤寒方，但何得不遵伤寒法。所谓法者，别阴阳，明六经，辨证辨脉，适宜的制裁方药之谓。证脉适应，用伤寒之方不为过；方证不适应，即本书之方亦有害而无益。后世以方为法，著者故有此论。”强调既重视病因辨证，并重申六经辨证的重要性。

因此，经方临证进行辨证施治的具体实施，是依据症状反应，先辨六经，继辨方证，在辨方证时必须兼顾病因辨证，这样才能真正求得方证对应。

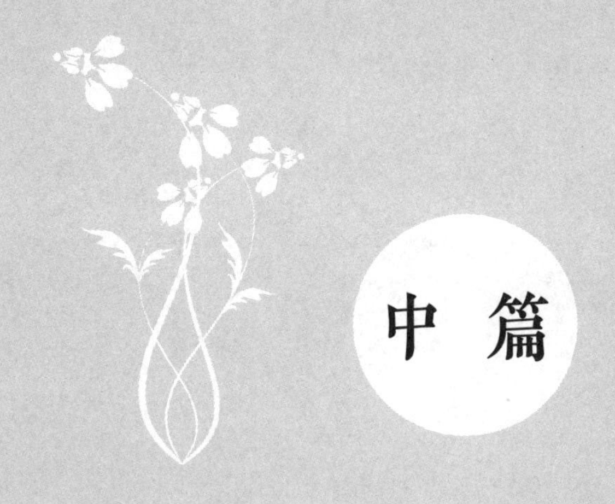

中篇

第七章　太阳病（表阳证）证治

第一节　太阳病的概念

太阳病，是病位反应在表的一类阳性证候的统称，简称为表阳证。其实质是八纲概念的证，而不是某一种个别的病，也不是足太阳膀胱一经一腑的病。

第二节　太阳病的判定

判定太阳病主要依据《伤寒论》有关太阳病的提纲证及相关条文，关键在于把握提纲的八纲属性，而不在于机械地套用条文具体症状表现。

1. 主提纲

《伤寒论》第 1 条“太阳之为病，脉浮，头项强痛而恶寒”，是判定太阳病的主要依据所在，也被称为主提纲。

提纲证提示，所谓太阳病，是人患病后，症状反应为在表的阳性证，即正邪相争，机体驱集大量体液于上半身机体表面，欲借发汗机转自体表以解除病邪（按：此处“病邪”是从症状反应而言，不是就病因而言。后同）而未得解除的一种病理状态。其中，血液充盈于浅在动脉，故脉应之浮；全身尤以上体部血液充盈为甚，故使头项强痛；邪热郁集于体表，增大了人体体表温度与外界气温的差异，故觉恶寒。

2. 辅助提纲

太阳病，即表阳证，又根据津液相对不足或充实，以是否“汗出”为提示分为中风与伤寒，即《伤寒论》第 2 条和第 3 条所述，是判定太阳病的辅助提纲。

《伤寒论》第2条“太阳病，发热、汗出、恶风，脉缓者，名为中风”。主提纲所述的太阳病，若同时伴有发热、汗出、恶风而脉按之缓弱者，则名之为中风。此处脉缓，非指脉率迟数，乃指脉管紧张度，特别是脉管横向约束性能之力度松软柔弱，与脉紧相对而言。

《伤寒论》第3条“太阳病，或已发热，或未发热，必恶寒、体痛、呕逆、脉阴阳俱紧者，名伤寒”。主提纲所述的太阳病，无论其已经发热，或还未发热，但必恶寒，若同时更伴有身体疼痛、呕逆、按脉之寸尺各部俱紧者，则名之为伤寒。完全不出汗，人体的气息不得旁达，俱往上撞，其呕逆身痛较桂枝汤证为重。

中风与伤寒为太阳病症状反应的两大类型，前者由于汗出则敏于恶风，因名之曰中风；后者由于无汗则不恶风，或少恶风，但重于恶寒，因名之曰伤寒。后世注家把中风注释为“中于风”，伤寒注释为“伤于寒”，曰风，曰寒，即风邪、寒邪之意，此亦古人以现象当本质的误解。不过经方医学对于风曰“中”，对于寒曰“伤”，实有深意。

得汗出，但病邪反乘汗出之虚深踞于肌腠之内，中者，中于内，名为中风者，暗示在表的邪较深也；或不得汗出，病邪郁集于肤表，不得其汗而去，伤者，伤于外，名为伤寒者，暗示在表的邪浅也。

中风、伤寒均是证名，不是病因病名。不要以为中风，即真的中于风，伤寒，即真的伤于寒，尤其风伤卫，寒伤营，更是无稽谬说，不可信。

3. 太阳病的传变

所谓传变，即病位（表、里、半表半里）的相传与病性（阴、阳）的转变的合称，判断传变与否的依据在于临床症状反应，而非按日计算与循经推导的“一日传一经”等。

《伤寒论》第4条“伤寒一日，太阳受之，脉若静者，为不传；颇欲吐，若躁烦，脉数急者，为传也”。伤寒初起，如果脉象非常平静，提示病势较轻，暂时不会传变或传变可能性很小；如果出现了颇欲吐，或者躁烦等表现，则已传半表半里或里。当然，具体还应综合全部脉证表现，辨清病位所在与病性所属。

《伤寒论》第5条“伤寒二三日，阳明、少阳证不见者，为不传也”。上条是伤寒初起，本条是发展到二三日的时候，如果疾病内传，一定会有某些征兆，传至阳明病，则应有阳明病相应见证，传至少阳病，则应有少阳病相应见证，如果没有相应见证，那就是没有传变。

以上两条，是以脉、证而言对太阳表证的轻重缓急、传与不传进行判断。判断的依据即是综合全部脉证表现的临床症状反应，不独太阳病如此，六经病皆然。

4. 太阳病的合并病

《伤寒论》“太阳病篇”的篇幅几乎占到整部书的一半，并非论述单纯的太阳病，其绝大多数条文均论及太阳病的传变转归与合并病。有关合并病的概念、判定及治则等将于中篇第七章第三节“六经传变与合并病”部分集中阐述，在中篇各章不再展开介绍，后续各章亦不再特别说明。

5. 太阳病与病因病理产物致病

外感六淫、内伤七情、不内外因之三因致病与宿食、痰饮、水湿及瘀血等病理产物致病，人体均应之以斗争，而有病位和病性复合的一般为证反应，而见三阴三阳病的表现。在上篇第六章第四节“六经辨证重视病因辨证”部分已做集中阐述，中篇各章仅就六经与病因病理产物致病举例说明。

5.1 太阳病夹湿

《金匮要略·痉湿暍病篇》第20条：**湿家，身烦疼，可与麻黄加术汤，发其汗为宜，慎不可以火攻之。**

解读：湿家，指病风湿患者。湿家身烦疼，宜用麻黄加术汤发汗利湿治疗，使病从表及小便解，慎不可用火攻之。

5.2 太阳病夹宿食

《金匮要略·腹满寒疝宿食病篇》第9条：**病腹满，发热十日，脉浮而数，饮食如故，厚朴七物汤主之。**

解读：脉浮而数为病在表，腹满为在里，发热为表里共有证，此亦太阳阳明合病或并病之属，故宜厚朴七物汤主之。本方即厚朴三物汤与桂枝去芍药汤的合方，故治太阳阳明并病而现二方合并证。

5.3 太阳病夹饮

《伤寒论》第41条：**伤寒，心下有水气，咳而微喘，发热不渴，服汤已，渴者，此寒去欲解也，小青龙汤主之。**

解读：平时胃有停饮的人，一旦外感，发为太阳伤寒证，外邪激动里饮，上迫呼吸器官，故咳而微喘。病在表故发热，里有饮故不渴，宜以外解表邪、内逐水饮的小青龙汤主之。

第三节　太阳病的治则

1. 太阳病的治则与一般要求

太阳病，即表阳证，是病位反应在表的一类阳性证候，治当用汗法，发汗解表，使人体达成发汗的机转，把病邪驱除出体外，是最为理想的原因疗法。

太阳病发汗的一般要求在《伤寒论》第 12 条桂枝汤方后注中论述最为详备。

《伤寒论》第 12 条桂枝汤方后注：上五味，以水七升，微火煮取三升，去滓，适寒温，服一升。服已须臾，啜热稀粥一升余，以助药力，温覆令一时许，遍身漐漐，微似有汗者益佳，不可令如水流漓，病必不除。若一服汗出病差，停后服，不必尽剂；若不汗，更服依前法；又不汗，后服小促其间，半日许，令三服尽。若病重者，一日一夜服，周时观之。服一剂尽，病证犹在者，更作服。若汗不出，乃服至二三剂。禁生冷、黏滑、肉面、五辛、酒酪、臭恶等物。

通过这段文字，我们可以总结汗法实施的一般要求：

第一，发汗的“度”。要发微汗，不要发大汗，同时，以身体普遍出汗、相对持续出汗为好，局部和相对短暂的出汗不够，即“遍身漐漐，微似有汗者益佳，不可令如水流漓，病必不除”。

第二，发汗的辅助措施。根据需要，可以“啜热稀粥”与“温覆一时许”，健胃气，资汗源，助汗出。

第三，服药发汗的频次。中病即止，“若一服汗出病差，停后服，不必尽剂”，若病未愈，根据症状反应而定，“小促其间”连续作服。

第四，服药发汗的饮食禁忌。以清淡营养饮食为宜，“禁生冷、黏滑、肉面、五辛、酒酪、臭恶等物”。

2. 太阳病之中风证与伤寒证论治

中风证与伤寒证均属于太阳病，治均用汗法，但因有汗无汗、津液虚实有别，故论治不同，《伤寒论》关于汗法的这一记载可谓符合人体对疾病斗争的科学规律。

中风证主用桂枝汤，“汗出”提示体表津液外泄而不足，须健胃生津液以资汗源。不然，发汗后表证虽一时解除，而表益虚，邪复至，表证又起，甚至有传变之虞。

伤寒证主用麻黄汤，“无汗”提示体表津液充实，即《伤寒论》所谓“阳气重”，可以直接作汗外解。

3. 太阳病的治忌

太阳病，汗之不当，非但不能愈病，有时甚至变证骤起，更不用说误用火攻、温补、清下等法，极易致变涉险，为禁忌所在，《伤寒论》此类记载不一而足，反复告诫，当予谨记，引以为戒。

第一，忌大汗。

桂枝汤方后“不可令如水流漓，病必不除”，大青龙汤方后“一服汗者，停后服。若复服，汗多亡阳，遂虚，恶风，烦躁，不得眠也”。发大汗，不但虚其表，病不去，还有可能引发变证，如《伤寒论》20条“太阳病，发汗，遂漏不止，其人恶风，小便难，四肢微急，难以屈伸者，桂枝加附子汤主之”。即是由表阳证陷入表阴证。在《伤寒论》中论及由表证发大汗等不当治疗而导致变证的条文还有很多。

第二，忌火攻。

火攻最伤津液，《伤寒论》第116条谓“火气虽微，内攻有力，焦骨伤筋，血难复也”。《伤寒论》第112条“伤寒脉浮，医以火迫劫之，亡阳必惊狂，卧起不安者，桂枝去芍药加蜀漆牡蛎龙骨救逆汤主之”。即是以火攻迫汗，亡失津液，而致惊狂诸症。《伤寒论》中第110～119条集中论述了火逆证治。

第三，忌温补。

太阳病有“恶寒”“嗜卧”“脉缓”（脉缓不是脉率迟缓，而是脉体紧张度松缓不足，表示津液不足）诸脉症表现，易误辨为里虚寒而妄施温补。

第四，忌清下。

太阳病有“发热”“汗出”“脉数”等脉证表现，易误辨作里实热的阳明病而妄施清下。

4. 太阳病与病因病理产物致病论治

太阳病兼夹病因病理产物论治，既要遵循汗法的一般原则，又要考虑病因病理产物的特性，在辨方证时予以兼顾（结合）。（请参考本章第二节“太阳病与病因病理产物致病”部分所列有关条文注解）

第四节　太阳病主要代表方证与治案举隅

太阳病据津液虚实可分为中风与伤寒两类证候，论治方证相应有桂枝汤证与类方证系列，如桂枝甘草汤证、桂枝加黄芪汤证、黄芪桂枝五物汤证、防己茯苓汤证、葛根汤证等；有麻黄汤证与类方证系列，如麻黄加术汤证、麻杏苡甘汤证、桂枝麻黄各半汤证、桂枝二麻黄一汤证等。

1. 桂枝汤方证

1.1 辨方证指要

1.1.1 方剂组成与煎服法

桂枝汤方：桂枝（去皮）三两，芍药三两，甘草（炙）二两，生姜（切）三两，大枣（擘）十二枚。

上五味，㕮咀，以水七升，微火煮取三升，去滓，适寒温，服一升。服已须臾，歠热稀粥一升余，以助药力，温覆令一时许，遍身漐漐微似有汗者益佳；不可令如水流离，病必不除。若一服汗出病差，停后服，不必尽剂；若不汗，更服，依前法；又不汗，后服小促其间，半日许令三服尽。若病重者，一日一夜服，周时观之，服一剂尽，病证犹在者，更作服；若汗不出，乃服至二、三剂。禁生冷、黏滑、肉面、五辛、酒酪、臭恶等物。

1.1.2 方解

桂枝汤的发汗解热作用，主要在桂枝、生姜，二者均属辛温发汗药，有健胃作用，并且伍以大枣、甘草纯甘之品，益胃气而滋津液，增强荣卫之气。这里要特别注意，桂枝降气冲逆，生姜治呕逆，可见二药都有下达的性能，升发之力不强，虽合起来用，不至大汗。芍药微寒而敛，既用以制桂枝、生姜的辛散，又用以助大枣、甘草的滋津。本方既是发汗解热药，又是安中健胃滋液，对于精气虚，不足以祛邪，虽汗出而邪不去、表不固者用之最当，使邪不复留于肌表。

1.1.3 条文解读

《伤寒论》第12条：太阳中风，阳浮而阴弱，阳浮者，热自发；阴弱者，汗自出。啬啬恶寒，淅淅恶风，翕翕发热，鼻鸣干呕者，桂枝汤主之。

解读：仲景论脉，外为阳，内为阴，阳浮而阴弱者，是说脉有浮于外而弱于内的形象。也就是轻取为浮，重按为弱。“阳浮者热自发”，是说阳浮的脉，为发热的反应。“阴弱者汗自出”，是说阴弱的脉，为汗出的反应。“啬啬恶寒”是说恶寒有缩缩之形。“淅淅恶风”，是说恶风有洒淅之状。“翕翕发热”是说热郁于表，有合而不开之情。“鼻鸣干呕者”，是说表不解，有气上冲之机。这是典型的太阳中风证，为桂枝汤的适应证，故可用桂枝汤主治。

按：这里要注意，桂枝汤源自于《汤液经法》中的小阳旦汤，原仅有适应证，没有“太阳中风”概念，是张仲景方以类聚产生了六经概念。如前所述，太阳病本是机体欲借发汗的机转，自体表以解除病邪的一种反应，也就是《内经》所谓的邪气交争于骨肉。邪指病邪，气指精气（即津液），今得汗出，理应表解不复发热，而反复发热表不解者，由于精气虚，表不固，不足以胜邪，故用甘温滋液的桂枝汤，发汗、解表固表而退热。

这里必须强调，理解桂枝汤方证，必须用经方理论思维。桂枝汤的适应证，是太阳病表阳证见发热汗出恶风者，亦称中风证，是症状反应证名，不是中于风的病因病名。因此桂枝汤治中风，不是针对病因，不是散风寒，而是温中健胃生津液，扶正祛邪，发汗解热、解表固表。

《伤寒论》第13条：**太阳病，头痛、发热、汗出、恶风，桂枝汤主之。**

解读：这里的“太阳病”，是指症状具备太阳病提纲特征者。如果见有头痛、发热、汗出、恶风的表现，即可用桂枝汤来主治。这里未说太阳中风，言外之意，不要以为桂枝汤是只限于治疗中风证的专用方。

《伤寒论》第15条：**太阳病，下之后，其气上冲者，可与桂枝汤，方用前法，若不上冲者，不得与之。**

解读：太阳病为病在表，宜汗不宜下，用下法治疗太阳病是错误的。如误下后，患者感到有气自小腹上冲胸的症状，说明病邪未因误下而内陷，病还在表，这种情况可给服桂枝汤，用前食稀粥复取微汗方法解之。若无气上冲感觉者，说明邪已陷于里，此时就不能再给服桂枝汤了。

按：由气上冲的有无，判断有无太阳表证、桂枝汤证，是仲景辨证的重大特点之一。人体本来就具有从体表发汗以解除疾病的机制，若自里以下之，正给人体的机制以相反的打击，如果人体的机能较弱，便不能保持原来的抗病机制，则去表而内陷，今反与此逆治以回击，坚持了原来的欲汗机制，气上冲即此回击的证候。值得注意的是，由于下伤中气，损津液，虽病还在表，也不宜用麻黄汤，而只宜用桂枝汤。

《伤寒论》第16条：**太阳病三日，已发汗，若吐，若下，若温针，仍不解者，此为坏病，桂枝不中与之也。观其脉症，知犯何逆，随证治之。**

解读：太阳病三天，已经发过汗，而病未解，医者未详细检查为什么不解，误用吐、下、温针等非法治疗，以至病仍不解，于是形成逆治的坏病，此时已没有桂枝汤证，所以不可再与桂枝汤，应详审其脉症，辨明其所犯何逆，随证治之。

按：观其脉症的“症”，是指针对个别的症状所说的；随证治之的“证”，是指针对辨明的病证所说的。也就是说，通过观察脉症的综合分析，从而辨明其现在属于什么证，然后，随证选择适当的方剂进行治疗。

《伤寒论》第16条（续）：**桂枝本为解肌，若其人脉浮紧，发热、汗不出者，不可与之也。常须识此，勿令误也。**

解读：桂枝汤本来是为解肌而设，与麻黄汤专用于发表大异其趣。若脉浮紧、发热、汗不出者，是表实证，则宜用麻黄汤以发其表，慎不可用桂枝汤以解其肌。医者务必认识和记住这一点，不得弄错。

按：精气虚，力不足以胜邪，虽得汗出，邪反乘汗出之虚，而盘踞于肌腠之内。桂枝汤能促进胃气，加强精气，把盘踞肌腠之邪驱除于外，故称为解肌。如果精气充实，能够胜邪，只是不得汗出，因致脉浮紧、发热、汗不出的表实证，则须麻黄汤发汗解表，邪随汗一起排出体表，此称解表。这种表实证若误与桂枝汤，必致祸，故特告医家，常须识此，勿要妄施。

《伤寒论》第 24 条：**太阳病，初服桂枝汤，反烦不解者，先刺风池、风府，却与桂枝汤则愈。**

解读：太阳病，如为桂枝汤证，与桂枝汤，应当表解热除而不复烦。今反烦不解者，这由于邪气郁滞，药力受阻所致，宜先刺风池、风府各穴以疏通郁滞的邪气，再与桂枝汤，就可以获得痊愈。

按：初服桂枝汤，反烦不解者，有先刺风池、风府辅助的一法，这是病重药轻，针药并行的方法，不可不知。

《伤寒论》第 25 条：**服桂枝汤，大汗出，脉洪大者，与桂枝汤，如前法；若形似疟，一日再发者，汗出必解，宜桂枝二麻黄一汤。**

解读：脉洪大，当是脉浮。脉洪大为里热盛，则不可用桂枝汤发汗，可能是传抄有误。使用桂枝汤不但要认准适应证，还必须注意服法，使其漐漐微汗出，使荣卫调和邪去病愈，如服桂枝汤不得法，而致大汗出，则病必不解。如患者脉见浮，为病仍在外，可再与桂枝汤如前面所讲的服用方法服用；若形如疟状，而一日再次变寒热者，则微使汗出必解，宜用桂枝二麻黄一汤。

《伤寒论》第 42 条：**太阳病，外证未解，脉浮弱者，当以汗解，宜桂枝汤。**

解读：外证未解者，即表证未解。脉浮弱者，为表虚，故宜桂枝汤汗以解之。

按：麻黄汤与桂枝汤，虽然都是太阳病的发汗剂，但麻黄汤作用为发表，而桂枝汤作用为解肌，论中为了示其区别，对麻黄汤证常叫作表证，桂枝汤证常称为外证，宜注意。

《伤寒论》第 44 条：**太阳病，外证未解，不可下也，下之为逆；欲解外者，宜桂枝汤。**

解读：太阳病外证未解者，是说桂枝汤证仍在，故不可下，下则为逆治，解外仍宜桂枝汤。

《伤寒论》第 45 条：**太阳病，先发汗不解，而复下之，脉浮者不愈。浮为在外，而反下之，故令不愈。今脉浮，故在外，当须解外则愈，宜桂枝汤。**

解读：先发汗不解，是指先用麻黄汤发其汗，而病不解。此时医者不详审其原因，却又错误用下法治疗，若当时脉见浮，则病必然未愈。因为脉浮为病在外，法宜汗解，而反用下法，故使病不愈。今脉见浮，故知病还在外，宜用桂枝解外即愈。

按：这里要注意，太阳病，发汗或下后，而表未解者，不可与麻黄汤，而宜与桂枝汤，此属定法。

《伤寒论》第53条：**病常自汗出者，此为荣气和，荣气和者，外不谐，以卫气不共荣气谐和故尔。以荣行脉中，卫行脉外，复发其汗，荣卫和则愈，宜桂枝汤。**

解读：病常自汗出者，其原因不在脉内的荣气，故谓此为荣气和，而是由于在脉外的卫气，因为卫气不与荣气保持谐调，所以荣气自行于脉中，卫气自行于脉外。卫失荣则不固，荣失卫则不守，故致常自汗出，宜用桂枝汤复发汗，使荣卫调和则痊愈。

按：人身的体液，行于脉中则为血，行于脉外则为气。血的作用叫作荣，气的作用称为卫。前者是就本体说的，后者是就作用说的。不要以为血气之外，另有荣卫的存在，它们来自于饮食水谷，化生于胃，机体赖之生存，故又统称之为精气。

《伤寒论》第54条：**病人脏无他病，时发热，自汗出，而不愈者，此卫气不和也。先其时发汗则愈，宜桂枝汤。**

解读：脏无它病者，是说内脏无病，言外之意是说病在外。时发热自汗出者，谓发热自汗出有定时。这也是卫气不和所致，宜在发热自汗出之前，用桂枝汤发汗即愈。

按：以上二条，说明桂枝汤有调和荣卫的作用，病常自汗出和时发热自汗出，就是荣卫不和的表现，是临床常见病，用桂枝汤多效，应当注意。

《伤寒论》第56条：**伤寒不大便六七日，头痛有热者，与承气汤；其小便清者，知不在里，仍在表也，当须发汗；若头痛者必衄，宜桂枝汤。**

解读：伤寒已六七天不大便，头痛有热者，显系里热成实上攻所致，当用承气汤攻下，不过还应当辨其小便，小便若短赤的，才是里热实；若小便清长的，知病不在里，而仍在表，当须发汗解表。必见之头痛而鼻衄者，方可用桂枝汤治之。

按：本条冒首以“伤寒”，是在说身无汗，为表实证，即便病在表也不可与桂枝汤。必须见头痛而鼻衄者，属表虚证，始可用桂枝汤。桂枝甘温，益中滋液，其应用当以津血有所伤为先决条件，这与有汗表虚同理。前条（55条）脉浮紧，不发汗，因致衄者，虽衄表仍实，故仍用麻黄汤。本条脉则浮弱可知，临证时必须细辨。又本条之“若头痛者必衄”句，宜作“必头痛而衄者”解，不能解释为“若头痛者，则必衄”。

《伤寒论》第57条：**伤寒发汗已解，半日许复烦，脉浮数者，可更发汗，宜桂枝汤。**

解读：太阳伤寒，服麻黄汤发汗后，证已解，约有半天时间又见心烦、脉浮数等症，为表邪未尽，或调护不周，复感外邪，这种情况可再用微发汗的方法治疗，宜用桂枝汤。

按：太阳病服麻黄汤后，表未尽解，不可再用麻黄汤，而宜用桂枝汤；服桂枝汤后，如表未尽解，亦宜再与桂枝汤，而不可与麻黄汤，这被视为经方的定法，须记。

《伤寒论》第91条：**伤寒，医下之，续得下利、清谷不止、身疼痛者，急当救里；后身疼痛，清便自调者，急当救表。救里宜四逆汤，救表宜桂枝汤。**

解读：伤寒，治当发汗，而医误用下法，这种误治造成患者连续腹泻，而且清谷不止，使其病由表传里，转变为虚寒在里的太阴病，此时，虽身疼痛表还未罢，亦宜用四逆汤急救其里，而后再治身疼痛。若误下后，没有出现下利清谷，只见身疼痛者，当然可用桂枝汤急救其表。

按：表里并病，若里虚寒，宜先救里，而后救表，此为定法。又服四逆汤后，下利清谷止，而身疼痛不解者，当然也应用桂枝汤，自在言外。

《伤寒论》第95条：**太阳病，发热汗出者，此为荣弱卫强，故使汗出，欲救邪风者，宜桂枝汤。**

解读：太阳病，发热汗出者，是中风证。荣弱于脉内，卫强于脉外，荣卫不和，故使汗出不已，桂枝汤调和荣卫而解除外邪，故能治疗发热汗出。

按：欲救邪风句，有语病，后世“风伤卫之说”，可能缘此，应做欲祛外邪解。古人在长期与疾病的斗争中，虽然能总结出证治的规律，但限于当时的科技水平，对于病理的解说往往出现主观臆测，当注意客观对待。

《伤寒论》第164条：**伤寒，大下后，复发汗，心下痞、恶寒者，表未解也。不可攻痞，当先解表，表解乃可攻痞。解表宜桂枝汤，攻痞宜大黄黄连泻心汤。**

解读：太阳病，伤寒证，应当发汗解表，本不宜下，而反大下之，下后表不解，当与桂枝汤以解肌，切不可与麻黄汤复发汗，今一再误治，因邪气内陷致心下痞，同时见有恶寒，知表还未解。对于这种情况，宜先与桂枝汤以解表，表解后，再与大黄黄连泻心汤以攻痞。

按：表里并病，若里实应攻下者，宜先解表而后攻下，此亦是经方定法，须牢记。

《伤寒论》第234条：**阳明病，脉迟、汗出多、微恶寒者，表未解也，可发汗，宜桂枝汤。**

解读：这里所说的阳明病，是指汗出多而身热证，今见脉迟，为津液伤的反映。汗出多，为营卫不和。微恶寒者，是说表未解也。这样的证候，实是太阳表虚证，故仍宜桂枝，以调和营卫小发其汗来解表。

《伤寒论》第240条：**病人烦热，汗出则解，复如疟状，日晡所热者，属阳明也；脉实者当下之；脉浮虚者，当发汗。下之宜大承气汤；发汗宜桂枝汤。**

解读：病人烦热，汗出则解者，暗示为不汗出而烦躁的大青龙汤证，服大青龙汤则汗出烦热解也。但又如疟状，日晡所热者，此时发热属阳明。如其脉沉实，已传入阳明无疑，宜大承气汤下之；若脉浮虚，则为时发热汗出的桂枝汤证，宜桂枝汤以发汗。

按：这里仅见日晡所发热、脉实，为何用大承气汤攻之？这是因为大青龙汤为发汗重剂，服后，有可能因热盛再加汗出津伤而直传阳明，来势迅猛，正在发展变化甚明，当头痛击，此正其时，医者不但要知常规，更须知机应变，可与后之急下各条互参自明。

《伤寒论》第276条：太阴病，脉浮者，可发汗，宜桂枝汤。

解读：本条其实不是太阴病，它是冲着下利说的，下利形似太阴，而不是太阴，与第32条“太阳阳明合病者，必自下利，葛根汤主之”同属太阳阳明合病，治宜先表后里。两条对照显而易见，同见下利，而有表虚表实不同。即脉浮紧、无汗者，用葛根汤；脉浮弱或自汗出者，用桂枝汤。如真是太阴病下利，又见脉浮、汗出太阳表证，必先急救其里，而不能用桂枝汤，此是定法。

《伤寒论》第372条：下利、腹胀满、身体疼痛者，先温其里，乃攻其表。温里宜四逆汤，攻表宜桂枝汤。

解读：下利腹胀满，为里虚寒。身体疼痛，为表未解，表里并病，里虚寒者，法当先救里，而后攻表，故宜四逆汤先温其里，而后再以桂枝汤以解其表。

按：表里并病，里实热有攻下证时，当先解表，而后攻里。里虚寒须温里者，宜先救里而后攻表，此为定法，仲景在太阳病篇有多次说明，宜注意。

《伤寒论》第387条：吐利止，而身痛不休者，当消息和解其外，宜桂枝汤小和之。

解读：吐利止，是说服理中丸后，霍乱吐利即止。而身疼不休者，为外未解也，故当和解其外。宜桂枝汤小和之，是说不可用大剂量，以防止患者汗出过多。

《金匮要略·妇人产后病篇》第7条：产后风，续之数十日不解，头微痛，恶寒，时时有热，心下闷，干呕，汗出，虽久，阳旦证续在耳，可与阳旦汤（即桂枝汤方，见下利中）。

解读：产后风，即指妇女产后患太阳中风证。因产后体虚难愈，而连绵数十日不解，今仍头微痛、恶寒、时时有热、心下闷、干呕、汗出，这是桂枝汤证还存在的表现，既有其证，当用其方，病不论多久，皆用桂枝汤治疗。

按：桂枝汤源自于《汤液经法》的小阳旦汤，故本条的阳旦汤，当指小阳旦汤桂枝汤。

以上是仲景书有关桂枝汤方证的论述，条文共22条，其重点在讲述桂枝汤的具体适应证，概括起来为：①太阳病，发热、汗出、恶风、脉浮缓、浮弱者；②病常自汗出，或时发热汗出者；③发汗或下之，而表未解者；④太阳阳明合并病，汗多，脉迟表未罢者；⑤病下利而脉浮弱，或自汗出者；⑥霍乱吐利止，而身疼不休者。

如读懂这22条论述，临床应用桂枝汤当属没什么问题了，但初读书，尤其是联系西医诊断疾病名、病因，往往不得其要，因此，这里需再说明：桂枝汤不但应用于急性病，而且也应用于慢性病；不但应用于常见的感冒、内伤杂病、急性、慢性发热、头疼、身疼痛、风湿病等，也应用于疟疾、肺炎、霍乱、伤寒等急性传染病。陶弘景在《辅行诀脏腑用药法要》中说：小阳旦汤（桂枝汤）“治天行病发热”，古代所称“天行病”即现代的急性传染病、温疫。不过要清楚，只有当症状反应为桂枝汤证时才可用桂枝汤。中医与西医的主要不同是，中医是根据患者症状特点用药，即有是证，用是方。桂枝汤是用于疾病反应为在表的太阳病表虚证，功在发汗解热，其药物偏于甘温，而有益胃滋液作用，其特点谓之调和营卫、解肌，与麻黄汤专于发汗解表不同。也由于表证的有汗与无汗，在《伤寒论》论述了以桂枝汤和麻黄汤加减变化的两大系列方剂和适应证，桂枝汤因病后经治疗、未经治疗、误治，皆因津液亡失，再加上合并痰饮、瘀血、传变等原因，因而以桂枝汤加减变化的方剂和方证更加多见。

1.1.4 辨六经归属探讨

本方证已明确为太阳病证。

1.1.5 辨方证要点提示

发热、汗出、恶风、脉浮缓的表虚证。

1.2 方证治案举隅

1.2.1 感冒发热案

贺某，男，8岁，初诊日期1965年10月23日，感冒发热一周，每日上午11点30分出现发热（T38℃左右），汗出，至夜0点后烧自退，饮食精神好，大便每隔一二日一行，无其他不适。舌苔白润，脉虚数。辨六经为太阳病，辨方证为桂枝汤方证：桂枝9g，白芍9g，生姜9g，大枣四枚，炙甘草6g。结果：上药服二剂，上午已无发热，下午1点后尚有低热（T37.2℃～37.5℃），舌苔薄黄，脉尚稍数，与桂枝汤合小柴胡汤加生石膏三剂，诸症解。（冯世纶.中国百年百名中医临床家丛书·经方专家卷·胡希恕〈第二版〉.中国中医药出版社，2013）

按：患儿感冒持续一周未愈，近午而起，午夜自退，一般情况尚可。无阴证表现，同时也无口苦咽干、渴饮汗出等不适，很容易判断属太阳表证。

关键其热势特点是定时而作，在仲景书中定时发热的，还有几类情况，如少阳病有寒热往来，阳明病里实热结是日晡所剧，湿郁在表化热之麻黄杏仁薏苡甘草汤证“病者，一身尽疼，日晡所剧者”，瘀血发热之温经汤证“暮即发热”，虚劳发热之“食已发热，又身常暮卧盗汗出者，此劳气也”，女劳疸之“额上黑，微汗出，手足中热，薄暮即发，膀胱急，小便自利，名曰女劳疸”。

上述仅举其大概，而每一类定时发热又都有其相关的证候特点，在此不作展开。在《伤寒论》54条“病人脏无他病，时发热自汗出者”，正是由于营卫不和、表虚不固所致。胡希恕先生曾指出，气血言其体，营卫言其用，并曾专门引《素问·评热病论》论“阴阳交”一段文字阐述谷气（精气）与邪气交争的辨证关系，这段文字详见桂枝汤方证“条文解读”部分。

据证予桂枝汤二剂。在《伤寒论》54条中还有一段话，就是服药时间的问题，叫“先其时发汗则愈”，本案虽未直接记录，但应是按照大论用法，胡希恕先生在讲解第54条时专门强调过，大概是在发热前两个小时服药。

服桂枝汤二剂后，热势趋平而仍有，时间也改为下午，仍是定时发热，我们可以排除上述分析的其他几类情况，在这里以桂枝汤合小柴胡加生石膏，主要基于两点考虑：①《伤寒论》97条讲“血弱气尽，腠理开，邪气因入，与正气相搏”，患儿已反复发热近一周，脉见虚数，营卫不足，患儿未必能准确表达口苦咽干等不适，但邪热入里的可能是不可忽视的；②胡希恕先生对小柴胡加生石膏汤方证有着深刻的体会，有其丰富的临床经验！“于小柴胡汤加生石膏45～90g，煎服法同原方。此为日常应用的良方，小柴胡汤证而口干舌燥者即可用之。外感表解而热不退多现本方证。发热、不欲食而口苦、头痛者，本方有捷效。肺炎汗出而喘，若有柴胡证，不可与麻杏石甘汤，宜本方，尤其小儿肺炎更多本方证，宜注意。其他如腮腺炎、淋巴腺炎、乳腺炎及睾丸炎等均有奇效。”

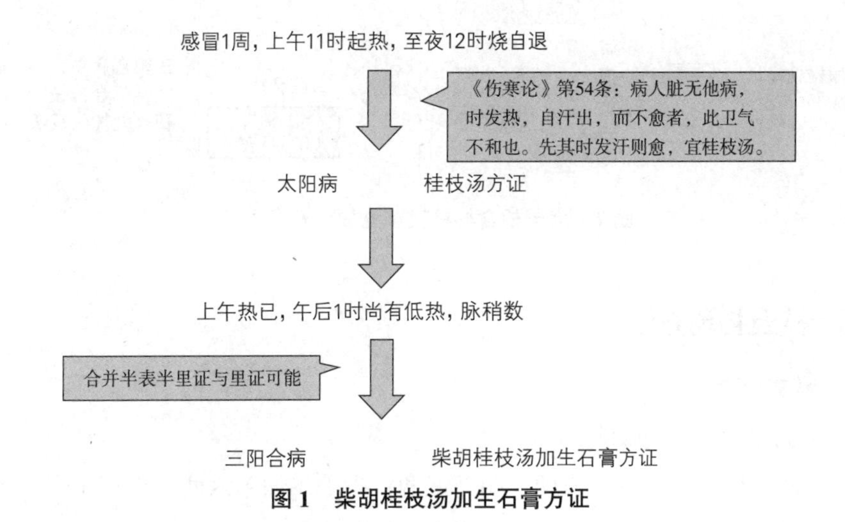

图1　柴胡桂枝汤加生石膏方证

1.2.2　慢性头痛案

张某，男，52岁，1965年12月12日初诊，2年来头痛，常服止痛片可缓解，但不能除根，且出现胃脘时痛，因而求服中药。近头痛多在顶部、后颈部，时身痛、膝关节痛，常身热，汗出恶风，舌苔薄白，脉缓细。辨六经为太阳病，辨方证为桂枝汤证：桂枝9g，白芍9g，生姜9g，大枣四枚，炙甘草6g。结果：上药服二剂，诸症减，仍身痛、胁痛、便干、纳差、欲呕，与大柴胡汤合桂枝茯苓丸加生石膏：柴胡12g，半夏9g，白芍9g，黄芩9g，枳实9g，生姜9g，大枣四枚，桂枝9g，桃仁9g，丹皮9g，大黄9g，茯苓9g，生石膏30g。服三剂，诸症已。（冯世纶.中国百年百名中医临床家丛书·经方专家卷·胡希恕〈第二版〉.中国中医药出版社，2013）

按：本例头痛初诊为太阳表虚证甚显，予桂枝汤两剂而症缓。二诊时出现胁痛、便干、纳差、欲呕等症，辨为三阳合病夹瘀，予大柴胡汤合桂枝茯苓丸加生石膏而症已。

这里要说明的是，本例虽为慢性病证，仍可出现桂枝汤证，可见桂枝汤的应用并非按病因辨证所谓急性外感病症，而是据临床症状反应用于太阳表虚证，不拘外感或内伤；同时，本例初为表虚，后现里实，正邪相争，证变则方变，不是一方到底，头痛证治如此，其它病症亦然，体现了经方"随证治之"的原则要求。

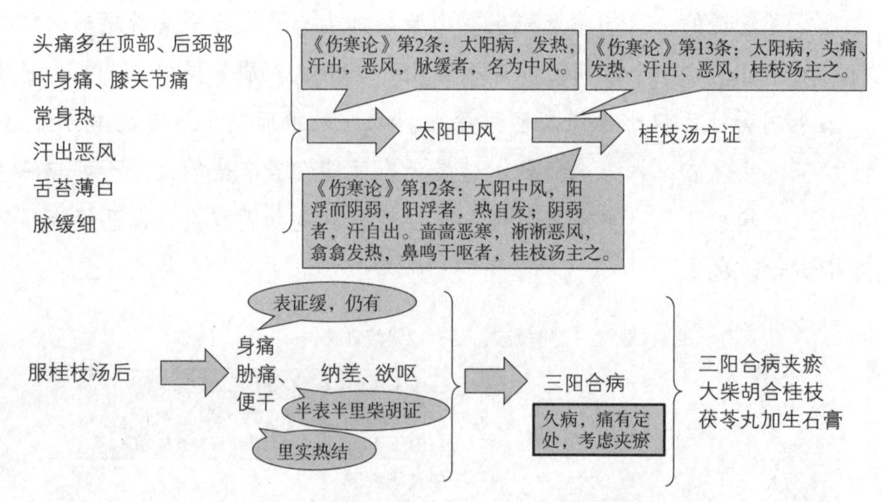

图2　大柴胡合桂枝茯苓丸加生石膏方证

2. 黄芪桂枝五物汤方证

2.1　辨方证指要

2.1.1　方剂组成与煎服法说明

黄芪三两，桂枝（去皮）三两，芍药三两，生姜（切）六两，大枣（擘）十二枚。上五味，以水六升，煮取二升，温服七合，日三服。

2.1.2　方解

本方是由桂枝加黄芪汤去甘草增生姜而成。生姜辛温，增加用量则加强散寒作用；

去甘草，因无急迫而有利于阳气外发。因此本方适用于荣卫外虚，表虚不固，汗出津伤而致的血痹、身体麻木不仁者。

2.1.3　条文解读

《金匮要略·血痹虚劳病篇》第2条：血痹，阴阳俱微，寸口关上微，尺中小紧，外证身体不仁，如风痹状，黄芪桂枝五物汤主之。

解读：阴阳俱微，是指浮沉俱微的脉象，说明荣卫俱虚。关前（寸脉）以候表，荣卫虚于外，所以寸口关上脉微。脉小主虚，脉紧为寒，关后（尺脉）以候里，里津血虚则外邪内侵，故尺中脉紧。身体不仁，即身体麻木不仁，类似于今之所称感觉神经麻痹症。本条所述是由荣卫气虚所致者，此外还有因瘀血或湿气所致者，宜随证加减治之。外证身体不仁如风痹状者，是说身体麻痹不仁，不知痛痒好像风痹的样子，而实际是血痹，这种血痹宜用黄芪桂枝五物汤治疗。

2.1.4　辨六经归属探讨

本方证当属太阳病证。

2.1.5　辨方证要点提示

肢体麻木不仁，恶风而脉虚弱者。

2.2　方证治案举隅

2.2.1　右上下肢关节痛、两手麻木案

马某，女，65岁，1965年10月31日初诊，右上下肢关节痛，两手麻木三个月。1965年8月1日不慎跌倒，四肢不能移动，十多天后虽能动，但出现右肩关节、右下肢疼，两手麻木不能紧握，汗出恶风。舌苔白，脉弦细。辨六经为太阳病，辨方证为黄芪桂枝五物汤加苓术防己方证：生黄芪15g，桂枝9g，白芍9g，生姜9g，苍术9g，茯苓9g，防己9g，大枣4枚。11月6日二诊：上药服六剂，汗出减少，右上肢疼减，两手麻木皆减轻，但仍握拳不紧，右臂时感刺痛。仍继服上方增黄芪为24g。11月20日三诊：汗出已很少，两手麻木明显减轻，左手已能正常握拳，右手仍不能紧握，右臂外侧刺痛减，仍继服上方12剂，诸症已。（冯世纶．中国百年百名中医临床家丛书·经方专家卷·胡希恕〈第二版〉．中国中医药出版社，2013）

按：患者外伤后，关节痛，手麻木，三月未愈。

右肩及右下肢痛，双手麻木不能紧握，汗出恶风，很容易判断属表虚邪凑。究其原因，乃气血不足于内，“脉弦细”，营卫失用于外，卫外不固，是以汗出肢节疼痛；荣润不足，是以肢端麻木失用。所以案中讲到“此血痹之病”。

“血痹”一病，即营血不充或不利，肌肤筋膝失于濡养而致肢体不仁一类病症。《金匮要略·血痹虚劳病篇》有专门论述。

辨六经为太阳表虚证，辨方证为黄芪桂枝五物汤证。即取和营卫的桂枝汤，去甘缓的甘草，加大剂益气固表的黄芪，二诊时更加大了黄芪用量，黄芪的使用指征，关键在“体表虚衰”。方中据证加入茯苓、白术和防己，以祛表之停湿。防己在仲景书中用以祛湿非常普遍，如防己黄芪汤治风水，防己茯苓汤治皮水，均在表；己椒苈黄丸治“肠间有水气”，木防己汤治“膈间有支饮”，俱属里。利水湿，蠲痹痛，有良效。

血痹由于荣卫气虚所致者，此外还有因瘀血或湿气所致者，宜随证加减治之。本案即加祛湿诸味，但症状中除舌、脉象外，其余并无典型的肿、重等湿象，亦或叙症不详所致。

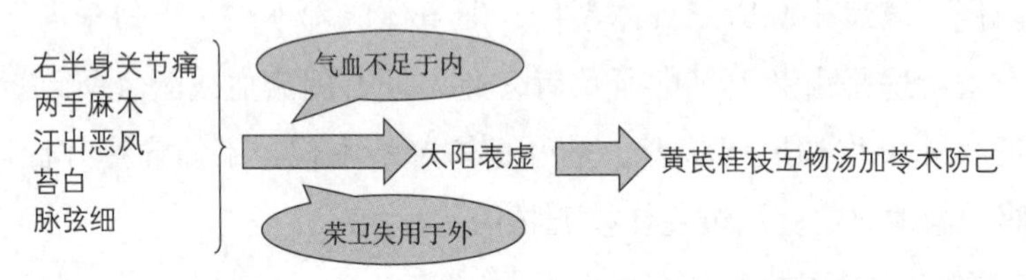

图3　黄芪桂枝五物汤加苓术防己方证

3. 麻黄汤方证

3.1　辨方证指要

3.1.1　方剂组成与煎服法

麻黄（去节）三两，桂枝（去皮）二两，甘草（炙）一两，杏仁（去皮尖）七十个。

上四味，以水九升，先煮麻黄减二升，去上沫，内诸药，煮取二升半，去滓，温服八合。覆取微似汗，不须啜粥，余如桂枝法将息。

3.1.2　方解

此方为治疗太阳病伤寒证的代表方，麻黄为一有力的发汗药，佐以桂枝更宜致汗，并治上冲逆。杏仁定喘，甘草缓急，故其适应证是：太阳病表实无汗、身疼痛而喘者。

3.1.3　条文解读

《伤寒论》第35条：太阳病，头痛、发热、身疼、腰痛、骨节疼痛、恶风、无汗而喘者，麻黄汤主之。

解读：太阳病，是在表的阳热实证，以头痛、发热、恶寒为常，若更见有身疼腰痛骨节疼痛、无汗而喘者，此为阳气重的表实证，则宜麻黄汤主之。

按：前已反复论述，桂枝汤证由于有自汗出，郁集在人体体表的体液和废物、有毒物被排出一部分，这样虽有身疼痛，但不剧烈，并亦不至于上迫于肺；而麻黄汤证，由于无汗，体液和废物、有毒物充盈于人体体表（仲景谓之“阳气重”），压迫肌肉和关节，因此使得身、腰、骨节无处不痛，并且向上逼迫于肺而发喘。这里要注意，太阳病根据汗出和无汗的症状特点，来判定表虚和表实，在治疗上形成宜用桂枝或麻黄系列药的关键。

《伤寒论》第36条：**太阳与阳明合病，喘而胸满者，不可下，宜麻黄汤。**

解读：不可下，是本条的解读重点。太阳与阳明合病，是指既有发热、恶寒的表证，同时又有大便难的里证。喘可见于承气汤，也可见于麻黄汤，是两方的共有证。不过承气汤证主证有腹满而喘；而麻黄汤证的特点是喘而胸满。因见喘而胸满，不是承气汤证而是麻黄汤证，因此谓不可下，而宜用麻黄汤发汗。

按：腹满而喘者，是腹满为主要症状而喘为次要症状，也就是先有腹部实满，由于实满而上逆逼迫胸膈，阻碍呼吸而发喘，这种喘用下法治疗，实满去除了，喘也就自然消失了；而胸满而喘者，是喘为主要症状而胸满是次要症状，也就是先有呼吸困难、喘，由于喘使胸腔内压增高而胸满，这种喘用发汗法以平喘，喘平则胸满自消。证有主从，治分表里，对于辨证至关重要。本条就喘之一证，以示麻黄汤证与承气汤证的鉴别法，应仔细玩味。

《伤寒论》第37条：**太阳病，十日已去，脉浮细而嗜卧者，外已解也。设胸满胁痛者，与小柴胡汤；脉但浮者，与麻黄汤。**

解读：太阳病已十余日，脉虽浮但细，并且还见患者疲乏嗜卧，有病已传少阳之象，因此称外已解也。假如再见胸满胁痛者，则具备了小柴胡汤证，故可给服小柴胡汤；假如脉只是浮而不细，而且无倦怠嗜卧及胸满胁痛者，这说明病仍在表，虽然过了十余天，也可给服麻黄汤。

按：脉细主血少，津液不足，脉浮细，是因体表津血不足（言外之意已不是阳气重），即小柴胡汤条所指出的血弱、气尽、腠理开的情况。嗜卧与嘿嘿都是倦怠的样子，详见小柴胡汤条，可互参。

《伤寒论》第46条：**太阳病，脉浮紧、无汗、发热、身疼痛，八九日不解，表证仍在，此当发其汗。服药已微除，其人发烦目瞑，剧者必衄，衄乃解。所以然者，阳气重故也。麻黄汤主之。**

解读：本条的阳气重，是全书的解读重点。

太阳病见脉浮紧、无汗、发热、身疼痛为麻黄汤方证，病虽八九日不解，但上述的表证仍存在，表现为阳气重，这种情况亦应当用麻黄汤发其汗。服药已微除，是说服麻黄汤后，上述症状略有减轻。发烦目瞑，为病欲解时而发生的瞑眩状态。剧者必衄，是说瞑眩发作剧烈者常出现鼻衄，而病情随着鼻衄而缓解。

这里要注意的是，阳气重，张志聪认为是“太阳合并于三阳……阳热盛”。如是三阳阳热盛，应用白虎汤或承气汤清热，怎还能用辛温的麻黄汤发汗？显然其说不妥。实际在经方体系，阳气，不是指阳热，这里指津液，概含津血、水、湿、邪气等，姜春华即持这种观点。太阳病之所以出现鼻衄，是因为日久不得汗出，津液（阳气）过多、过重郁集于体表的缘故。对照前面的几条则更易理解。

《伤寒论》第51条：脉浮者，病在表，可发汗，宜麻黄汤。

解读：脉浮，主病在表，如果有汗出为表虚，则宜用桂枝汤，如无汗出为表实，则宜用麻黄汤发汗治疗。这里的脉浮，当是脉浮紧。

《伤寒论》第52条：脉浮而数者，可发汗，宜麻黄汤。

解读：脉浮而数，为表有热的反映，亦属表实热证，故宜用麻黄汤发汗解之。

按：以上二条都属简文，麻黄汤证已在前面详细论述，故这里及后文的论述皆简略。这里只举可发汗的脉象特征，出示脉象，同时也暗示有无汗、恶寒、身疼痛等麻黄汤方证适应证。

《伤寒论》第55条：伤寒脉浮紧，不发汗，因致衄者，麻黄汤主之。

解读：太阳伤寒脉浮紧，治疗本来应用麻黄汤发汗，若拖延日久不发汗，体表郁闭，致使阳气重于表，邪无从出，体液上冲而造成鼻衄。鼻衄后有两种情况，一是因鼻衄而证解如第46条所述；一是鼻衄后证不解即本条所述，这种情况可用麻黄汤治疗。

按：表实宜发汗，如果拖延不发汗，往往造成阳气重于表而致衄。亦有因鼻衄而表解病愈者，本条所述为鼻衄后而表不解，故用麻黄汤发汗来解表，表解则鼻衄亦自然好转。另外，要注意，患太阳病后出现的鼻衄，要与衄家相鉴别。所谓衄家是指长期鼻衄、衄血的病，如白血病、再生障碍性贫血、血小板减少等，由于长期失血，津血内虚，即遭受外感亦不可发汗，因汗出夺津液，进一步使血虚。而本条所述之证，是本应发汗而不发汗治疗，致使体液（阳气）上冲而致衄，这时发汗表解而鼻衄亦自止。

《伤寒论》第235条：阳明病，脉浮、无汗而喘者，发汗则愈，宜麻黄汤。

解读：脉浮、无汗为太阳表实证，同时见有喘症，此喘是因表实甚明，其证与36条同，故发汗则愈，亦适宜用麻黄汤先发汗治疗。

按：本条冠以阳明病，是说有阳明病提纲所述的胃家实特征。一般阳明病有汗出身热，本条所述是无汗而喘且脉浮，故实际是太阳阳明并病，因是表实证明显，所以用麻黄汤先发汗。

这里要提示的是，张仲景这种写作方法，在《伤寒论》有许多处，不要理解为“阳明病……宜麻黄汤”。而是要细审其中的症状到底是什么方证。

3.1.4 辨六经归属探讨

本方证已明确为太阳病证。

3.1.5　辨方证要点提示

恶寒、身疼、无汗、脉浮紧。

麻黄汤与桂枝汤皆用于治疗太阳病，桂枝汤适用于有汗的表虚，麻黄汤适用于无汗的表实，两方皆常用于急性和慢性疾病。不过麻黄汤更多见于急性病、外感之初起。

本方在临床常见证为：

①太阳病，头痛、发热、身疼、腰痛、骨节疼痛、恶风、无汗而喘者；②太阳阳明合病，喘而胸满者；③太阳病，脉浮紧、无汗、发热身疼痛者；④太阳伤寒脉浮紧、不发汗因致衄者；⑤阳明病，脉浮无汗而喘者。

3.2　方证治案举隅

3.2.1　感冒案

陈某，男，24岁，初诊日期1965年10月9日，昨天打篮球后用凉水洗澡，今早自感恶寒身热（T38.6℃）、无汗、头痛、身酸痛、口不渴、舌苔薄白，脉浮紧。辨六经为太阳表实证，辨方证为麻黄汤证：麻黄9g，桂枝6g，炙甘草6g，杏仁9g。结果：上药急煎即服，并加盖棉被得微汗出，热渐退，未再服药，调养两天自愈。（冯世纶.中国百年百名中医临床家丛书·经方专家卷·胡希恕〈第二版〉.中国中医药出版社，2013）

按：本例患者恶寒、无汗、身痛、脉浮紧，非常典型的太阳表实证。

需要注意问诊细节之处，“口不渴”反映热象不显，大论第5条说“少阳、阳明证不见者，为不传也”，亦无阴证表现，辨作单纯的太阳病。结合大论第35条所述：“太阳病，头痛发热，身疼，腰痛，骨节疼痛，恶风，无汗而喘者，麻黄汤主之。”辨作麻黄汤证。急煎即服，并加盖棉被，取微汗出而热渐退，中病即止，未再服药，调养两天自愈。

麻黄汤与桂枝汤皆用于治疗太阳病，桂枝汤适用于有汗的表虚，麻黄汤适用于无汗的表实，太阳病并不局限于外感，两方亦皆常用于急性和慢性疾病。不过麻黄汤更多见于急性病、外感之初起。

有学者反映，现在临床上麻黄汤证少了或者几乎见不到，其实不然，感冒初起还是比较多见此方证的，只是等到我们应诊时已经有所传变，即如大论阳明病篇183条有言：“问曰：病有得之一日，不发热而恶寒者，何也？答曰：虽得之一日，恶寒将自罢，即自汗出而恶热也。”

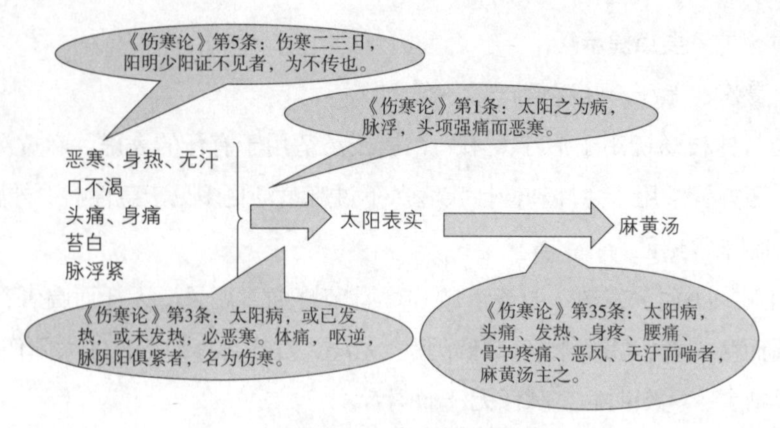

图4　麻黄汤方证

3.2.2　肺炎初起案

杨某，男，16岁，1965年7月5日初诊，发热寒战一天。昨日打篮球汗出身热，用冷水冲洗，半夜即感恶寒、身痛、头痛、咳嗽，经饮热水加盖棉被，症未见好转，出现寒战，身热更明显，舌苔薄白，脉浮紧数。体温39.9℃，胡希恕先生辨证为太阳表实的麻黄汤方证，用药：麻黄9g，桂枝6g，杏仁9g，炙甘草6g。

1965年7月7日二诊：上药服后微汗出，恶寒、身痛减，体温38.5℃。但因咳嗽、胸痛明显，而去医院检查，X线检查：右肺上叶大片阴影，诊断为肺炎，治疗欲用青霉素，因药物过敏而仍求中医治疗。刻下症见：寒热往来，口苦咽干，右胸胁痛，咳嗽，吐黄黏痰，舌苔白微腻，脉弦细稍数。体温38.6℃，此乃表邪已传入少阳阳明，与小柴胡加生石膏汤加减：柴胡15g，黄芩9g，生姜9g，半夏12g，党参9g，大枣四枚，炙甘草6g，桔梗6g，栝楼15g，生石膏60g。

1965年7月10日三诊：上药服两剂，寒热往来、胸胁痛皆已，咳减，吐少量白痰，体温36.6℃，上方改柴胡12g，生石膏45g，加杏仁9g，连服三剂，基本痊愈。（冯世纶．中国百年百名中医临床家丛书·经方专家卷·胡希恕〈第二版〉．中国中医药出版社，2013）

按：结合上案的分析，本例初诊不难辨出太阳病麻黄汤证。这里需要说明的是，麻黄为一有力的发汗药，佐以桂枝更宜致汗。杏仁配麻黄辛温发汗定喘，甘草缓急益中和胃，故治肺炎属太阳病表实无汗身痛而喘闷者。本方证出现很短暂，但能抓住这个方证时机及时用药，可有利于退烧，缩短肺炎病程。应该说明的是，这里所说麻黄为一有力的发汗药，是与其它药相对而言，实际发汗力并不大，即使与桂枝、杏仁同用也不出多大汗。这一点在麻黄汤煎服法说明可看出，即温服，服药后盖棉被取微似汗。一些人因对麻黄功能的误解，而不敢正确用其药，更不敢用麻黄治疗肺炎，甚是遗憾。

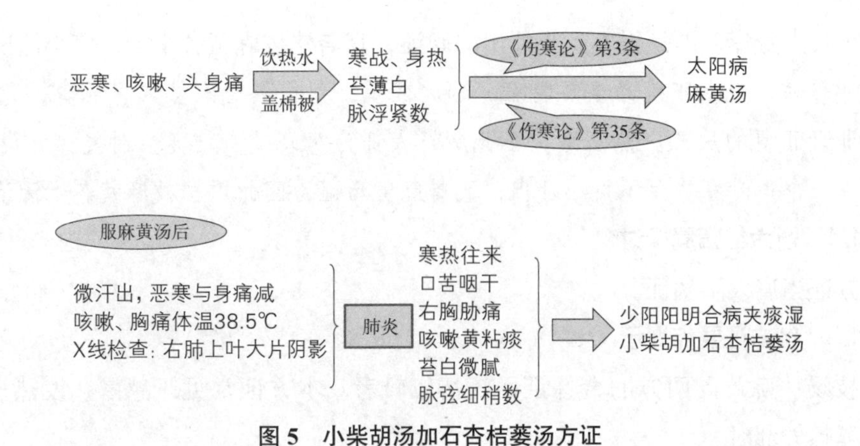

图5 小柴胡汤加石杏桔蒌汤方证

4. 桂枝麻黄各半汤方证

4.1 辨方证指要

4.1.1 方剂组成与煎服法

桂枝（去皮）一两十六铢，芍药、生姜（切）、甘草（炙）、麻黄（去节）各一两，大枣（擘）四枚，杏仁（汤浸，去皮尖及双仁者）24 枚。

上七味，以水五升，先煮麻黄一二沸，去上沫，内诸药，煮取一升八合，去滓，温服六合。本云：桂枝汤三合，麻黄汤三合，并为六合，顿服。将息如上法。

4.1.2 方解

此取桂枝汤、麻黄汤各三分之一合之，故治二方的合并证而病情较轻者。

4.1.3 条文解读

《伤寒论》第 23 条：**太阳病，得之八九日，如疟状，发热恶寒，热多寒少，其人不呕，清便欲自可，一日二三度发。脉微缓者，为欲愈也；脉微而恶寒者，此阴阳俱虚，不可更发汗、更下、更吐也；面色反有热色者，未欲解也，以其不得小汗出，身必痒，宜桂枝麻黄各半汤。**

解读：如疟状，是说像似疟疾定时发寒热的形状。清便欲自可，即大便通调如常。本条可分三段解释：

太阳病已经八九日，其人不呕，病还未传少阳；清便欲自可，则亦未传阳明。只是如疟症状，一日二三次发寒热，而且热多寒少，外邪已有欲罢之象。脉微缓更为邪衰正复之候，故肯定此为欲愈也。

太阳病八九日，虽不见少阳和阳明证，但脉微无热而恶寒者，此表里俱虚，已陷于阴证，应依据治阴证的方法随证救之，不可更发汗、更下、更吐也。

再就上之如疟状的欲愈证来分析，假如其面反有热色者，这是郁热在表不能自解的证候，其人身痒，即是得不到小汗出的确证，宜与桂枝麻黄各半汤，使小汗出即治。

按：恶寒，为太阳病的重要特征，邪之轻重，往往要看寒热或多或少，尤其脉微缓，为邪衰正复的反应。热多寒少见此脉，大都为病衰欲愈之兆。时发热汗出者，为桂枝汤证，今虽时发热而不得小汗出，又有麻黄汤证，因此用桂枝麻黄各半汤治之。

4.1.4 辨六经归属探讨

本方证当属太阳病证。

4.1.5 辨方证要点提示

桂枝汤、麻黄汤两方的合并证而病情较轻者。本方证常见于感冒、发热病后期，慢性病复感外邪时。

4.2 方证治案举隅

4.2.1 慢性肝炎突发身痒案

房某，男性，43岁，1965年5月24日初诊，原有慢性肝炎，近几天皮肤痒甚，尤以夜间瘙痒难忍，至抓破为止。时有寒热，苔薄白，脉浮缓。辨六经为太阳病，辨方证为桂枝汤加荆防白汤证：桂枝10g，白芍10g，生姜10g，大枣4枚，荆芥10g，防风10g，炙甘草6g，白蒺藜10g。结果：上药服3剂身痒已。因有两胁痛、口苦等，与柴胡桂姜汤加味治之。（冯世纶.胡希恕医学全集：经方传真—胡希恕经方理论与实践〈第三版〉.中国中医药出版社，2017）

按：桂枝加荆芥防风白蒺藜，是胡希恕先生在应用桂枝麻黄各半汤时，以荆防代麻黄化裁的一首治身痒的高效方。

桂枝麻黄各半汤发汗解表，祛邪外出（此处祛邪非就病因言，乃指临床症状而言，"祛除外邪"即解除表证之意），而解表，治身痒。《伤寒论》23条："太阳病，得之八九日，如疟状，发热恶寒，热多寒少，其人不呕，清便欲自可，一日二三度发……面色反有热色者，未欲解也，以其不能得小汗出，身必痒，宜桂枝麻黄各半汤。"定时发热像桂枝汤证又不是完整的桂枝汤证，定时发热汗出才是桂枝汤证。虽然定时发热多，恶寒少，但是不汗出，桂枝汤证有一半。那另一半不汗出是什么？不得小汗出，出不来汗，就是麻黄汤证的一半。

本条身痒是由于要出汗却无法出汗，水分含在皮肤中，人体就发痒，本方证强调"小发汗"，正如《金匮要略·痉湿暍病篇》所强调的那样："若治风湿者，发其汗，但微似欲出汗者，风湿俱去也。"

本案患者身痒，时有恶寒发热，脉浮缓，是为表未解而津虚不足，正宜小发汗法，桂枝加荆芥、防风，功类麻黄、杏仁，治发热恶寒、身痒起疹者屡见良效。荆芥、防风、白蒺藜俱以辛散止皮肤风疹瘙痒见著，而发汗之力又不及麻黄也。本方证临床用于身痒见表证或化裁用于兼表证者，疗效确切！

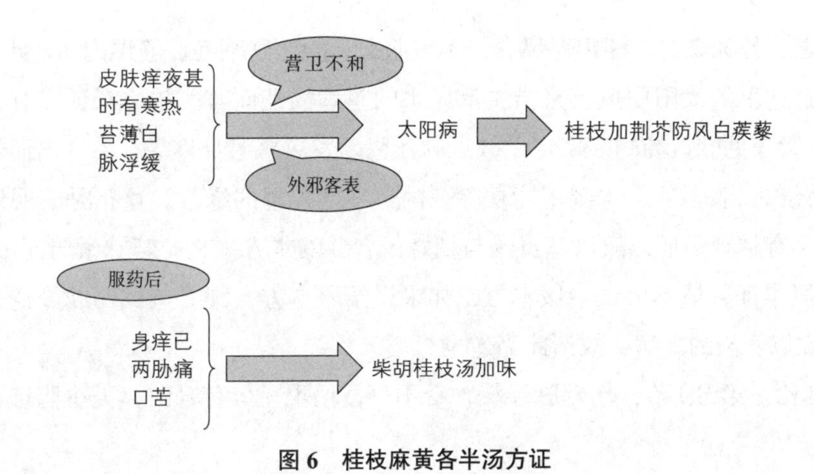

图 6　桂枝麻黄各半汤方证

【附方】葛根汤方证

本方是桂枝加葛根汤再增量麻黄而成，故治桂枝加葛根汤证无汗而喘者。辨六经属太阳病，辨证要点为：太阳病，项背拘急明显、无汗恶风或见下利者。依据经验，外感咳喘须发汗者，以用本方的机会为多。尤其发热无汗而恶寒剧甚者，不问项背急与否多属本方证。其他如腰肌劳损，与本方治之屡验。《神农本草经》谓葛根治“诸痹”，痉与痛，皆得之肌不和，这可能都是痹之属？

5. 大青龙汤方证

5.1　辨方证指要

5.1.1　方剂组成与煎服法

麻黄（去节）六两，桂枝（去皮）二两，甘草（炙）二两，杏仁（去皮尖）四十枚，生姜（切）三两，大枣十枚，生石膏（碎）如鸡子大。

上七味，以水九升，先煮麻黄，减二升，去上沫，内诸药，煮取三升，去滓，温服一升，取微似汗。汗多者，温粉粉之。一服汗者，停后服。若复服，汗多亡阳，遂虚，恶风、烦躁、不得眠也。

5.1.2　方解

此即麻黄汤与越婢汤的合方，故治二方的合并证，为发汗利水的峻剂，用于太阳阳明合病证。从药物组合看，麻黄、桂枝、杏仁、生姜、甘草、大枣皆辛温发汗，生石膏《神农本草经》谓：“味辛，微寒。”配于众辛温发汗药中，全方当显辛凉解表作用。但仲景原意是解太阳表、清阳明里热，并祛在表之水湿。

5.1.3　条文解读

《伤寒论》第 38 条：太阳中风，脉浮紧，发热恶寒身疼痛，不汗出而烦躁者，大

青龙汤主之；若脉微弱、汗出恶风者，不可服之。服之则厥逆、筋惕肉瞤，此为逆也。

解读：这里的太阳中风，是指主治风水的越婢汤证而言。越婢汤证原有“续自汗出”，患者又兼见麻黄汤的表实证，故见脉浮紧，发热恶寒身疼痛，不汗出而烦躁，这是因不能汗出，表不解、水湿不能祛除、内热不能外越的缘故，这正是表明患者既有麻黄汤证又有越婢汤证，故以麻黄汤与越婢汤合并的本方主之。若脉微弱汗出恶风者，为太阳中风本证，慎不可误给服本方，如果误给服本方，则要造成四肢厥逆、筋惕肉瞤，成为虚以实治的坏病，故谓此为逆也。

《伤寒论》第39条：**伤寒脉浮缓，身不疼，但重，乍有轻时，无少阴证者，大青龙汤发之。**

解读：水气外郁于肌表，虽无汗形似伤寒，但脉不浮紧而浮缓，身亦不疼而重。水气时有进退，因乍有轻时，如细审确无少阴证时，则宜用大青龙汤发汗行水。

按：本条所述当系溢饮证治，溢饮有属于阳热实证者，宜用大青龙汤治之；有属于阴虚寒者，宜麻黄附子细辛汤、小青龙汤治之。细审无少阴证，即排除阴寒表证。

《金匮要略·痰饮咳嗽病篇》第23条：**病溢饮者，当发其汗，大青龙汤主之，小青龙汤亦主之。**

解读：溢饮，《金匮要略》记载：“饮水流行，归于四肢，当汗而不汗出、身体疼重谓之溢饮。”大青龙汤主之，小青龙汤亦主之，是说从发汗治溢饮来看，二方作用相类似，但宜依证（参考上条）选一而用之，即属太阳阳明合病者用大青龙汤；属太阳太阴合病者用小青龙汤，不是说二方主同一证。

5.1.4　辨六经归属探讨

本方证当属太阳阳明合病证。

5.1.5　辨方证要点提示

麻黄汤证、越婢汤证并见者。临床常见于急慢性病，各种感染发热，如感冒、鼻炎、肺炎、肾炎、脑炎、风湿等，凡见肿胀、喘满、小便不利而烦躁者，本方有捷效。此方治肾炎水肿适证用之，多取良效。

5.2　方证治案举隅

5.2.1　肺炎发热案

张某，女，51岁，1964年9月25日初诊，近几天因搬家劳累感疲乏无力，昨晚又感发热、恶寒，经急诊拍片诊断为右上肺大叶性肺炎，因青霉素过敏而求中医治疗。今日仍身热、身痛、无汗、恶寒、口干、心烦、胸闷、时咳而胸痛，舌苔白腻，脉浮紧。胡希恕先生辨证太阳阳明合病，辨方证为大青龙汤证：麻黄18g，桂枝6g，杏仁9g，生姜9g，大枣四枚，炙甘草6g，生石膏90g。结果：上药服一剂，汗出热退，尚余咳嗽，吐黄白痰，据证与半夏厚朴汤加减，调理一周而愈。（冯世纶．中国百年百名

中医临床家丛书·经方专家卷·胡希恕（第二版）. 中国中医药出版社，2013）

按： 患者恶寒、身热、身痛、无汗、胸闷、时咳而胸痛、脉浮紧，为太阳表证；口干、心烦为阳明里热已显，伤津液而口干，扰神明而心烦。辨六经为太阳阳明合病，典型的大青龙汤方证，《伤寒论》第38条“太阳中风，脉浮紧、发热、恶寒、身疼痛，不汗出而烦躁者，大青龙汤主之。”

这里的“胸闷、时咳而胸痛”应理解为表证，乃气上冲之象，如《伤寒论》第36条：“太阳与阳明合病，喘而胸满者，不可下，宜麻黄汤。”

医界素有谓麻黄剂特别是大青龙汤为发汗峻剂乃至虎狼之药的说法，而畏手畏脚，不敢用、不会用、不愿用大青龙汤，使良方佳药束之高阁，实为可叹。实际上，只要辨证准确，煎服得当，大青龙汤尤有捷效。临床应用大青龙汤，因证而设，不要拘泥某些“定论”如时令、性别、年龄等。再有，一般都强调，汗后不再予麻黄剂，但辨证有大青汤证时仍应予大青龙汤，至证得去而停后服，好自将息。还有很重要的一点要注意，就是煎服法问题，主要是“足量煎、适量服，中病即止”。

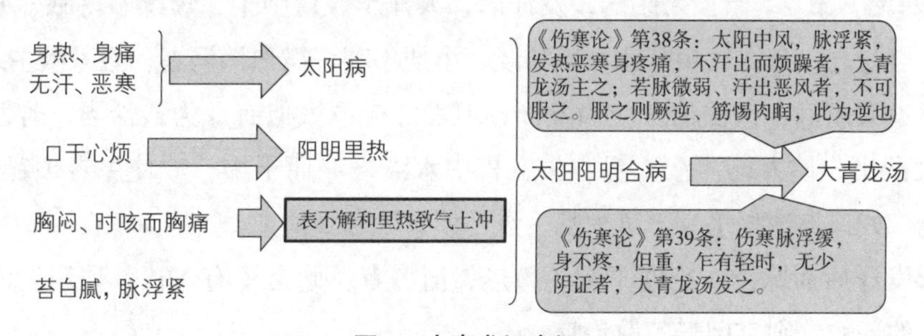

图7 大青龙汤方证

【附方】麻杏甘石汤方证；越婢汤方证

麻杏甘石汤方证： 麻黄配伍桂枝攻表邪而发汗，伍石膏清里热，故反治疗汗出。今于麻黄汤去桂枝，倍用麻黄，增量甘草而加石膏，故治汗出有热、喘而急迫者。此亦辛温、辛寒相伍，解阳明内外之证。辨六经属太阳阳明合病，辨证要点：汗出而喘、口干、烦满而不恶风者。

越婢汤方证： 本方与麻杏甘石汤类似，皆为外邪内热的治剂，在方剂组成上，与麻杏甘石汤不同的是本方去了杏仁而加生姜、大枣，无杏仁则治喘的作用减弱，加生姜、大枣则健胃逐水的作用增强，故本方强于逐水，重用麻黄发水气以解表，病水者胃多虚，故佐以生姜、大枣、甘草助其胃，用石膏清内热而止汗出，故此治太阳阳明合病的风水，一身悉肿、身无大热而续自汗出者。辨六经属太阳阳明合病，辨证要点为：周身浮肿、脉浮、恶风者。临床常用于急慢性肾炎等水肿病证。

6. 五苓散方证

6.1 辨方证指要

6.1.1 方剂组成与煎服法

猪苓（去皮）十八铢，泽泻一两六铢，白术十八铢，茯苓十八铢，桂枝（去皮）半两。

上五味，捣为散，以白饮和服方寸匕，日三服。多饮暖水，汗出愈。如法将息。按：以上量作煎剂也可，但水逆证仍以散服佳。

6.1.2 方解

本方集猪苓、茯苓、泽泻、白术诸利尿药，重在逐内饮，泽泻用量独重，取其甘寒为方中的主药，以解热除烦渴。复用桂枝不但解外，而且能降气冲，使水不上犯而下行，五味配伍，解外利水，故治外邪里饮化热，见气冲水逆、渴而小便不利者。

6.1.3 条文解读

《伤寒论》第71条：**太阳病，发汗后，大汗出、胃中干、烦躁不得眠、欲得饮水者，少少与饮之，令胃气和则愈；若脉浮、小便不利、微热消渴者，五苓散主之。**

解读：太阳病，依法治疗应当发汗，但发汗应取微似有汗为最恰当，若发汗不得法而使大汗出，使人体津液大量亡失，胃中水液被夺而干燥，故使患者烦躁不得眠。这种情况，如口渴想喝水时，可少喝一点，使胃气和即能愈。

如果发汗后而脉浮、小便不利、微热、消渴者，此是里有停饮，误用发汗而致表仍不得解的证候，则宜用五苓散治疗。

按：素有停饮之人，复受外邪，呈外邪里饮证（脉浮、小便不利、微热消渴），治疗必须解表的同时利饮，这是定法。单纯发汗或单纯利饮都是错误的。里有停水本来小便不利，此时如用发汗治疗，脉仍浮而微热，表证也得不到解除。此与之前所述桂枝去芍药加茯苓白术汤证相似，可互参。不过这时的消渴，主要是由于小便不利，废水不得排出，新水不能吸收、组织缺少水的滋养故渴。再加上误发其汗，伤其津液，则渴益甚，如饮水亦留胃中，遂成随饮随渴的消渴证。用五苓散解表利其小便，水液代谢恢复正常，则消渴、热自除。

《伤寒论》第72条：**发汗已，脉浮数、烦渴者，五苓散主之。**

解读：发汗后而脉浮数，为病仍在外，因表热未解故烦；水停不化不能上布津液故渴，宜五苓散主之。

按：此亦应有小便不利症，未明言属省略。

《伤寒论》第73条：**伤寒，汗出而渴者，五苓散主之；不渴者，茯苓甘草汤主之。**

解读：见茯苓甘草汤条。

《伤寒论》第74条：中风发热，六七日不解而烦，有表里证，渴欲饮水，水入则吐者，名曰水逆，五苓散主之。

解读：中风发热，即指发热、汗出、恶风的中风证。六七日不解而烦，是说病已六七日，虽然服了桂枝汤仍发热不解而烦。有表里证，是说既有发热而烦的表证，同时有渴欲饮水，水入则吐的里证。发热烦渴本来是五苓散方证，故与桂枝汤不但表不解反而烦渴更甚。这种因水停不化，故渴欲饮水，水伴冲气以上逆，故水入则吐，这就是水逆之证。宜用五苓散治疗。

《伤寒论》第141条：病在阳，应以汗解之，反以冷水潠之、若灌之，其热被劫不得去，弥更益烦，肉上粟起，意欲饮水，反不渴者，服文蛤散，若不差者，与五苓散。

解读：太阳病，本当汗以解之，而反以冷水潠其面，或灌其身，则邪热被冷水所却而不得去，虽暂觉轻快，但不久更烦热。由于水热相击，肉上粟起（起鸡皮疙瘩）。里有热故意欲饮，但胃有停水，故反不渴。给服文蛤汤先以解表，若服后烦热不差者，为水停不行的关系，故与五苓散治之。本条所述当是文蛤汤证。

《伤寒论》第156条：本以下之，故心下痞，与泻心汤，痞不解，其人渴而口燥烦、小便不利者，五苓散主之。

解读：太阳病，误用下法治疗，使邪热内陷出现心下痞，这种心下痞可用泻心汤治疗。但也有误下后，水伴冲气逆迫于心下而成心下痞者，患者表现渴而口燥烦、小便不利，为水停不行之证，这与泻心汤证明显不同，故用泻心汤治疗则痞不解，应用五苓散主之。

《伤寒论》第244条：太阳病，寸缓、关浮、尺弱，其人发热、汗出，复恶寒，不呕，但心下痞者，此以医下之也；如其不下者，病人不恶寒而渴者，此转属阳明也；小便数者，大便必硬，不更衣十日，无所苦也，渴欲饮水，少少与之，但以法救之；渴者，宜五苓散。

解读：太阳病，脉浮缓弱为中风脉。发热、汗出、复恶寒，为中风证未传少阳，故不呕。所以出现心下痞，是由于医者误下所致，言外之意应先用桂枝汤解外，外解后，再给服泻心汤来攻痞，此为第一段。

如果是上证未经误下，并且患者已没有了恶寒、口渴，这说明表证已除而转属阳明病了。若有小便数，则大便必硬，而有心下痞，此属津液竭于里的脾约证，即不大便十日亦不感痛苦，患者如渴欲饮水，则可以用少少给服的方法解救，此为第二段。

如果是上证未经误下，并亦未转属阳明病，病人不恶寒而渴者，这种心下痞正是水逆心下的五苓散证，则宜用五苓散治疗，此为第三段。

《伤寒论》第386条：霍乱，头痛、发热、身疼痛、热多欲饮水者，五苓散主之；寒多不用水者，理中丸主之。

解读：霍乱发作初起，亦常见头痛、发热、身疼痛的表证。若病人渴欲饮水，为有热，宜用五苓散表里同治；若病人口中和而不用水，多为里寒，宜先救里而后解表，用理中丸主之。

按：霍乱上吐下泻，耗人精气至烈，虽有表证，亦不可发汗，热比较明显者，只有用五苓散表里同治一法。寒比较明显者，五苓散也不能用，须用理中汤（丸）先救其里。

《金匮要略·痰饮咳嗽病篇》第31条：假令瘦人脐下有悸，吐涎沫而癫眩，此水也，五苓散主之。

解读：脐下悸为水动自下，吐涎沫为水泛于上，故脐下悸、吐涎沫而癫痫眩冒者，都是水饮为患，因此用五苓散主治。

按：曾治一小儿患癫痫吐涎沫，每脐下跳动则犯病，服五苓散（汤）六剂而愈。一些注家多把癫眩改为巅眩或颠眩，以为头眩之属，但临床屡依本条所述用本方治愈癫痫证，足证癫眩二字无误。

6.1.4 辨六经归属探讨

本方证为外邪内饮，饮停化热，因成太阳太阴阳明合病证。

6.1.5 辨方证要点提示

太阳表虚证兼见心下停饮、小便不利而见口渴者。本方证常见于各类急慢性疾病外邪内饮证。

6.2 方证治案举隅

6.2.1 会阴抽痛、尿频案

安某，男，70岁。2010年3月2日初诊，患“慢性前列腺炎”多年。会阴潮湿，时有抽痛，尿频，尿细，夜尿3次，晚上起夜后身热、汗出，口干，腰酸膝软，双下肢乏力，“如踩锯末”，下肢及腰部发凉，有时又有灼热感。舌苔白厚腻，脉沉细滑。辨六经属太阳太阴阳明合病，辨方证属五苓散合赤小豆当归散加血余炭、狗脊证。处方：桂枝10g，茯苓12g，猪苓10g，苍术10g，泽泻12g，赤小豆15g，当归10g，血余炭10g，狗脊15g。7剂，水煎服。

2010年3月9日二诊：诸症减轻，会阴抽痛已止，尚有会阴潮湿，小便细长，夜尿2～3次，腰膝乏力，下身发冷，口干。舌苔白腻，脉沉弦细。辨六经属太阳太阴阳明合病，辨方证属栝楼瞿麦丸去山药合五苓散合赤小豆当归散方证。处方：桂枝10g，茯苓12g，猪苓10g，苍术15g，泽泻12g，赤小豆15g，当归10g，天花粉15g，制附子15g，瞿麦10g，炙甘草6g。7剂，水煎服。

2010 年 3 月 16 日三诊：诸症继续好转，小便畅快，腰膝酸软、发凉感明显减轻。舌苔白腻，脉沉弦细。上方制附子改为 18g，继服 7 剂。

2010 年 3 月 23 日四诊：诸症渐不明显，双下肢无力，无明显冷感，夜尿 1 ～ 2 次，会阴不潮。舌苔白，脉沉弦细。上方制附子改为 20g，继服 7 剂。药后无不适，停药。（高建忠 . 临证实录与抄方感悟 . 中国中医药出版社，2014）

按：慢性前列腺炎属临床常见病，也属难治病，一般疗程较长，容易反复。对本病的治疗，冯世纶教授反对滥用清热解毒药和活血化瘀药，主张按证投方，方证对应。

关于五苓散方证

传统认为，五苓散用于太阳腑证之太阳蓄水证。冯世纶教授以八纲释六经，不言经、腑、蓄水等概念，而归五苓散方证入太阳病中，直言方证对应。《解读张仲景医学》一书中也指出本方证的辨证要点为“太阳表虚证兼见心下停饮、小便不利者”。临证见冯世纶教授多以外有汗出、上有口干、下有尿频或尿不利，认为是外邪里饮形成的太阳太阴阳明合病，辨为五苓散证而投用五苓散方，每收佳效。

关于赤小豆当归散方证

赤小豆当归散方证见于《金匮要略 · 百合狐惑阴阳毒病脉证并治第三》第 13 条：“病者脉数，无热，微烦，默默但欲卧，汗出，初得三四日，目赤如鸠眼，七八日目四眦黑，若能食者，脓已成也，赤小豆当归散主之。”又见于《金匮要略 · 惊悸吐衄下血胸满瘀血病脉证并治第十六》第 16 条：“下血，先血后便，此近血也，赤小豆当归散主之。”

方书中对本方的应用少有提及，甚至有学者认为本方组方毫无法度，不堪取用。《胡希恕讲伤寒杂病论》一书中指出：“方中赤小豆可排痈脓，祛湿热，当归活血以加速脓液外散，二药相合，对于全身各处痈脓皆可奏效。”本方为冯世纶教授临证常用方，取其利水活血，多与他方合用治疗泌尿系疾病、皮肤病等，其适应证为“太阴病，诸疮有痈脓恶血者”。

关于栝楼瞿麦丸方证

栝楼瞿麦丸方证见于《金匮要略 · 消渴小便不利淋病脉证并治第十三》第 11 条：“小便不利者，有水气，其人若渴，栝楼瞿麦丸主之。”方由栝楼根、茯苓、山药、附子、瞿麦五味药组成。冯世纶教授在《解读张仲景医学》一书中把本方证归于太阴病，同时指出本方用于“小便不利，渴而有水气且陷于阴证者”“是肾气丸的变剂”。

对本案辨证论治的梳理

患者以小便异常就诊，结合口干、汗出及身热等症状，辨为外邪里饮之太阳太阴阳明病五苓散证。考虑到患者高龄病久、下身乏力及发凉，当有阴证之不足，故合用活血利水治太阴之赤小豆当归散加狗脊、血余炭。前方取效，二诊在首方基础上合用栝楼瞿麦丸以破阴证之郁滞。方证相合，三诊、四诊继续递增破阴之力，终收全功。

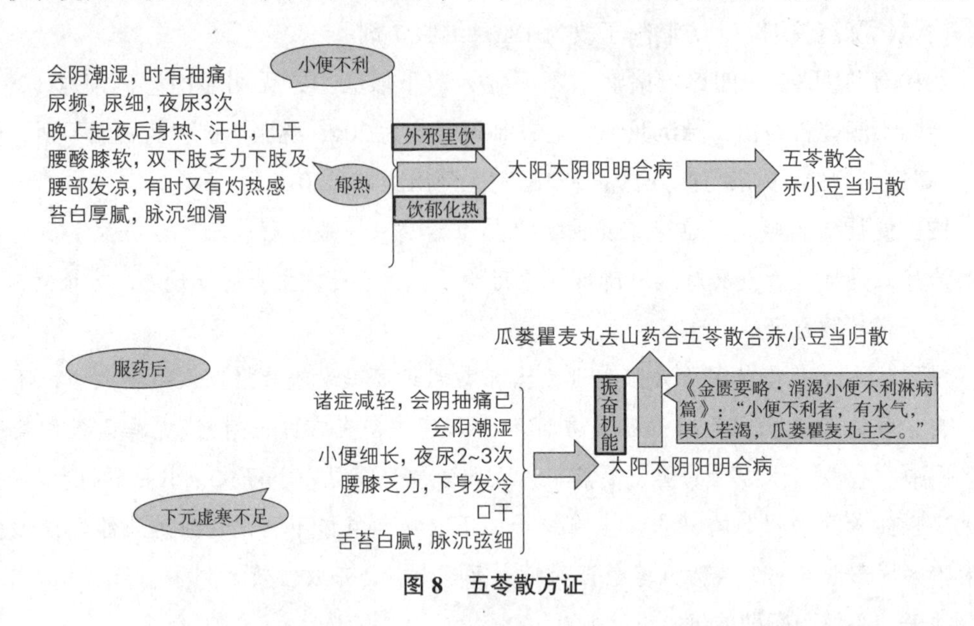

图 8　五苓散方证

第五节　认识太阳病方证

以上所举 6 个方证，是意图展示太阳病表阳证的治疗原则，及认识其合并病的治疗方证。分析《伤寒论》和《金匮要略》两书，治疗太阳病及其合并病的方证是很多的，大约有 50 多方证（可参见：冯世纶．解读张仲景医学—经方六经类方证〈第二版〉．人民军医出版社，2011）。得出 50 多个方证，是以太阳病归类，即方以类（六经证）聚，方证同条，统观这些方证可看出，其方剂的组成以含桂枝或麻黄多见，其主要功能发汗解表，其主要适应证为表阳证，即太阳病。

如进一步分析发现，这些方剂分为两大类，即以桂枝汤加减化裁的方剂和以麻黄汤加减化裁的方剂，其适应证为有汗出的中风证和无汗出的伤寒证。又从桂枝汤类方证和麻黄汤类方证比例构成来看，桂枝汤方证为 33 个，麻黄汤类方证为 14 个，桂枝汤类方证明显多于麻黄汤类方证，这说明太阳病表阳证以表虚中风类证为多见，不但见于天行热病、急性病，而更多见于慢性病，故张仲景把桂枝汤方证列于全书之首。

不过要说明的是，不论是什么病，不论是急性病或慢性病，不论是内伤或外感，病在表，表现为单纯的桂枝汤证或麻黄汤证是较少见的，而多见合并证，或表里合病并病，或半表半里合病并病，或合并痰饮、水湿、瘀血等等，多表现为桂枝加芍药汤、小建中汤、桂枝人参汤、柴胡桂枝汤、麻黄加术汤、苓桂术甘汤、桂枝茯苓丸等方证。

因此，仲景在《伤寒杂病论》中有关桂枝汤和麻黄汤加减的方证还有许多，虽有关表证太阳病的治疗，但为了便于了解其主治和六经病的概念，未列于本篇解读，而放在相应的篇章中，如柴胡桂枝汤，是太阳少阳合病，放在了少阳病篇；麻杏石甘汤、桂枝二越婢一汤等方证是太阳阳明合病，列于阳明病篇解读。另外还有生姜、苏叶、葛根、蜀椒等组成的解表剂，其适应治疗方证亦属太阳病证。这里也可体验到，仲景及其之前的医家，是通过“方以类聚，物以群分”而总结出六经证治规律。

从解读本篇的方证可看到，所谓太阳病，不是指太阳经络（脉）病、或某一脏腑病；不是指特定的、个别的一个病，而是各种疾病常见的一般的证。它经常以脉浮、头项强痛而恶寒等一系列症状反映出来，而表现出一定的特征，即在表而病性属阳，而呈表阳证，这也即太阳病的实质。

须要说明的是，这里所列出的是以治太阳病为主的方证。而原书（不论那个版本）的太阳病篇所列方证，除了治疗太阳病正证外，为了说明太阳病的正确治疗，以及不正确治疗出现的变证、合并证，以及合并瘀血、痰饮等证的证治，还列出了有关方证，如治疗结胸证的大陷胸汤、大陷胸丸等方证；治疗痞证的大黄黄连泻心汤、附子泻心汤、半夏泻心汤、生姜泻心汤等方证；治疗瘀血的抵当汤、桃核承气汤等方证，治疗阳明病的白虎汤、调胃承气汤等方证；治疗太阴病的四逆汤、真武汤、甘草干姜汤等方证；治疗少阳病的小柴胡汤、黄芩汤；治疗厥阴病的柴胡桂枝干姜汤、黄连汤、甘草泻心汤等方证；治疗少阴病的桂枝加附子汤、桂枝去芍药加附子汤等方证。这样在太阳病篇出现的方证就多达 74 个了，而其中许多不属太阳病证，将于有关章节中去认识。

第八章　阳明病（里阳证）证治

第一节　阳明病的概念

阳明病，是病位反应在里的一类阳性证候的统称，简称为里阳证。其实质是八纲概念的证，而不是某一种个别的病，也不是足阳明胃一经一腑的病。

第二节　阳明病的判定

判定阳明病主要依据《伤寒论》有关阳明病的提纲证及相关条文，关键在于把握提纲证的八纲属性，而不在于机械地套用条文具体症状表现。

1. 主提纲

《伤寒论》第 180 条：阳明之为病，胃家实是也。

胃家指胃肠之里，即人体之里，是说病邪充实于胃肠之里，按之硬满有抵抗者，即为胃家实。阳明病的主要特点是胃家实，即里阳实热证。这是相对于太阴病是里阴虚寒证说的，即证在里排除里阴虚寒则属阳明病。

胃是病位在里的概念，泛指食道、胃、小肠、大肠等部位。《伤寒论》第 238 条谓“胃中有燥屎”，215 条谓“胃中必有燥屎五六枚也”。可知不单指胃，而指里。不是经络脏腑概念。

2. 辅助提纲

《伤寒论》第 182 条：问曰：阳明病外证云何？答曰：身热，汗自出，不恶寒反恶热也。

外证，是针对胃家实里的腹证说的。身热、汗自出、不恶寒反恶热的证侯，即为阳明病的外证。凡病见此外证者，亦可确诊为阳明病。

阳明病为病位在里的阳证，但它有特殊之处，即有外证。这是因为，热极于里者，势必迫于外，故阳明病则身蒸蒸而热，此与太阳病热郁于体表而翕翕发热者有别。热蒸于里因使汗出，汗量多而臭味重，与太阳中风证的自汗出汗量少而臭味轻者不同。由于里热的强烈刺激，则恶寒感受到抑制，故不恶寒而反恶热，此与太阳病之必恶寒者更有不同。

《伤寒论》第6条："太阳病，发热而渴，不恶寒者，为温病。"

是说见到与太阳病相似的症状，但见发热、不恶寒、口渴为阳明病之属的温病。发热、恶寒、口不渴是太阳病；提示与太阳病鉴别。

据以上提纲证及有关条文提示，阳明病有两类症状反应，一是热结成实的里实证；二是热结不实而内外皆热，即身热汗自出，不恶寒反恶热。

3. 阳明病的传变

病有初起即是里阳证，即阳明病，也有自表和半表半里的阳证或阴证传变而来，或里阴证即太阴病转属而来，举例说明如下：

《伤寒论》第185条："本太阳病，初得病时，发其汗，汗先出不彻，因转属阳明也；伤寒发热、无汗、呕不能食、而反汗出濈濈然者，是转属阳明也。"是说，本是太阳病，于初发时虽已发其汗，但病并未因先汗出而彻除，因又传里而转属阳明病；又伤寒发热、无汗、呕不能食者，为太阳伤寒已内传少阳的柴胡证，而反汗出濈濈然者，是又转属阳明病了。这里指出：阳明病，有从太阳病直接传里而发者，亦有太阳病传入少阳半表半里，再从少阳传里而发者。

《伤寒论》第179条："问曰：病有太阳阳明，有正阳阳明，有少阳阳明，何谓也？答曰：太阳阳明者，脾约是也；正阳阳明者，胃家实是也；少阳阳明者，发汗、利小便已，胃中燥、烦、实，大便难是也。"一般认为本条讲阳明病的成因，实际上是讲三阳并病的情况，太阳阳明者，即太阳阳明并病；少阳阳明者，即少阳阳明并病；正阳阳明者，即单纯里实热的阳明病证。

《伤寒论》第320条："少阴病，得之二三日，口燥，咽干者，急下之，宜大承气汤。"少阴病为表阴证，津血本虚，若外邪猛烈入里见燥结热实异常迅速，更灼伤津液，故须急下以救津液，与大承气汤。同理，321、322条皆峻下热结以保存津液。

后世以少阴病篇皆属少阴病，冠以"少阴三急下"，而又从少阴为"肾"出发，徒增寒化、热化之说，诸家聚讼不休。实则为表阴证的少阴病转属为里阳证的阳明病，或两者相兼为病。同理，少阳与厥阴病皆有转属或合并阳明病的可能。

同时，也要明确，阳明病，病位反应在里，不可能传表或半表半里，但有转属太阴的可能。

4. 阳明病与病因病理产物致病

阳明病，属里阳证，可分为两大类，一类是热结成实，一类是热结不实而内外皆热。两者皆可以兼夹多种病因或病理产物，也即是说，病因或病理产物致病出现阳明病时，热结成实或热结不实均有可能出现。

4.1 水热互结

《伤寒论》第152条："太阳中风，下利呕逆，表解者，乃可攻之。其人漐漐汗出，发作有时，头痛，心下痞硬满，引胁下痛，干呕短气，汗出不恶寒者，此表解里未和也，十枣汤主之。"

太阳中风，下利，呕逆，暗指太阳阳明合病的葛根汤及葛根加半夏汤，葛根汤方中为以桂枝汤为基础，故此处言中风。服葛根加半夏汤后，下利、呕逆、恶寒随表邪汗出而解，而内有悬饮，水热互结，布于胸胁，见干呕、短气、头痛、心下痞硬满、引胁下痛，故云"表解里未和"。

《伤寒论》第136条："伤寒十余日，热结在里，复往来寒热者，与大柴胡汤；但结胸，无大热者，此为水结在胸胁也。但头微汗出者，大陷胸汤主之。"

伤寒十余日，多已传里，热结在里，但还有半表半里之往来寒热，说明此为少阳阳明并病，故与大柴胡汤。若仅是结胸，邪全部结于里，而外不现大热，即无表热，因胸胁水结，气不旁达，热循里上冲故头微汗出而身无大热。

4.2 湿热互结

《伤寒论》第236条："阳明病，发热汗出者，此为热越，不能发黄也。但头汗出，身无汗，剂颈而还，小便不利，渴引水浆者，此为瘀热在里，身必发黄，茵陈蒿汤主之。"

阳明里热，发热汗出，热越于外，有所出路，则不能发黄。若仅仅头部出汗，剂颈而止，颈下无汗，为热不能外越，小便不利，湿不得下泄，渴饮水浆一则为热盛之象，二则又为内湿之助，此为热与水湿瘀结在里，身必发黄，茵陈蒿汤清解瘀热，利尿化湿主之。

4.3 痰热互结

《伤寒论》第138条："小结胸病，正在心下，按之则痛，脉浮滑者，小陷胸汤主之。"

痰热互结，但结滞的部位较小，仅位于心下一点，结滞的程度较轻，按之才痛，病结较浅而脉浮，阻隔不深而脉滑，以小陷胸汤清热涤痰，宽胸开结。

4.4 （血）瘀热互结

《伤寒论》第106条：“太阳病不解，热结膀胱，其人如狂，血自下，下者愈。其外不解者尚未可攻，当先解其外。外解已，但少腹急结者，乃可攻之，宜桃核承气汤。”

太阳病不愈，传里多为胃家实的阳明病，但也有热结于少腹的瘀血证。热结膀胱，概指少腹，非为太阳之腑膀胱。其证为阳明里热实，因又夹瘀血合热，气上冲大脑而发狂躁。有的瘀血可自行排出则愈，不能自下者，或下之未尽者，都可用桃核承气汤下之则愈。若表证未解，还不可用桃核承气，应先用麻黄汤或桂枝汤解表，表证已解，仅见少腹急紧结硬，按之有抵抗感，其人如狂，才能以桃核承气汤攻之。

瘀血多在体内潜伏，太阳病时即可诱发瘀热互结而致病，但亦有无太阳病而发病者，从另一个角度说明膀胱非指太阳腑证，而指少腹这一部位而言。

4.5 积滞与热互结

《伤寒论》第355条：“病人手足厥冷，脉乍紧者，邪结在胸中；心下满而烦，饥不能食者，病在胸中，当须吐之，宜瓜蒂散。”

厥冷一证，有虚有实，有寒有热，本条论述胸中实而致厥者。紧者，主实，如太阳伤寒表实证，其脉浮紧，浮主表，紧主实；内有宿食，其脉沉紧，紧主实。邪结实于胸中则心下部满而烦逆，阻碍胸中大气则手足厥冷，胃气尚健则知饥，结实上冲而欲食不能食，欲吐不能吐，当顺势以瓜蒂散吐之。

4.6 燥屎与热结

《伤寒论》第208条：“阳明病，脉迟，虽汗出不恶寒者，其身必重，短气，腹满而喘，有潮热者，此外欲解，可攻里也。手足濈然汗出者，此大便已硬也，大承气汤主之。”

潮，非主汛而定时之意，潮热，形容来势汹涌，热象甚剧，若出现潮热，说明表已解，可攻里，可议下法。若除身上汗出外，手足也不断出汗，为大便已硬之候，大承气汤主之。大承气汤泻下猛峻，必须有潮热、大便硬，才可使用。此时脉迟，则是津液被热大伤之后的征象，乃太过之后的不及，为可下之脉。

第三节 阳明病的治则

1. 阳明病的治则与一般要求

阳明病为里实、热证，故治疗以清热泻实为主，不过里又有上中下病位的不同，故治疗亦有所区别。大体在上者，用吐法，如瓜蒂散；在中者，和中清热，如白虎汤；在下者，用攻下法，如大承气汤。

因阳明病中多病重、病危之险证，故仲景反复叮嘱，最宜审慎。首先，当下不下，贻误治机，津液枯竭，变证丛生；其次，表不解里未结实，不可轻下，所谓"下不厌迟"。如《伤寒论》第131条："病发于阳，而反下之，热入因作结胸；病发于阴，而反下之，因作痞也，所以成结胸者，以下之太早故也。结胸者，项亦强，如柔痉状，下之则和，宜大陷胸丸。"

本条明确提示，太阳表证未罢而妄施下法，成结胸之病证，即引邪入里危及生命。

《伤寒论》第204条："伤寒呕多，虽有阳明证，不可攻之。"

伤寒呕多，则柴胡汤证还未罢，虽已传里而有阳明证，也不可以承气汤攻里。

《伤寒论》第205条："阳明病，心下硬满者，不可攻之，攻之利遂不止者，死。"

冒似阳明病，见心下硬满，即指心下痞硬言，为胃气极虚之候，治宜人参的配剂，故这种心下硬满实属太阴，则不可攻之。若误攻之，致利不止而死；幸而利止者，还可救治使愈。

2. 阳明病治疗禁忌

阳明病为里实、热证，治当清热泻实为主，若当下不下或里未结实而妄行清下，均属治忌，已如前述。这里特别强调阳明病治疗忌发汗、忌温补。

阳明外证如发热、汗出、脉浮，乃至有恶寒表现，易与太阳病混淆而误施汗法，再伤津液。阳明病为里阳证，由其它病证传变来者多，津液多已不足，而里热，耗津最甚，每易生变。如：

《伤寒论》第211条："发汗多，若重发汗者，亡其阳，谵语脉短者死；脉自和者不死。"

发汗太过亡其津液，则胃中燥必谵语。脉短为津液虚竭之候，病实正虚故主死；脉不短而自和者，则正气未衰故不至于死。

阳明病，里热充斥，特别是热结成实的情况下，每致邪热壅滞，而有"厥""脉迟"等寒证表现，邪热伤津，又容易使人出现倦卧乏力"但欲眠睡"等虚证表现。若认证不准，而行温补，则犯"以热益热"与"虚虚实实"之戒。如：

《伤寒论》第335条："伤寒，一二日至四五日，厥者必发热。前热者后必厥，厥深者热亦深，厥微者热亦微。厥应下之，而反发其汗，必口伤烂赤。"

本条论述热厥。太阳伤寒自发病至四五日，先热后厥，热与厥相应，热深者厥亦深，热微者厥亦微。如白虎汤证，热气壅满于里，阻碍气血通畅，可致厥逆，当清之；瓜蒂散证痰实痹阻而致厥，当吐之；此处结实致厥者，当下之。若反发汗伤其津液，则口伤烂赤，若以其为寒厥与四逆汤，当毙。

3. 阳明病与病因病理产物致病论治

阳明病兼夹病因病理产物论治，既要遵循“清热泻实”的一般原则，又要考虑病因病理产物的特性，在辨方证时予以兼顾（结合）。（请参考本章第二节“阳明病与病因病理产物致病”部分所列有关条文注解）

第四节　阳明病主要代表方证与治案举隅

阳明病，为里阳证，有热结成实与热结未实两大类情况，治宜清泄实热，主要代表方证有白虎汤类方证、栀子豉汤类方证、泻心汤类方证、下瘀血汤类方证、陷胸汤类方证、大承气汤类方证。今举数则以作示例：

1. 瓜蒂散方证

1.1　辨方证指要

1.1.1　方剂组成与煎服法

瓜蒂（熬黄）一分，赤小豆一分。

上二味，个别捣筛，为散已，合治之。取一钱匕，以香豉一合，用热汤煮作稀糜，去滓，取汁和散，温顿服之。不吐者，少少加，得快吐乃止。诸亡血家，不可与瓜蒂散。

1.1.2　方解

瓜蒂苦寒，祛湿除热而有催吐的作用，与赤小豆协力以逐湿热，饮之以香豉汁更有助于涌吐也。

1.1.3　条文解读

《伤寒论》第166条：病如桂枝证，头不痛、项不强、寸脉微浮、胸中痞硬、气上冲喉咽不得息者，此为胸中有寒也，当吐之，宜瓜蒂散。

解读：病如桂枝证，即指寸脉微浮、气上冲喉咽而言，但头不痛，项不强则知非桂枝汤证。病实于上，故胸中痞硬，而脉亦应之寸微浮。气上喉咽不得息，乃病有欲上越之机，与桂枝汤证的气上冲亦形似而实非。胸中有寒，是说胸中有寒饮之实，故宜顺势利导吐之，是顺应机体机制的原因疗法。

按：胸中，是指病位在胃之上，亦即里之上，也本方证在《金匮要略》所称的上脘。从今之临床观察，水毒、痰饮实际在胃，但当感觉在胃之上时，才可用吐法。

《伤寒论》第324条：**少阴病，饮食入口则吐，心中温温欲吐，复不能吐。始得之，手足寒、脉弦迟者，此胸中实，不可下也，当吐之；若膈上有寒饮，干呕者，不可吐也，当温之，宜四逆汤。**

解读：里有寒饮，初患少阴表证，很易传里而呈阳明病里实证，其特点是：始得之，而手足寒、脉弦迟，以里有饮，其人饮食入口则吐，不饮食则亦心中温温欲吐，但又不能吐，显然是病有自里上越之机，肯定此为胸中实，气机受阻使手足寒、脉弦迟，而呈少阴病的外观，却为里饮壅于胃上的里实证，故当顺其势以瓜蒂散吐之，不可用下法。若其人只干呕，既不饮食入口则吐，亦无心中温温欲吐，但又不能吐者，则确为里虚有寒饮，慎不可吐之，而宜以四逆汤温之。

按：此述四逆汤证与瓜蒂散证的鉴别法，甚重要，须知。

《伤寒论》第355条：**病人手足厥冷，脉乍紧者，邪结在胸中，心下满而烦，饥不能食者，病在胸中，当须吐之，宜瓜蒂散。**

解读：邪结在胸中，血气受阻，故手足厥冷而脉乍紧。邪自里以上迫，故心下满且烦、饥而不能食，此病在胸中，即在胃上，当吐之，宜瓜蒂散。

《金匮要略·腹满寒疝宿食病篇》第24条：**宿食在上脘，当吐之，宜瓜蒂散。**

解读：胃有上脘、中脘、下脘之分，中医谓心下部（即剑突下）为中脘，此以上为上脘，此以下为下脘。宿食当下之，但逆迫于上脘心下逆满，而有欲吐之情者，当吐之，宜瓜蒂散。

1.1.4 辨六经归属探讨

本方证当属阳明病证。

1.1.5 辨方证要点提示

胸脘满闷、欲吐而不能吐者。仲景书中吐剂只此一方，而具体论治亦只此数条，但于吐法中更可清楚地看到，中医辨证施治是适应机体抗病机制的一种原因疗法。若胸中痞硬、气上冲喉咽不得息者；若胸中满而烦，饥不能食者；若饮食入口则吐，心中温温欲吐而复不能吐者，皆为本方应用的要证，实际也是胃家实，邪实在上的阳明病。这些都是机体驱赶病邪于胸中，欲吐出的一种病理反应。

1.2 方证治案举隅

1.2.1 小儿齁喘案

信州老兵女三岁，因食盐虾过多，得齁喘之疾，乳食不尽，贫无可召医治，一道人过门，见病女，喘不止，便教取甜瓜蒂七枚，研为粗末，用冷水半茶盏许调，澄取清汁呷一小呷。如其言才饮竟，即吐痰涎，若黏胶状，胸次既宽，齁喘亦定，少日再作，又服之，随手愈，凡三进药，病根如扫。（江瓘.名医类案.人民卫生出版社，1983）

按：瓜蒂散有较强的涌吐痰涎作用，凡属痰涎壅盛，阻于上焦者，多可用之，其病变已不单纯局限于胸中。近年来报道多用于治疗痰涎引发的多种疾病如：哮喘、乳房结块、早期乳癌、黄疸型传染性肝炎、重症肝炎、精神神经性疾病如神经衰弱、癔病、癫痫及精神分裂症等。但同时应该引起重视的是，临床不断有服瓜蒂中毒甚则死亡的报道。瓜蒂及所含葫芦素均有相当毒性，瓜蒂的LD50为1.1g/ Kg。备注：在毒理学中，半数致死量（median lethal dose），简称LD50（即Lethal Dose，50’），是描述有毒物质或辐射的毒性的常用指标。按照医学主题词表（MeSH）的定义，LD50是指能杀死一半试验总体之有害物质、有毒物质或游离辐射的剂量。

2. 白虎汤方证

2.1　辨方证指要

2.1.1　方剂组成与煎服法

知母六两，石膏（碎）一斤，甘草（炙）二两，粳米二合。

上四味，以水一斗，煮米熟，汤成去滓，温服一升，日三服。

2.1.2　方解

石膏、知母除热止烦。甘草、粳米安中养正。本方是治热用寒，而不为寒伤的良法。

按：世人皆知石膏性寒，但石膏质量重，溶解于水的成分有限，若不大量用则无效。《神农本草经》谓为微寒即由于此。

2.1.3　条文解读

《伤寒论》第176条：伤寒脉浮滑，此表有热，里有寒，白虎汤主之。

解读:《金匮玉函经》于此条云:“伤寒脉浮滑，而表热里寒者，白通汤主之。”王叔和注语亦谓:“旧云白通汤，一云白虎汤，恐非。”可见本条为文是有问题的。若就表热里寒的证候看，则宜白通汤。不过表热里寒，脉不应浮滑。若就脉浮滑而言，则宜白虎汤，但又不应有表热里寒之证。此其中必有错简，待考。

《伤寒论》第219条：三阳合病，腹满、身重、难以转侧、口不仁、面垢、谵语、遗尿，发汗则谵语；下之则额上生汗、手足逆冷。若自汗出者，白虎汤主之。

解读：口不仁，即口中不和。面垢，即面不光泽。腹满、谵语、遗尿为热盛于里已影响了神志；身重难以转侧，则外复多湿；口不仁、面垢热在少阳，故称之为三阳合病。热盛于里则不可发汗，若发汗则必益甚其谵语。里虽热但不实，故亦不可下，若下之虚其里则额上汗出、手足逆冷。若自汗出者，是说本方证有自汗为阳明外证，则宜白虎汤主之。

按：这里所说的三阳合病，实即热盛于里的阳明病，不过里还不实，因外又有郁湿，外郁之湿不能用汗法，也不能用下法，里热盛猛则汗自出，故以白虎汤主之。

《伤寒论》第350条：伤寒脉滑而厥者，里有热，白虎汤主之。

解读：脉滑主里热，故脉滑而厥，知为里有热的热厥，宜以白虎汤主之。

2.1.4 辨六经归属探讨

本方证当属阳明病。

2.1.5 辨方证要点提示

阳明病，自汗出，脉滑数者。本方证在临床较为多见，可用于一般常见热性病如感冒、肺炎、中暑等，也用于急性传染病、瘟疫如疟疾、伤寒、斑疹伤寒、乙型脑炎等。

2.2 方证治案举隅

2.2.1 感冒案

刘某，女，50岁，1965年7月10日初诊，因天热汗出，晚上睡着后着凉，昨天早起即感两腿酸痛、头晕身重、口渴无汗，自服APC（即“复方阿司匹林”）1片，1小时后大汗不止，而仍发热，不恶寒反恶热，自感口如含火炭，苔白，脉滑数。六经辨证属阳明病证，辨方证为白虎加人参汤：生石膏60g，知母15g，炙甘草6g，粳米30g，生晒白人参9g。结果：服1剂汗止、渴减、热退，再1剂诸症已。（冯世纶.胡希恕医学全集：经方传真—胡希恕经方理论与实践〈第三版〉.中国中医药出版社，2017）

按：本例患者，初起头晕而身体疼重，口渴无汗，即呈太阳阳明合病之势，偏于太阳。经发汗后，仍发热，不恶寒反恶热，口中灼热如含火炭，已是一派里热充斥之象，转属阳明病无疑。

太阳阳明合病，治先解表，“下不厌迟”，于法无有不当，但汗之不得法，转属阳明或变生它病，亦不乏其例。本案即是，服APC后出大汗，更伤津液、热势愈盛。里热充斥弥漫，故发热，汗出，不恶寒反恶热，脉滑而数，邪热伤津，故作渴，辨方证为白虎加人参汤。

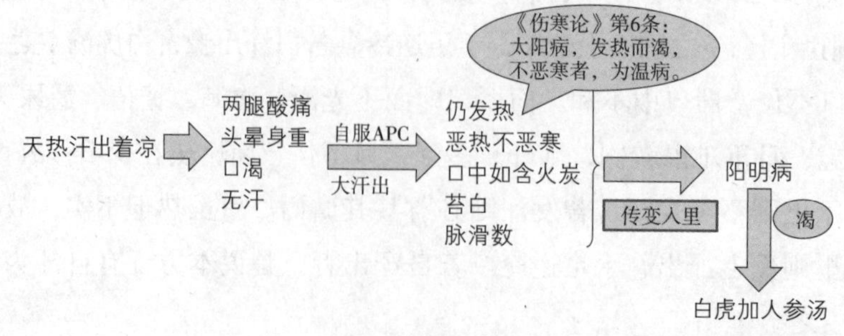

图9 白虎汤方证

【附方】白虎加人参汤方证；竹叶石膏汤方证

白虎加人参汤方证：本方即白虎汤再加人参。因原是白虎汤证，热盛津液耗损较甚，以至渴欲饮水，因加人参安中养胃以滋液。本方证当属阳明太阴合病证。本方证的辨证要点：白虎汤证见口渴明显者。许多人每以本方治渴，其功效多归于石膏，后世本草亦多谓石膏治渴，这种看法不十分确切，不符合《伤寒论》的本意。试观白虎汤各条，只见口不仁，无一渴证。而白虎加人参各条，无一不渴者，可见治渴不在石膏而在人参。胃为水谷之海、营卫之源，人参补中益气，为治津枯而渴的要药。至于石膏，功在除热解烦，口舌干燥即其应用的主要症状。

竹叶石膏汤方证：本方于麦门冬汤去大枣，加竹叶、石膏。竹叶，《别录》谓“味辛平，大寒。主胸中痰热，咳逆上气”，还有外清暑温之热的作用（见《重庆堂随笔》），故治疗麦门冬汤证内外热甚而烦渴者。辨六经属阳明太阴合病，辨证要点为：虚羸少气，烦渴者。急性热病、肺结核后期常现本方证。

3. 泻心汤方证

3.1 辨方证指要

3.1.1 方剂组成与煎服法

大黄二两，黄连、黄芩各一两。

上三味，以水三升，煮取一升，顿服之。

3.1.2 方解

大黄伍以除热解烦的黄连、黄芩，三味苦寒，功能泻火清阳明里热。古人认为心主火，故名以泻心汤。

3.1.3 条文解读

《金匮要略·惊悸吐衄下血胸满瘀血病篇》第17条：心气不足，吐血衄血，泻心汤主之。

解读：心气不足，《千金方》作“心气不定”，可信。吐血衄血，其人心悸烦不安者，为有热，宜泻心汤主之。

3.1.4 辨六经归属探讨

本方证当属阳明病证。

3.1.5 辨方证要点提示

心烦吐衄、大便干者。本方治吐血衄血如神。心气不定即心悸烦、精神不安的样子，容易出现失眠惊狂、癫痫以及其他神经症等，这种心气不定也有用本方的机会。高血压现本方证明显者，亦多有之，须注意。后世常以本方加栀子，水煎温服，亦可制为丸，治泻心汤证而烦热更甚者。

3.2 方证治案举隅

3.2.1 高血压头痛、鼻衄案

赵某，男性，53岁，1965年4月2日初诊，发现高血压已20多年，常头疼失眠，近一月来常鼻衄，烦躁心慌，大便干，血压170～200/130～140mmHg，舌红苔黄，脉弦数。辨六经为阳明病，辨方证为泻心汤证：大黄10g，黄连6g，黄芩6g，生地炭10g。结果：上药服三剂，大便通畅，心烦已，睡眠好转。因时有胸闷，改服大柴胡汤合桂枝茯苓丸加生石膏，服1个月，鼻衄未作，血压在150～160/100～110mmHg。（冯世纶.胡希恕医学全集：经方传真—胡希恕经方理论与实践〈第三版〉.中国中医药出版社，2017）

按：患者高血压20余年，须结合四诊，综合辨证。鼻衄，烦躁心慌，大便干，舌红苔黄，脉弦数，为里热壅盛，迫血而衄，扰神而烦悸不寐，伤津而大便干。“头疼”一症常辨作表证，而本案乃里热上犯所致。

泻心汤治吐血、衄血如神，心气不定即心悸心烦、精神不安的样子，容易出现失眠惊狂、癫痫及其他神经症等，用本方机会较多。本案高血压头痛，见以上诸证，以近一月来鼻衄频繁，故于泻心汤加生地炭入血分凉血止血。

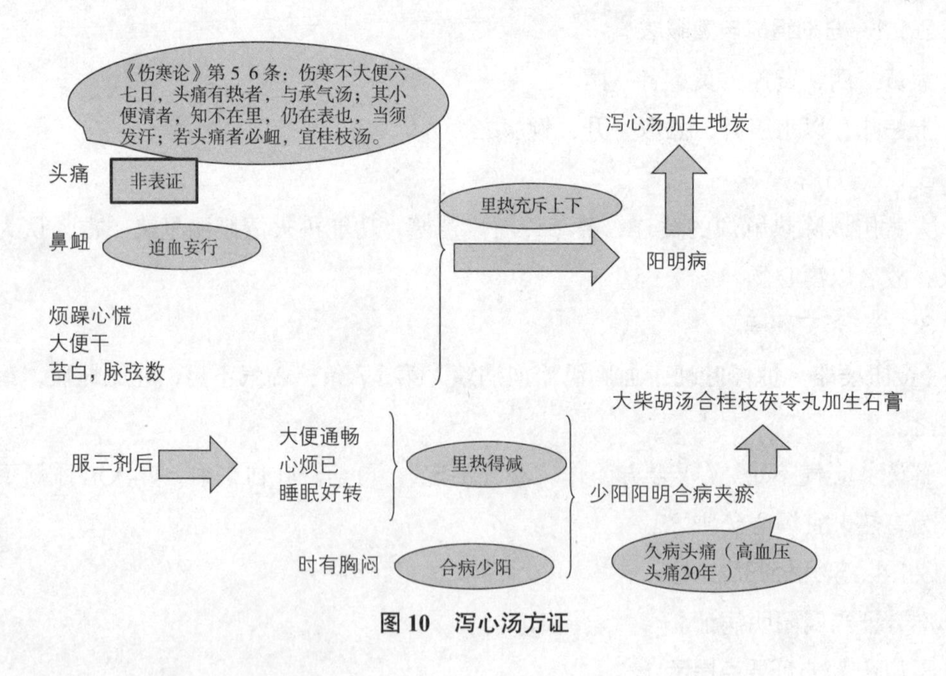

图10 泻心汤方证

【附方】黄连阿胶汤方证

黄连阿胶汤方证：本方在《汤液经法》称朱鸟汤，陶弘景注谓：“朱鸟者，清滋之

方。”黄连、黄芩除热止烦，芍药、阿胶、鸡子黄补血补虚，故治上焦有热而心中烦悸不得眠，或失血，或便脓血者。本方证当属阳明病证。辨方证要点为：虚烦心悸不得眠、手足心热、或下利便脓血者。以虚热心烦为主证，可活用于诸失血和久痢便脓血者俱有验。治疗失眠有验。

4. 大承气汤方证

4.1 辨方证指要

4.1.1 方剂组成与煎服法

大黄（酒洗）四两，厚朴（炙，去皮）半斤，枳实（炙）五枚，芒硝三合。

上四味，以水一斗，先煮二物，取五升，去滓，内大黄，更煮取二升，去滓，内芒硝，更上微火上一二沸，分温再服。得下，余勿服。

4.1.2 方解

大黄攻下，芒硝软坚，二药合用攻下颇峻，复佐以消胀破结的厚朴、枳实，则荡涤肠胃、通利水谷既迅且猛，任何大实、大热、大满，以至塞而不利或闭而不通者，均得攻而克之。

4.1.3 条文解读

《伤寒论》第208条：**阳明病，脉迟，虽汗出不恶寒者，其身必重，短气，腹满而喘，有潮热者，此外欲解，可攻里也。手足濈然汗出者，此大便已硬也，大承气汤主之；若汗多，微发热恶寒者，外未解也，其热不潮，未可与承气汤；若腹大满不通者，可与小承气汤，微和胃气，勿令大泻下。**

解读：潮热，即蒸蒸发热，言其热如潮，势甚汹涌之意。身重，为湿郁于体表的表现。短气，为心下有微饮。腹满而喘，为里实满上压胸膈致呼吸困难。为便于理解，分解如下：

脉迟为不及脉，常主寒主虚，今阳明病见脉迟，并见汗出不恶寒，阳明病的外证已显，但其人仍有身重、短气、腹满而喘等表里虚实交错互见之证，言外之意，此为白虎汤方证，未见阳明腑证当然不可议下。

若汗出不恶寒，并有潮热者，则脉迟不外由于里实，气血受阻的结果，乃可肯定为外欲解可攻里也。若手足亦不断汗出（濈然汗出），更属大便成硬的证候，即宜以大承气汤主之。

若汗出虽多，但只微发热，并还恶寒者，脉迟亦为表虚之应，为外未解也，可先与桂枝汤治之，自在言外。

虽发热不恶寒，但其热不潮，则里还未实，则不可用大承气汤攻下，即使腹大满、腹满而喘、大便不通者，亦只可少与小承气汤，微和其胃气，慎勿使之大泄下。

按：水火不相容，热亦火之属，热盛于里，势必迫使津液外越，阳明病法多汗出，其故即在于此。表有湿则身重，里有微饮则短气，此热未至极，里还不实甚明，虽腹满而喘，亦正是表里虚实交错互见征象，此时哪能妄攻？

由于脉迟属不及，一般主寒主虚，但里实极者，则气血受阻，而脉亦迟，所以阳明病脉迟，首宜当心其虚。虽汗出不恶寒者，明明含有不可攻的否定语气。其身必重、短气、腹满而喘，即据以上脉证推知其不可攻的证候，后之大承气汤主之，此当除外甚明。历来注家大多连续读下去，而把身重、短气、腹满而喘纳入大承气汤的适应证，此实大错。试观书中有关身重的条文很多，而无一可下者，尤其后之（219、220 条）二条所述与此相似，但均禁下，更属可证。古文词意曲折，不易理解，故不避词费细释如上，以供参考。

《伤寒论》第 209 条：**阳明病，潮热，大便微硬者，可与大承气汤；不硬者，不可与之。若不大便六七日，恐有燥屎，欲知之法，少与小承气汤，汤入腹中，转矢气者，此有燥屎也，乃可攻之；若不转矢气者，此但初头硬，后必溏，不可攻之，攻之必胀满不能食也。欲饮水者，与水则哕，其后发热者，必大便复硬而少也，以小承气汤和之；不转矢气者，慎不可攻也。**

解读：燥屎即硬便，矢气即放屁。有潮热为里实的确证，故阳明病潮热，若大便微硬者，即可与大承气汤以攻之；便不硬者，则不可与之。假如不大便已六七日，而无其他证候足以证明大便之硬否，可先试服小承气汤，服后不大便而转失气者，即为有燥屎的确据，便可用大承气汤；若服小承气汤后不转失气，则下初头硬后必溏的大便，这种情况是不可用大承气汤的。如果不经试服小承气汤，而误用大承气汤攻之，则必致腹胀满、不能食的里虚证。虚欲饮水自救，但胃气虚饮水则不受而哕。其后发热者，是说服小承气汤，泄下先硬后溏的大便，潮热即已，但之后又复发潮热的意思。这种情况必大便又硬而少，仍宜用小承气汤以和之。当然服小承气汤后不大便，则可与大承气汤。若不能转失气，慎不可用大承气汤攻下。

按：阳明病潮热，为里实可下的证候，但用什么药攻下，还须进行方证之辨。大承气汤为攻下峻剂，尤其不可轻试。有潮热，同时见大便硬结者，为大承气汤的适应证。上条的手足濈然汗出，为大便硬的证候之一。而本条则无大便硬的明确证候，但潮热和六七日不大便，有可能为大便硬结，因出小承气汤试之一法。不过若潮热、不大便，即实系先干后溏者，亦是小承气汤证，若试与大便硬的大承气汤证，只能使之转失气，当然无效，但亦无害，而后再与大承气汤则最妥当不过。故遇到大小承气汤疑似之证，先给服小承气汤亦可看成定法，虽说试之，实即治之，不可不知。

《伤寒论》第 212 条：**伤寒若吐、若下后不解，不大便五六日，上至十余日，日晡所发潮热，不恶寒，独语如见鬼状。若剧者，发则不识人，循衣摸床，惕而不安，**

微喘直视，脉弦者生，涩者死。微者，但发热谵语者，大承气汤主之。若一服利，则止后服。

解读：太阳伤寒，治当发汗，若吐、若下均属误治，故病不解，邪热乘吐下之虚而陷于里，因而不大便五六日，上至十余日，日晡所发潮热，而不恶寒，则外已解，当然可攻里。独语如见鬼状，即谵语之甚者。潮热而谵语，大便已硬，为大承气汤证。

证之剧者，发则不识人，循衣摸床，即捻衣襟、摸床沿。惕而不安，即无故恐惧而不安。此皆意识模糊、生机欲息的形象。气将脱则微喘，精欲竭则直视。脉弦属太过主实，故还可用大承气汤背水一战而望生。脉涩属不及主血少，邪实正虚，已难于攻治，故不免于死。

若上述之轻微者，只发潮热而谵语，则无关于生死大事。不过里实热结，宜攻而已，大承气汤主之。若服后得快利，则止后服。

《伤寒论》第 215 条：**阳明病，谵语、有潮热、反不能食者，胃中必有燥屎五六枚也；若能食者，但硬耳，宜大承气汤下之。**

解读：本条胃中概指里，谵语有潮热，为热实于里、大便成硬的确证。胃有热当能食，今反不能食者，乃里实更甚，即胃中有燥结的宿食关系。若其人能食，则胃中无燥结只大便成硬耳，但均宜大承气汤下之。

《伤寒论》第 217 条：**汗出谵语者，此为风也。须下者，过经乃可下之；下之若早，语言必乱，以表虚里实故也。下之则愈，宜大承气汤。**

解读：汗出多则津液外越，胃中燥屎必结，谵语即里有燥屎的确证。此为风也，是说此为太阳中风转属阳明病者，燥屎当下，但须太阳证罢乃可下之。若下之早，则使外邪尽陷于里，势必加甚其语言错乱。表虚里实，即是说表邪内陷则表已虚，邪并于里，则里益实，比较原证更重一等，但下之均当愈，宜大承气汤。

按：汗越于外，则津液竭于里，若复热实，燥结至速。谵语即有燥屎之候，故不可轻视，一俟表解，即须大承气汤下之。阳明病不怕证实，最虑津虚。后有发热汗出的急下证，意即在此，可互参。

《伤寒论》第 220 条：**二阳并病，太阳证罢。但发潮热、手足漐漐汗出、大便难而谵语者，下之则愈，宜大承气汤。**

解读：二阳并病，指太阳阳明并病而言。若太阳病证已罢，但发潮热、手足漐漐汗出、大便难而谵语者，大承气汤证已极明显，故下之则愈。

《伤寒论》第 238 条：**阳明病，下之，心中懊侬而烦，胃中有燥屎者，可攻。腹微满，初头硬，后必溏，不可攻之。若有燥屎者，宜大承气汤。**

解读：阳明病下之后，遗热未除，故心中懊侬而烦，若里有燥屎，腹当硬满而拒按，则仍可攻之。若只微满，大便初头硬，后必溏，为栀子豉汤的虚烦证，则不可攻之。如确审其有燥屎者，宜大承气汤下之。

按：心中懊侬而烦为栀子豉汤和大承气汤的共有证，其主要区分即在虚满与实满，此腹诊之所以必知者。

《伤寒论》第239条：病人不大便五六日，绕脐痛、烦躁、发作有时者，此有燥屎，故使不大便也。

解读：胃肠中干，大便成硬，欲行难通，故绕脐痛而烦躁。欲行暂止则痛与烦亦暂止，时休时作，故谓发作有时，此亦有燥屎的确证，言外宜大承气汤攻之。

《伤寒论》第240条：病人烦热，汗出则解；又如疟状，日晡所发热者，属阳明也。脉实者，宜下之；脉浮虚者，宜发汗。下之与大承气汤，发汗宜桂枝汤。

解读：见桂枝汤方证条。

按：此只日晡所发热而脉实，又何须大承气汤的猛攻？殊不知方发汗汗出即转属阳明，其病传变迅急，来势猛恶可见，于此正在变化莫测之际，当头痛击，亦正其时。医家不但要知常规，更要知随机应变，可与后之急下诸条互参自明。

《伤寒论》第241条：大下后，六七日不大便，烦不解，腹满痛者，此有燥屎也。所以然者，本有宿食故也，宜大承气汤。

解读：大下以后，又六七日不大便，而原有的烦未解，并腹满且痛，此仍为有燥屎之证。其所以大下之后还有燥屎者，因其人本有宿食下而未尽的缘故，宜大承气汤再下之。

按：此即承前之阳明病下之，心中懊侬而烦，胃中有燥屎者可攻条文，而重申攻毒务尽之义。

《伤寒论》第242条：病人小便不利，大便乍难乍易，时有微热，喘冒不能卧者，有燥屎也，宜大承气汤。

解读：小便不利，则大便当溏，今以里热盛实，边结边流，因致大便乍难乍易。虽外时有微热，但其人喘冒不能卧，显系实热自里迫上的证候，因断言此有燥屎也，宜大承气汤下之。

《伤寒论》第251条：得病二三日，脉弱，无太阳、柴胡证，烦躁、心下硬；至四五日，虽能食，以小承气汤，少少与微和之，令小安。至六日，与承气汤一升。若不大便六七日，小便少者，虽不受食，但初头硬，后必溏，未定成硬，攻之必溏；须小便利，屎定硬，乃可攻之，宜大承气汤。

解读：得病二三日，脉弱者，外欲解也。无太阳证，则表已罢；无柴胡证，则未传少阳；烦躁、心下硬者，阳明内结也。但以脉弱，当虑其虚，至四五日，虽能食，显然有热，亦只可少少与小承气汤，微和其胃，稍安其烦躁，即令小安，再行观察，至六日仍不大便，虽不能食，为里当有燥屎，可增与小承气汤一升，若不大便六七日，而小便少者，虽不能食，似有燥屎，但必初头硬后必溏，屎未定成硬，攻之必溏泻不止，必待其小便利，屎定硬，乃可攻之，宜大承气汤。

按：本条的脉弱知前条的脉迟，均属不及的一类脉，阳明病见之，必须细心观察，慎重用药。尤其脉弱而心下硬，更当虑其胃虚，攻之有下利不止则死之诫，即有一二实候，亦不可妄试攻下。以小承气汤少少与之，微和其胃，至六日再与一升，用药何等谨慎，四五日，五六日，六七日观察何等周详。治大病难，治疑病更难，病家急躁，医者粗心，未有不败事者。四五日至六日虽无不大便的明文，然据不大便六七日一语，则四五日至五六日亦未大便甚明，古文简练，须细玩味。

《伤寒论》第252条：**伤寒六七日，目中不了了，睛不和，无表里证，大便难，身微热者，此为实也。急下之，宜大承气汤。**

解读：目中不了了，是说视物不清的意思。睛不和，是说睛昏暗而不光泽的意思。伤寒六七日，其人突然目中不了了，睛不和，并无其他明显的表证和里证，而只见大便难，身微热，此为热实于里的险恶证候。外迫虽微而上攻甚烈，病势猛剧，治疗稍缓将危及生命，宜大承气汤急下之。

按：伤寒表证突然而罢，里实证候不待形成即出现目中不了了、睛不和等精气欲竭的险恶证候。传变急剧，大有不可终日之势，哪容“只大便难而身微热”再行观望之理，应急釜底抽薪，以大承气汤急下之。

《伤寒论》第253条：**阳明病，发热、汗多者，急下之，宜大承气汤。**

解读：阳明病，若见发热而汗多不止者，这是热盛蒸腾于里，津液欲竭于外之象。宜急下热以救津，如稍有迟缓则不能救急，宜大承气汤。

《伤寒论》第254条：**发汗不解，腹满痛者，急下之，宜大承气汤。**

解析：发汗而病不解，马上传里腹满痛，传变如此迅速猛恶，稍缓则险证蜂起，故宜大承气汤急下之。

按：以上三条，均以病情猛恶而行应急制变之治，看似不重，稍有延误，祸变立至，学者宜仔细玩味而熟记。

《伤寒论》第255条：**腹满不减，减不足言，当下之，宜大承气汤。**

解读：此承上条言，虽已下之，则腹满不减，即有所减亦微不足道，病未尽去，故还应当下之，宜大承气汤。

《伤寒论》第256条：**阳明少阳合病，必下利，其脉不负者，为顺也；负者，失也。互相克贼，名为负也。脉滑而数者，有宿食也，当下之，宜大承气汤。**

解读：脉滑而数，主里有实热，故下利脉滑数，当有宿食，宜以大承气汤下之。

按：古人以为阳明属土，少阳属木，阳明与少阳合病则呈木克土，故必下利。此和后之“脉不负”以下一段文字，均属五行推理，这里从略。

《伤寒论》第320条：**少阴病，得之二三日，口燥咽干者，急下之，宜大承气汤。**

解读：少阴病，津血本虚，若传阳明，则燥结异常迅速。口燥咽干，已有热亢津枯之势，故急下以救津液，宜大承气汤。

《伤寒论》第321条：**少阴病，自利清水，色纯青，心下必痛，口干燥者，急下之，宜大承气汤。**

解读：自利清水，色纯青，谓所下皆青色秽浊的水样便。热结于里，故心下必痛，此即《瘟疫论》所谓为热结旁流者是也。边下清水，边实结心下，热亢津亡，灾祸立至。口干燥者，已见其端，故宜大承气汤急下之。

按：以上所述常见于瘟疫症，病势猛恶，初得即致人于沉昏不起，形似少阴病的但欲寐，因以少阴病冠之，其实为热实于里的阳明病。胡希恕先生亲身体验：年轻时，一日正在睡中，突然身如倒，昏冒不知所以。初以为梦，嗣后以腹痛欲便，乃知已病。遂下利黑水样便二三次，臭恶异常，以后即沉昏不省人事，家人惶恐，乃请西医注射药针，天明头脑稍清，但口干舌燥、腹满痛不休，因服大承气加甘草汤得快下乃安。因所患与本条论述颇相似，故附此以供参考。

《伤寒论》第322条：**少阴病，六七日，腹胀、不大便者，急下之，宜大承气汤。**

解读：腹胀、不大便，已属里实可下之证，况由少阴病传来，须虑其津液枯竭而致虚，故宜大承气汤急下之。

按：津液虚损则易致热实，热实更易致津液枯虚，虚实相搏，则虚者益虚，实者益实，正虚病实，将难任药矣。故少阴入阳明略见其端，即宜急下。

以上三条，除自利清水一条外，其余二条皆少阴病传变为阳明病者，不可不知。

《金匮要略·痉湿暍病篇》第13条：**痉为病，胸满口噤，卧不着席，脚挛急，必龂齿，可与大承气汤。**

解读：口噤，即牙关紧闭。卧不着席，谓背弓反张，仰卧则背不着于席。龂齿，即上下齿相切意。

热壅于里则胸满、津燥、筋急因致痉。口噤以下为痉之剧烈状，此可与大承气汤以下其热。

按：破伤风多见此证，宜注意。

《金匮要略·腹满寒疝宿食病篇》第21条：**问曰：人病有宿食，何以别之？师曰：寸口脉浮而大，按之反涩，尺中亦微而涩，故知有宿食，大承气汤主之。**

解读：脉浮大主热盛，而涩主血少。胃为水谷之海，荣卫之源。宿食实于里则发热，荣卫源绝则血少，故脉应之浮而大，按之反涩，尺中亦涩而微也，宿食当下，宜大承气汤。

《金匮要略·腹满寒疝宿食病篇》第22条：**脉数而滑者，实也，此有宿食，下之**

愈，宜大承气汤。

解读：脉数而滑者，为热实于里之应，故知此为有宿食，宜大承气汤下之即愈。

《金匮要略·腹满寒疝宿食病篇》第23条：下利不欲食者，有宿食也，当下之，宜大承气汤。

解读：下利一般多能食，里有宿食则不能食，里实当下之，宜大承气汤。

按：噤口痢多由于有宿食者，宜注意。

《金匮要略·呕吐哕下利病篇》第37条：下利，三部脉皆平，按之心下坚者，急下之，宜大承气汤。

解读：下利而脉不微弱，三部皆平，为不虚偏实之候。按之心下坚，显系边流边结之证，故当急下，宜大承气汤。

《金匮要略·呕吐哕下利病篇》第38条：下利，脉迟而滑者，实也，利未欲止，急下之，宜大承气汤。

解读：脉迟主寒，但里实甚者则脉亦迟，今迟与滑俱见，则不为寒而反为热实甚明，故下利见此脉，则知为里实所致，实不去则利不止，宜大承气汤急下之。

《金匮要略·呕吐哕下利病篇》第39条：下利，脉反滑者，当有所去，下乃愈，宜大承气汤。

解读：下利，虚人最甚，脉当微弱，今脉反滑为里实之应，故谓当有所去，须下其实乃愈，宜大承气汤。

《金匮要略·呕吐哕下利病》第40条：下利已差，至其年月日时复发者，以病不尽故也，当下之，宜大承气汤。

解读：此即所谓休息痢，因初病时未能驱尽病毒，故至时复发，当下尽其毒，宜大承气汤。

《金匮要略·妇人产后病篇》第1条：问曰：新产妇人有三病，一者病痉，二者病郁冒，三者大便难，何谓也？师曰：新产血虚，多汗出，喜中风，故令病痉。亡血复汗，寒多，故令郁冒。亡津液胃燥，故令大便难。产妇郁冒，其脉微弱，呕不能食，大便反坚，但头汗出。所以然者，血虚而厥，厥而必冒。冒家欲解，必大汗出。以血虚下厥，孤阳上出，故头汗出。所以产妇喜汗出者，亡阴血虚，阳气独盛，故当汗出，阴阳乃复。大便坚，呕不能食，小柴胡汤主之。病解能食，七八日更发热者，此为胃实，大承气汤主之。

解读：见小柴胡汤条。

《金匮要略·妇人产后病篇》第6条：产后七八日，无太阳证，少腹坚痛，此恶露不尽；不大便，烦躁发热，切脉微实，再倍发热，日晡时烦躁者不食，食则谵语，至夜即愈，宜大承气汤主之。热在里，结在膀胱也。

解读：产后七八日，无太阳表证而少腹坚且痛，其为恶露结滞不去甚明，更审其人不大便、烦躁发热，尤其倍于日晡时，而脉微实不食，食则谵语，一派里实的证候，至夜即愈亦有别于一般的瘀证，以知为热实于里，因使恶露结于少腹而不去也，故宜大承气汤主之。

按： 产后恶露不尽，一般不宜大承气汤，但由于热实而致恶露结而不去者，又非此不治，不可不知，关键所在，须辨方证。

4.1.4 辨六经归属探讨

本方证当属阳明病证。

4.1.5 辨方证要点提示

里实热大便难者。大承气汤为阳明腹实证的攻下峻剂，但热实达至一定高度，又非此方不能以救治。不当用而用，和当用而不用，均足以误人性命。燥屎宿食虽属本方应用的指标，但不是应用本方的目的。以上所述，在不同情况而有不同的证候，必须熟记。尤其应变急下各条，更要心中有数。若谓大承气汤法即泄下，所治不外大实、大热、大满云云，而于具体适应证毫无所知，敢断言其动手便错。今就其方证的辨证要点归纳如下：

①阳明病脉迟、汗出、不恶寒、发潮热、手足濈然而汗出者。

②不大便、发潮热而谵语者。

③阳明病谵语有潮热、不能食有燥屎、能食屎定硬者。

④汗出谵语、无太阳证者。

⑤发潮热、手足漐漐汗出、大便难而谵语者。

⑥心中懊侬而烦、胃中有燥屎者。

⑦不大便五六日、绕脐痛、烦躁发作有时者。

⑧病人烦热汗出则解，日晡发热而脉实者。

⑨大下后六七日不大便、烦不解、腹满痛者。

⑩小便不利、大便乍难乍易、有时微热、喘冒不能卧者。

⑪ 脉弱、烦躁心下硬、六七日不大便、小便利者。

⑫ 伤寒六七日，目中不了了、睛不和，无表里证，大便难身微热者。

⑬ 少阴病传为阳明病，自利清水，色纯青、心下必痛、口干燥者。

⑭ 少阴病传为阳明病，六七日腹胀不大便者。

⑮ 下利脉滑而数、或脉迟而滑、不欲食者。

4.2 方证治案举隅

4.2.1 肝昏迷案

孔某，男，42岁，唐山市迁西县中学体育教师。1976年11月3日初诊，平素无病，但地震后不久出现肝硬化腹水，听医生说要补充蛋白质，其妻煮一只鸡一次吃下，谁知以后一周大便不行，腹胀难忍，用开塞露不下，用生理盐水、肥皂水灌肠皆无效，出现肝昏迷。患者昏昏欲睡，时说胡话，舌苔黄腻中褐，脉沉弦滑，腹大如锅按之痛。辨六经属阳明里实热结证，辨方证为大承气汤证：大黄12g，枳实12g，厚朴18g，芒硝15g（分冲）。结果：患者服一剂，大便先干后溏，泻一大盆黑便，恶臭熏天，人即感清醒，腹如卸负重。后改服小柴胡合茵陈五苓散、茯苓饮等，嘱其喝鸡汤少吃肉，并多吃蔬菜水果，调理半年后腹水渐消。（冯世纶．胡希恕医学全集：经方传真——胡希恕经方理论与实践〈第三版〉．中国中医药出版社，2017）

按：肝硬变多见虚证，但饮食、治疗不当亦可见实证，本案即是。患者青年男性，大便1周不行，嗜睡、时有谵语，结合舌脉象与腹诊信息，证属饮食积聚成阳明里实热结，浊热干犯神明，病势危重急迫，当急下阳明实热，予大承气汤。

《伤寒论》第29条“若胃气不和谵语者，少与调胃承气汤”，30条则谓：“以承气汤微溏，则止其谵语。”本案较调胃承气汤证里实更重，故大黄攻下，芒硝软坚，二药合用攻下颇峻，复佐以消胀破结的厚朴、枳实，则荡涤肠胃、通利水谷既迅且猛，任何大实、大热、大满，以至塞而不利或闭而不通者，均得攻而克之。

大承气汤为攻下峻剂，用之不当，皆足以伤人正气。燥屎宿食为本方应用的指标，但不是应用的目的。值得注意的是，在仲景书中论述大承气汤方证的条文多达30余条，详细辨析大承气汤的使用指征，如燥屎、潮热、手足濈然汗出、谵语、腹胀满痛等，必须综合考量病势轻重缓急，而不是笼统的所谓大实、大热、大满就用大承气汤。

与大承气汤相类的还有小承气汤和调胃承气汤，均属阳明病的泻下剂。简而言之，调胃承气汤长于下热，而治满不足；小承气汤长于治满，而下热不足；大承气汤既下热又除满。

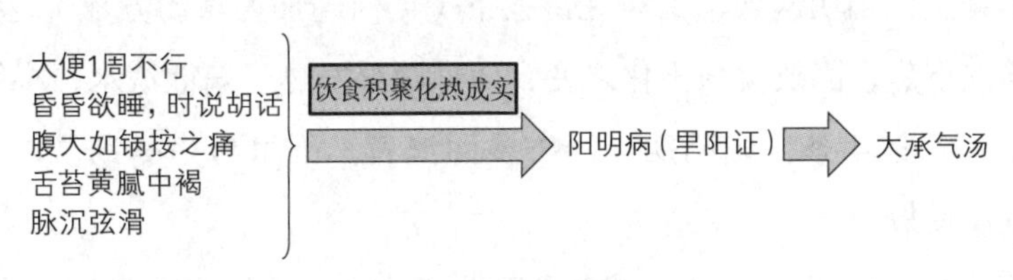

图11　大承气汤方证

【附方】调胃承气汤方证；小承气汤方证

调胃承气汤方证：此于大承气汤去消胀行气的枳实、厚朴，而加安中缓急的甘草，既不足以消胀去满，又缓和芒硝、大黄的急下，故以调胃名之。方中大黄、芒硝攻实下热，甘草安中缓急，故治胃不和、发潮热而大便不通者。本方证当属阳明病证。本方证的辨证要点为：阳明病，见腹实证，心烦或谵语、发热者。常见于外感热病各个阶段，以及不合理的乱服药，造成里实热出现本方证。

小承气汤方证：本方是大承气汤去芒硝，又减厚朴量组成。虽亦属里实的下剂，但较大承气汤则显有不及，故谓之小承气汤。本方证当属阳明病证。本方证的辨证要点为：阳明病、大便硬而无潮热者。大黄泻下通便作用明显，但个体差异很大，尤其对燥结较重者难以通下，必用芒硝软坚。因此本方适用于腹胀、大便不通不久者。

5. 猪苓汤方证

5.1 辨方证指要

5.1.1 方剂组成与煎服法

猪苓（去皮）、茯苓、泽泻、滑石（碎）、阿胶各一两。

上五味，以水四升，先煮四味，取二升，去滓，内阿胶烊消，温服七合，日三服。

5.1.2 方解

猪苓为寒性有力的利尿药，有消炎解渴作用，与茯苓、泽泻、滑石为伍，协力清热利尿，复用阿胶止血润燥，故治里热小便不利，或淋沥，或出血而渴欲饮水者。

5.1.3 解读原文

《伤寒论》第223条：**阳明病，脉浮而紧，咽燥，口苦，腹满而喘，发热汗出，不恶寒反恶热，身重。若发汗则躁，心愦愦反谵语；若加温针，必怵惕烦躁不得眠；若下之，则胃中空虚，客气动膈，心中懊侬。舌上苔者，栀子豉汤主之；若渴欲饮水、口干舌燥者，白虎加人参汤主之；若脉浮、发热、渴欲饮水、小便不利者，猪苓汤主之。**

解读：本条主讲阳明病误治又重在讲误下（见白虎加人参汤方证），猪苓汤方证亦是误下后，移热下焦，因致蓄水不化之变，而见脉浮发热、渴欲饮水、小便不利等症。

《伤寒论》第224条：**阳明病，汗出多而渴者，不可与猪苓汤，以汗多胃中燥，猪苓汤复利其小便故也。**

解读：阳明病，由于汗出多，胃中燥而渴者，为白虎加人参汤证，则万不可与猪苓汤，因为猪苓汤利小便更使胃中燥，而渴当更甚。

《伤寒论》第319条：**少阴病，下利六七日，咳而呕、渴，心烦、不得眠者，猪苓汤主之。**

解读：少阴病，往往传里为呕吐下利的太阴病，不过本方为寒性利尿药治里阳热证，不治阴寒证，此所以冠之以少阴病者，不外证候有似少阴、太阴的并病，示人以鉴别之意。小便不利，水谷不别，故下利。湿热上犯故咳而呕渴。心烦不得眠，也是湿热上犯所致，猪苓汤利尿解热，故主之。

5.1.4 辨六经归属探讨

本方证当属阳明病证。

5.1.5 辨方证要点提示

小便不利，或淋痛尿血而渴欲饮水者。本方利饮解热，故用于泌尿系炎症多效。本方加大量薏苡仁治前列腺炎、肾盂肾炎、膀胱炎、淋证、泌尿系感染等均有验。痛甚者可加甘草，灼热甚者可更加少量大黄。

5.2 方证治案举隅

5.2.1 慢性膀胱炎急性发作案

韩某，女性，31岁，1965年1月25日初诊。尿急、尿痛4个多月，13年前曾诊断为急性膀胱炎，治愈后有轻微尿痛、腰痛，未彻底治愈。1964年11月又急性发作，尿频尿急，日达50余次，夜达30余次，尿时痛如刀割，有血丝血块，尿道灼热，腰痛腹胀，经服中西药不效，曾用益肾降火及补中益气等法也不效，近症：仍尿频，日10余次，尿痛热如刀割，左腰痛引及下肢亦疼，时头晕，心悸，少腹里急，口干渴甚，脉细数，苔白舌红。辨六经为阳明病，辨方证为猪苓汤加薏苡仁大黄汤证：猪苓10g，茯苓皮10g，泽泻10g，生薏苡仁45g，滑石15g，阿胶珠10g，大黄3g。结果：上药服三剂，尿色变清，尿道痛已，腰痛亦减未尽除，尿频减，脉仍细数，仍服上方，同时间服肾着汤，1965年2月17日复诊时，已无不适，吃东西也增加一倍。（冯世纶.胡希恕医学全集：经方传真——胡希恕经方理论与实践〈第三版〉.中国中医药出版社，2017）

按：患者为青年女性，十余年来，膀胱炎反复发作。小便频、热、疼痛、腰痛、少腹里急、口干渴甚、舌红苔白、脉细数，湿热蓄积于下，六经辨证为阳明病夹湿，辨方证选猪苓汤，据证加大剂生薏苡仁与少量大黄以通利渗泄，化湿清热。患者“时头晕、心悸”或为水气为患，或为血亏虚热所致，但结合诸症，整体仍属阳明病夹湿的猪苓汤方证。

猪苓汤证，临床以小便不利或淋痛尿血而渴欲饮水为主要辨证要点。利饮解热，治里阳实热证，不治阴虚寒证，与真武汤有别。其与五苓散相比，去平气冲的桂枝和温性的化饮药苍术，加寒性利尿药滑石，并加止血养血的阿胶。临证中虽具止血润燥之效，但整个方证仍以治里热实证为主。

服三剂后，热势大减，间服肾着汤，亦助祛湿化饮之功。

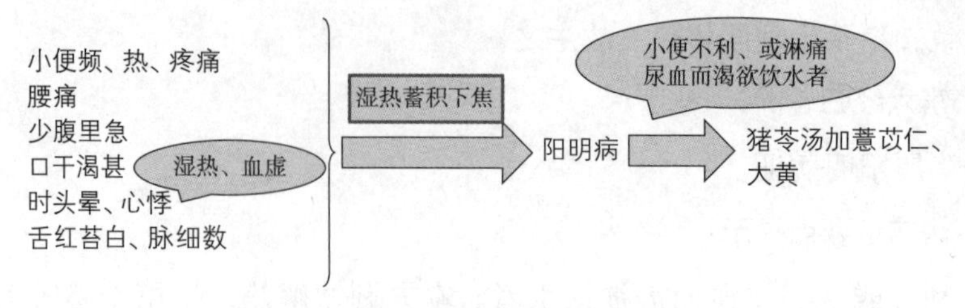

图 12　猪苓汤方证

6. 桃核承气汤方证

6.1　辨方证指要

6.1.1　方剂组成与煎服法

桃仁（去皮尖）五十个，大黄四两，桂枝（去皮）二两，甘草（炙）二两，芒硝二两。

上五味，以水七升，煮取二升半，去滓，内芒硝，更上火，微沸下火，先食温服五合，日三服，当微利。汤成去滓，内芒硝，更上火上微沸，温服。

6.1.2　方解

本方是调胃承气汤加祛瘀血的桃仁、治气冲的桂枝，故治调胃承气汤方证，气上冲而有瘀血，证见其人如狂、少腹急结者。

按：本方有桂枝、甘草，合调胃承气汤，实为太阳阳明合病方证，条文中虽有“外解已，但少腹急结者，乃可攻之”说明，是说故本方证以阳明腹实证为主。胡希恕先生注解本方证时谓：“本方用调胃承气汤攻里热，加入桃仁祛瘀血、桂枝降其上冲之晦恶之气。”气上冲实是表未全解，因用桂枝甘草治疗，故本方证为太阳阳明合病证。

6.1.3　条文解读

《伤寒论》第106条：太阳病不解，热结膀胱，其人如狂，血自下，下者愈，其外不解者，尚未可攻，当先解其外。外解已，但少腹急结者，乃可攻之，宜桃核承气汤。

解读：热结膀胱，即指热和血结于膀胱所在的部位。“急”即胀满之意。“结”即结实之意。少腹急结，是说自感小腹有硬结、胀满、疼痛。太阳病不解，常传里为胃家实的里实证，然亦有热结于膀胱部位的瘀血证，瘀恶之气上犯头脑，故其人如狂，若其血自下则亦常自解，故谓下者愈。假如血不自下，或虽下而不尽，势须以本方攻之。不过太阳证不罢者，还不可攻，当先解其外，外解后，但小腹急结者，乃可攻之，宜桃核承气汤。

6.1.4　辨六经归属探讨

本方证当属太阳阳明合病证。

6.1.5　辨方证要点提示

调胃承气汤证，见腹痛有定处、气上冲者。据本条其人如狂的说明，则精神病、神经系统疾患有由于瘀血所致者，宜注意。又据证合用柴胡剂效果更好。

6.2　方证治案举隅

6.2.1　癔病案

段某，女，14 岁。1965 年 9 月 29 日初诊，患者在 1964 年 3 月月经初潮，后未再潮，7 月曾有一次鼻衄。于 1965 年 4 月 23 日突发四肢抽搐及昏厥。近来发作频繁，每发病前厌食，右上腹痛，胸闷，口吐酸水，当有气自腹向上冲时即发抽搐及昏厥，并见呼吸急迫、大声喧喊，口苦，便干，意识朦胧，每刺人中即清醒。平时恶喧嚷，看电影则头晕。近发作较频，常因饮食诱发，舌苔薄白，舌有瘀点，脉弦细稍数。辨六经为少阳阳明合病，辨方证为大柴胡合桃核承气加桂枝丹皮茯苓汤证：柴胡 12g，半夏 9g，黄芩 9g，枳实 9g，白芍 9g，桂枝 9g，炙甘草 6 g，桃仁 9g，茯苓 9g，大黄 6g，丹皮 9g，芒硝（分冲）9g，生姜 9g，大枣四枚。

结果：上药服三剂，抽搐及胃腹痛未作，吐酸水已，仍感头晕。改服小柴胡汤合当归芍药散加吴茱萸：柴胡 12g，党参 9g，炙甘草 6g，当归 9g，白芍 9g，川芎 6g，半夏 9g，黄芩 9g，泽泻 9g，生姜 9g，大枣四枚，苍术 9g，茯苓 9g，吴茱萸 9g。先后加减服用三个月，诸症均已，月经来潮。（冯世纶 . 胡希恕医学全集：经方传真—胡希恕经方理论与实践〈第三版〉. 中国中医药出版社，2017）

按：患者为青年女性，月经当行而未行，停结于内，瘀恶之气上犯于脑，而发抽搐、昏厥诸精神神经症状，法当通经血、开瘀结。又腹痛、便干，乃瘀久生热，内结成实，当予桃核承气汤以通下之。每发作前厌食，右上腹痛，胸闷，自腹部气上冲、口苦、便干，提示胸胁脘腹气结实滞，宜大柴胡汤理气荡实。两方相合，理气滞、通瘀血、下结实、清郁热。后以小柴胡汤合当归芍药散解郁、养血、利水，以缓其治，积 3 月复常。

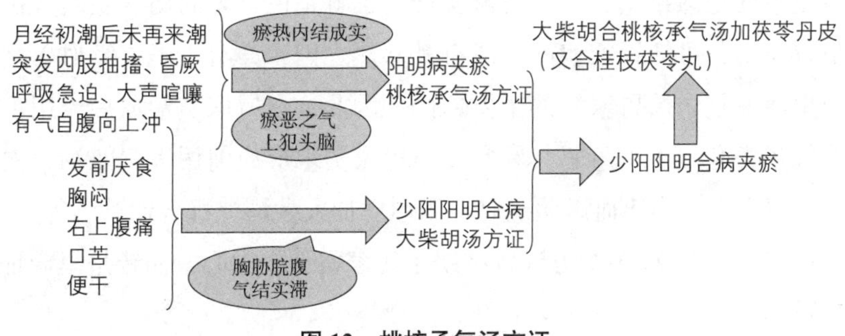

图 13　桃核承气汤方证

【附方】桂枝茯苓丸方证；抵当汤方证

桂枝茯苓丸方证：本方为桂枝汤去生姜、大枣、甘草，加茯苓、丹皮、桃仁而成，可知其适应证为太阳病合并瘀血证。方中桂枝、茯苓镇气冲而治心悸。桃仁、丹皮、芍药祛瘀血而治腹满痛，故此治瘀血证、气冲心悸而腹满痛者。本方证当属太阳阳明太阴合病证。本方证辨证要点为：久有瘀血，腹痛胁痛有定处，或有肿块，或下血者。本方不仅能治妇人癥病下血，无论男女，凡因瘀血而下血，或因瘀血引起的胸腹痛、痛有定处其他血证，不宜桃核承气汤的攻下者，大多宜本方。

抵当汤方证：水蛭、虻虫均为有力的祛瘀药，合于桃仁、大黄，故治较顽固的瘀血证而大便难者。本方证当属阳明病证。本方证的辨证要点为：少腹硬满，小便利，或喜忘，或狂躁不安者。

第五节 认识阳明病方证

以上举例几个方证，是在说明阳明病的证治要点，其方药概为清里实热，其适应证概为里阳热实证。

《伤寒论》有太阳阳明、少阳阳明、正阳阳明的说明，是说临床不仅见单纯阳明病、里阳证，还常见其合病，因此，治疗阳明病及其合病的方证是很多的，《解读张仲景医学—六经类方证》列举了90多方证，可做参考。

这里要注意的是，90多方证中有不少虽具里阳证，但不具里实证，如栀子豉汤、百合地黄汤、白虎加人参汤等方证，那为什么仲景把阳明病提纲定为“阳明之为病，胃家实是也”呢？这是因为临床所见，胃家实是阳明病的最突出的特征，不但其形成如此，而且症状表现皆是如此。如论中有很多条文论述不正确的治疗造成津液伤损，或误治热传里致使里热结实，即呈胃家实证。也就是说，阳明病的主要病机是里热津伤，以至呈胃家实，可知胃家实的形成有其邪热之因，亦有正虚（津血）之因。清里热、护津、生津液是防治胃家实的主要原则。因此，在胃家实形成后，用瓜蒂散、大柴胡汤、承气汤类吐、下，急驱其邪实；当胃家实未形成前用大青龙汤、白虎汤等清里外之热以防胃家实；当津血虚明确时，用白虎加人参汤、百合地黄汤等养胃生津血，以防燥结成胃家实。即90多个方证皆围绕了胃家实这个中心，而皆呈里阳证，这便是阳明病的实质。

这里要注意：仲景在第6条指出了温病的概念、定义，具体治疗方证未再标以温病论述，但有关温病的症状特点在阳明病篇详有论述，读懂仲景对阳明病的证治，自然清楚各种表现的温病证治。简而言之，温病的证治尽在阳明病证治之中。这里要特别强调一下，经方的伤寒、温病概念与《内经》、医经的概念是根本不同的，必须用两个理论体系来认识这一问题。

不过这里还要强调一下，温病与伤寒、中风、结胸等经方医学病名，都是据人体患病后的症状反应所定，确切的说应称为证，它不同于西医的诊断病名。如 SARS，新型冠状病毒肺炎，是西医可明确界定的传染病的诊断病名，它有明确的病因，有其发病的症状规律和特征，但发于不同的病人身上、在不同的时间、不同的环境、不同的气候等条件下，可发作不同的证候，有的可能表现为伤寒、有的可能是风温、有的可能是太阳阳明合病、有的可能是阳明病、有的可能是少阳阳明合病……显然把 SARS、新型冠状病毒肺炎泛指为温病、或二者划等号是不正确的。也就是说，温病是中医证候学的病名，它可见于西医急性病、传染病等各种病的不同发病阶段，而不是某一种病的固定病名。也就是说，西医可明确诊断的疾病，不论哪种病，不论是急性病，还是慢性病，当发病过程中表现出温病、阳明病特征、证候时，皆可用仲景论治阳明病、温病的方证治疗。

第九章　少阳病（半表半里阳证）证治

第一节　少阳病的概念

少阳病，是病位反应在半表半里的一类阳性证候的统称，简称为半表半里阳证。其实质是八纲概念的证，而不是某一种个别的病，也不是足少阳胆一经一腑的病。

关于“半表半里”，必须先明确，半表半里概念仍是八纲病位概念，是表和里的衍生概念，源于《伤寒论》。在《内经》中找不到“半表半里”一词。但有人把“枢”与半表半里划等号，因谓少阳主半表半里，亦有谓少阴为枢，附会《内经》释《伤寒论》造成二者含糊不清。

六经来自八纲，半表半里理念，是经方医学独有的理论概念，是构成六经的重要病位理念。应当指出的是，当代医家对半表半里的认识存在混乱，其主要问题是未能坚信经方是不同于《内经》的辨证论治体系。

第二节　少阳病的判定

判定少阳病主要依据《伤寒论》有关少阳病的提纲证及相关条文，关键在于把握提纲证的八纲属性，而不在于机械地套用条文具体症状表现。

1. 主提纲

《伤寒论》第 263 条：“少阳之为病，口苦、咽干、目眩也。”

本条提示，热郁于半表半里，既不得出表，又不得入里，势必上迫头脑，则口苦、咽干、目眩，乃是自然的反应，故凡病见有口苦、咽干、目眩者，即可判定为少阳病，也即半表半里阳证。

2. 辅助提纲

《伤寒论》第264条："少阳中风，两耳无所闻，目赤，胸中满而烦者，不可吐下，吐下则悸而惊。"

少阳中风，即太阳中风而转属少阳病的意思。两耳无所闻、目赤，亦同口苦、咽干、目眩一样，由于热邪上迫头脑所致，热壅于上故胸满而烦。

《伤寒论》第265条："伤寒，脉弦细，头痛发热者，属少阳。少阳不可发汗，发汗则谵语。此属胃，胃和则愈，胃不和烦而悸。"

本条提示，弦细为少阳脉，太阳伤寒脉当浮紧，今脉弦细而头痛发热，则已转属少阳柴胡证了。

《伤寒论》第97条："血弱、气尽、腠理开，邪气因入，与正气相搏，结于胁下。正邪分争，往来寒热，休作有时，嘿嘿不欲饮食，脏腑相连，其痛必下，邪高痛下，故使呕也。"

这是论述少阳病形成的主要原因，即病邪在表，若正气胜则表解病愈，若精气已不足拒邪于外，则退而卫于内，以是体表的血弱气尽，腠理遂开，邪气因乘虚进入半表半里，与正气相搏结于胁下，因而胸胁苦满，这就进入少阳病的病理阶段了。

3. 排除法

由于半表半里为诸脏器所在，病邪郁集于此体部则往往影响某一脏器，或某些脏器出现异常反应，以是证情复杂多变，不似表、里的为证单纯，较易提出简明概括特征。如提纲所述口苦、咽干、目眩亦只说明热证的必然反应，故对于半表半里阳证来说，这是不够全面的。故少阳病之辨，与其求之于正面，还不如求之于侧面，更较正确。即要辅以排除法，因为表、里易知，阴、阳易判，凡阳性证除外表、里者，当然即属半表半里阳证，也即少阳病。《伤寒论》于三阳病篇先太阳、次阳明、而后少阳即暗示人此意。

4. 少阳病的传变

少阳病，是病位反应在半表半里的一类阳性证候的统称，即半表半里阳证。它可以由病位反应在表的阳证（太阳病）或阴证（少阴病）传变而来，又可以向病位反应在里的阳证（阳明病）或阴证（太阴病）传变而去。同时，在半表半里病位上，也可以向阴证（厥阴病）转变。举例如下：

4.1 太阳病向少阳病传变

《伤寒论》第266条："本太阳病不解，转入少阳者，胁下硬满，干呕不能食，往来寒热，尚未吐下，脉沉紧者，与小柴胡汤。”

本条提示，凡太阳病不解，而转入少阳病者，则一般常出现胁下硬满、干呕不能食、往来寒热等证候表现，若还未经过吐、下等误治，而脉沉紧者，则宜与小柴胡汤。

4.2　少阴病向少阳病传变

《伤寒论》第310条：“少阴病，下利，咽痛，胸满，心烦，猪肤汤主之。”

本条提示，少阴病转属少阳病。少阳热甚，故胸满，心烦，火热上炎则咽痛，下迫则下利也。少阴病本虚，内寒者多，故常传太阴或厥阴。但若内热有传阳明或少阳者，第283条少阴病汗出而脉复紧，即热邪内盛之证，“法当咽痛而复吐利”者，乃预其后传少阳言也。本条所述当即其具体证治，宜互参。

4.3　少阳病向阳明病传变

《伤寒论》第97条：“血弱、气尽、腠理开，邪气因入，与正气相搏，结于胁下。正邪分争，往来寒热，休作有时，嘿嘿不欲饮食，脏腑相连，其痛必下，邪高痛下，故使呕也，小柴胡汤主之。服柴胡汤已，渴者，属阳明，以法治之。”

本条提示，若服小柴胡汤后，上证解而渴者，此又转属阳明病了，应依治阳明病的方法治之。

5. 少阳病与病因病理产物致病

少阳病，是病位反应在半表半里的一类阳性证候的统称，而半表半里为诸脏器所在之地，病邪郁集于此体部，往往涉及某一脏器或某些脏器发病，故其出现的症状复杂多变。其中出现因脏器功能不足而致气血津液虚竭或功能失调而引起病理产物蓄积，也即是说，因诸脏器功能不足或失调而引起的病因病理产物作用于人体而致病时，出现少阳病的可能比较多。在《伤寒论》“太阳病篇”详述了夹饮（痰、湿）、夹瘀、兼血虚、兼津虚等证候，因此在其它病篇未再重复论及，学者可触类旁通，加以引申思考。本教材在上篇第六章第四节“六经辨证重视病因辨证”部分做了比较充分的理论说明，在中篇结合六经“主要代表方证与治案举隅”做相应临床示范，如夹饮的小柴胡合五苓散、夹瘀的大柴胡合桂枝茯苓丸、夹血虚水盛的四逆散合当归芍药散等。

第三节　少阳病的治则

1. 少阳病的治则与治疗禁忌

仲景论述证治，从病位而言，邪在表则用汗法，太阳病、少阴病属之；邪在里则用吐法、下法，或清法、补法，阳明病、太阴病属之。

半表半里证，即机体欲借诸脏器的协力作用，自呼吸、大小便、出汗等方面以解除疾病而尚未得解除的形象，邪在半表半里，邪无直接出路，故《伤寒论》第264条："少阳中风，两耳无所闻，目赤，胸中满而烦者，不可吐下，吐下则悸而惊。"《伤寒论》第265条："伤寒，脉弦细，头痛发热者，属少阳，少阳不可发汗，发汗则谵语。"由这两条可知，半表半里阳证的治疗原则，禁汗、下、吐，其治疗大法只能是用和法，其典型代表方为小柴胡汤，其方的主旨是扶正祛邪，扶正者，健胃益气，以治血弱、气尽、腠理开。祛邪者，祛除半表半里邪热。

2. 少阳病与病因病理产物致病论治

少阳病兼夹病因病理产物论治，既要遵循"和法"的一般原则，又要考虑病因病理产物的特性，在辨方证时予以兼顾（结合）。（请参考本章第二节"少阳病与病因病理产物致病"部分所列有关方证）

第四节　少阳病主要代表方证与治案举隅

少阳病，为半表半里阳证，治用和法，其主要的代表方证为柴胡类方证，择要介绍如下

1. 小柴胡汤方证

1.1　辨方证指要

1.1.1　方剂组成与煎服法

柴胡半斤，黄芩、人参、甘草（炙）、生姜（切）各三两，大枣（擘）十二枚，半夏（洗）半升。

上七味，以水一斗二升，煮取六升，去滓，再煎取三升，温服一升，日三服。

1.1.2　方解

柴胡苦平，《神农本草经》谓："治心腹肠胃中结气、饮食积聚、寒热邪气、推陈致新。"可见柴胡是疏气行滞的解热药，而有治胸胁苦满的功能，方中用为主药。佐以黄芩除热止烦，半夏、生姜逐饮止呕，复以人参、大枣、甘草补胃以滋津液。病之所以传入少阳，主要是胃气失振，气血外却。用人参补中滋液，实是此时祛邪的要着。徐灵胎谓"小柴胡汤之妙在人参"，确是见道之语。

1.1.3 条文解读

《伤寒论》第37条：**太阳病，十日已去，脉浮细而嗜卧者，外已解也。设胸满胁痛者，与小柴胡汤；脉但浮者，与麻黄汤。**

解读：太阳病证，迁延时日，而见脉浮细者，为血气不充于外。嗜卧者，病邪侵及内脏，令人身乏神倦。依此脉证，可判定病传少阳。外证已解，如见胸满胁痛，为小柴汤证，故与小柴胡汤治之。如见脉浮，其病仍在表，故仍以麻黄汤治疗。

按：《伤寒论》第97条谓："血弱、气尽、腠理开。"说明病传少阳多是体表的血气不足。本条的脉浮细，就是体表气血不足的脉应。身倦卧为病传少阳的确征。临床之际感冒表解而热不退，常见此证，以小柴胡汤随证加减，治多可愈，但不限于十日已去，即便是三四日亦多常见，宜注意。

《伤寒论》第96条：**伤寒五六日中风，往来寒热、胸胁苦满、嘿嘿不欲饮食、心烦喜呕，或胸中烦而不呕，或渴，或腹中痛，或胁下痞硬，或心下悸、小便不利，或不渴、身有微热，或咳者，小柴胡汤主之。**

解析：太阳伤寒或中风，均常于五六日时传入半表半里而发为少阳病。往来寒热，即指寒往则热来，热往则寒来，寒和热交替出现的样子。胸胁苦满，即胸胁甚满之意。嘿同默，嘿嘿不欲饮食，即精神郁闷常默默然而不欲食也。心烦喜呕，是说心中烦躁而且欲呕。胸中烦而不呕，是说邪热较轻则胸中烦而心不烦，胃中无饮亦不呕，或胃津伤则渴，或肠津伤则腹中痛，或肝脾津伤则胁下痞硬，或心肾津伤则心下悸、小便不利，或邪未犯里故不渴、表还未罢而身微热，或津伤肺则咳，宜小柴胡汤主之。

按：往来寒热、胸胁苦满、嘿嘿不欲饮食、心烦喜呕四者，为小柴胡汤的主证，或以下均属不定的客证，主证治则客证自已，故无论客证如何，均宜小柴胡汤主之。方后原有加减法，当是后人所附，故去之。

《伤寒论》第97条：**血弱、气尽、腠理开，邪气因入，与正气相搏，结于胁下。正邪分争，往来寒热，休作有时，嘿嘿不欲饮食，脏腑相连，其痛必下，邪高痛下，故使呕也，小柴胡汤主之。服柴胡汤已，渴者属阳明，以法治之。**

解读：伤寒病初作，则邪气交争于骨肉，此即太阳病在表的一段病理过程，若精气已不足拒邪于外，则退而卫于内，以是体表的血弱气尽、腠理遂开，邪因乘虚进入半表半里，与正气相搏结于胁下，因而胸胁苦满，这就进入少阳病的病理阶段了。正邪分争，即正邪相拒的意思，正进邪退，病近于表则恶寒；邪进正退，病近于里则恶热。邪热郁结胸胁，故嘿嘿不欲饮食。胸胁之处，上有心肺，旁及肝脾，下接胃肠，故谓脏腑相连。热激里饮则腹痛，胸胁在腹上，因谓为邪高痛下。上邪下饮，故使呕也，宜小柴汤主之。若服小柴胡汤上证解而消渴者，则又转属阳明病了，应依治阳明病的方法随证治之。

按：此承上条，进一步阐明病之所以传入少阳和其发作柴胡证的原因，由此可见小柴胡汤为病始传少阳的主治方。

《伤寒论》第99条：伤寒四五日，身热、恶风、颈项强、胁下满、手足温而渴者，小柴胡汤主之。

解读：伤寒四五日常为病传少阳的时期。身热恶风为太阳病还未罢。脖子两侧为颈，后则为项。颈强属少阳，项强属太阳，胁下满为少阳柴胡证。手足温而渴属阳明。此三阳并病，宜以小柴胡汤主之。

按：少阳病不可发汗或吐下，故三阳并病则取治少阳，此亦定法。外感此证多有依据经验，口舌干而渴者，以小柴胡加石膏汤为宜，多试皆验。

《伤寒论》第100条：伤寒，阳脉涩，阴脉弦，法当腹中急痛，先与小建中汤；不差者，小柴胡汤主之。

解读：脉涩为津血虚，阳脉涩，即脉浮而涩，为表虚荣卫不利。弦为寒，阴脉弦，即脉沉弦，为里虚有寒。伤寒得此脉，常是腹中急痛的反映，治疗宜首先考虑用小建中汤。不差者，是说服小建中汤后，而病未全解除，这时病多转属少阳小柴胡汤证，故不应再用小建中汤，而宜用小柴胡汤治疗。

按：脉浮涩而沉弦，为小建中汤与小柴胡汤共有的脉象，但腹中急痛，为小建中汤所属，而柴胡汤证不常见。先与小建中汤，不只是治腹中急痛，而且也因表里实，津液自和，使表证自汗出而解。假如症状没有完全消除，知已转属少阳，当用小柴胡汤治疗。这里要注意，“不差者，小柴胡汤主之”，是必看有小柴胡汤方证时，方可用小柴胡汤。

《伤寒论》第101条：伤寒中风，有柴胡证，但见一证便是，不必悉具。凡柴胡汤证而下之，若柴胡证不罢者，复与柴胡汤，必蒸蒸而振，却复发热汗出而解。

解读：无论伤寒或中风，若已传少阳而有柴胡汤证，但见其四症中的一症，便可与小柴胡汤，不必诸症俱备。蒸蒸而振，谓先蒸蒸觉热，随即振栗恶寒的样子。凡小柴胡汤证而误下之，若柴胡证未因误下而罢者，宜还与小柴胡汤。其人必蒸蒸而振，然后即发热汗出而解。

按：外感初传少阳，柴胡证往往四症不备，医者不知用小柴胡汤，因使风寒表证久久不愈，此例甚多，学者宜注意。

蒸蒸而振，却发热汗出而解，即所谓战汗，亦一种瞑眩状态，久病或误治后，病实人虚，药如中病，往往发作瞑眩，不可不知。

《伤寒论》第103条：太阳病，过经十余日，反二三下之，后四五日，柴胡证仍在者，先与小柴胡汤。呕不止、心下急、郁郁微烦者，为未解也，与大柴胡汤下之则愈。

解读：心下急，指胃脘有不快的痞塞感。

太阳病经过十余日，本已传少阳而有柴胡汤证，医未与柴胡汤而反二三下之，后四五日，若柴胡汤证未罢，宜先与小柴胡汤。若呕不止，心下急、郁郁微烦者，此由于连续误下，病已半陷于里，故未全解，再以大柴胡汤下之即愈。

《伤寒论》第104条：**伤寒十三日不解，胸胁满而呕，日晡所发潮热，已而微利。此本柴胡汤证，下之而不得利，今反利者，知医以丸药下之，此非其治也。潮热者，实也。先宜服小柴胡汤以解外，后以柴胡加芒硝汤主之。**

解读：太阳伤寒已十三日不解，胸胁满而呕为少阳柴胡证。日晡所发热为阳明里实证。此属少阳阳明并病，本大柴胡汤证，如与大柴胡汤下之，里外当俱解，而不得利，今反微利者，知医以其他丸药下之，乃非法误治之过。今潮热仍见，为里实未去，但在下后，续有微利，大柴胡汤已非所宜，故宜先与小柴胡汤以解其外，而后再与柴胡加芒硝汤兼攻其里。

按：半表半里在里之外，用小柴胡汤以解外，是指半表半里的少阳证，不要以为是解太阳在表的证。

《伤寒论》第144条：**妇人中风，七八日续得寒热发作有时，经水适断者，此为热入血室，其血必结，故使如疟状发作有时，小柴胡汤主之。**

解读：妇人患太阳中风证，于七八日时，又续得往来寒热发作有时，而正来潮的月经适于此时而中断，此为邪热乘往来之虚而内入血室，经血即热而中断，故使寒热如疟状而发作有时，宜小柴胡汤主之。

按：热入血室的证候不是单纯一种，本条所述的寒热如疟状发作有时，为小柴胡汤证，故以小柴胡汤主之。但不要以为小柴胡汤即热入血室的专用方，用其他的方药也可治热入血室，胡希恕先生讲述治验一例以供参考。

1940年夏，友人徐某一日来告，谓其爱人病在垂危，在家看护十数日，已备后事，并邀往一诊。当时患者言行如狂，身热汗出，脉弦数急，烦无暂安时。据徐某言，本病初似重感冒，一度经来而突然中止，症状转剧，脉证合参知此为少阳阳明合病兼挟瘀血，发为热入血室之证，当与大柴胡汤与桃核承气汤合方加生石膏，与之服后，遂愈。

《伤寒论》第149条：**伤寒五六日，呕而发热者，柴胡汤证具，而以他药下之，柴胡证仍在者，复与柴胡汤，此虽已下之，不为逆，必蒸蒸而振，却发热汗出而解。若心下满而硬痛者，此为结胸也，大陷胸汤主之。但满而不痛者，此为痞，柴胡不中与之，宜半夏泻心汤。**

解读：见大陷胸汤方证。

《伤寒论》第229条：**阳明病，发潮热、大便溏、小便自可、胸胁满不去者，与**

小柴胡汤。

解读：阳明病，虽发潮热，但大便溏，而小便自可，不宜攻下甚明。尤其胸胁满不去，则柴胡汤证仍在，故以小柴胡汤主之。

按：本条所论亦少阳阳明并病之属，日本汤本求真于《皇汉医学》中谓："以余之实验，则本方不特限于本病，凡一般之急性、亚急性、慢性胃肠卡答儿，尤以小儿之疫痢，消化不良症等，最有奇效。若效力微弱时宜加芍药；有不消化之便或黏液、黏血便时，宜加大黄；有口舌干燥、发热、烦渴等症时，当加石膏。盖余根据本条及下条呕而发热者，小柴胡汤主之，及黄芩汤、黄芩加半夏生姜汤、白虎汤诸条，潜心精思，综合玩索而得之者也。"此说甚佳，颇能发挥古方之用。无独有偶，胡希恕先生小女六岁时患中毒性痢疾，高热40℃，住院输液，用西药治疗，高热不退，并令其女转传染病院，时已过夜半，无法叫车，乃归家，与大柴胡加石膏汤，次日即愈。又以小柴胡加生石膏汤，治一重笃的噤口痢，七八日未易一药而愈，今并附此以供参考。

《伤寒论》第230条：**阳明病，胁下硬满，不大便而呕，舌上白苔者，可与小柴胡汤。上焦得通，津液得下，胃气因和，身濈然汗出而解。**

解读：阳明病，虽不大便，但舌苔白而不黄，热还未尽入里。胁下硬满而呕，更是柴胡之证，此亦少阳阳明并病，故可与小柴胡汤通其上焦，则津液得下，胃气自和。上下既通，表里气畅，故身当濈然汗出而解。

《伤寒论》第231条：**阳明中风，脉弦浮大而短气，腹部满，胁下及心痛，久按之气不通，鼻干，不得汗，嗜卧，一身及目悉黄，小便难，有潮热，时时哕，耳前后肿，刺之小差。外不解，病过十日，脉续浮者，与小柴胡汤。脉但浮，无余证者，与麻黄汤。若不尿，腹满加哕者，不治。**

解读：弦为少阳脉，浮为太阳脉，大为阳明脉。短气腹部满、胁下及心痛、久按之气不通，属少阳证；鼻干属阳明证；不得汗属太阳证；嗜卧属少阳证；一身面目悉黄、小便难为黄疸病，有潮热、时时哕属阳明证；耳前后肿属少阳证。据以上的脉证，显系三阳合病而并发黄疸和腹水。刺之小差，谓经过针刺治疗证稍减轻。病过十日而脉仍续浮者，可与小柴胡汤。若脉但浮而无余证者，可与麻黄汤。若上之腹水证，虽利其小便而终不尿，腹仍满，并加哕逆不已，则胃气已败，故谓不治。

按：本条似述黄疸并发腹水而现三阳合病的重证，与小柴胡汤固无不可，但麻黄汤之用，殊难理解，其中必有错简，故于麻黄汤删去此条。实践证明，黄疸型肝炎并发腹水者，确多预后不良，谓为不治并非虚言。

《伤寒论》第266条：**本太阳病不解，转入少阳者，胁下硬满，干呕不能食，往来寒热，尚未吐下，脉沉紧者，与小柴胡汤。若已吐、下、发汗、温针，谵语，柴胡汤证罢，此为坏病，知犯何逆，以法治之。**

解读：本由于太阳病不解而转入少阳者，则一般常现胁下硬满、干呕不能食、往来寒热的小柴胡汤证，若还未经吐、下等误治，即便脉沉紧而有里实象者，与小柴胡汤即治。若已经吐、下、发汗、温针等误治因而发谵语者，柴胡证已罢，则已成误治的坏病，宜详审其所犯何逆，以适当的方法治之。

《伤寒论》第379条：呕而发热者，小柴胡汤主之。

解读：呕吐而且发热者，宜小柴胡汤主之。

《伤寒论》第394条：伤寒差以后更发热，小柴胡汤主之；脉浮者，以汗解之；脉沉实者，以下解之。

解读：伤寒病愈后，由于不善摄生，而又发热者，一般多宜小柴胡汤主之。但脉浮者，为病在表，则宜汗以解之。脉沉实者，为有宿食，则宜下以解之。

《金匮要略·黄疸病篇》第21条：诸黄，腹痛而呕者，小柴胡汤主之。

解读：腹痛而呕为柴胡汤证。诸黄疸病若腹痛而呕者，当然宜小柴胡汤主之。

《金匮要略·妇人产后病篇》第1条：问曰：新产妇人有三病，一者病痉，二者病郁冒，三者大便难，何谓也？师曰：新产血虚，多汗出，喜中风，故令病痉。亡血复汗，寒多，故令郁冒。亡津液胃燥，故令大便难。产妇郁冒，其脉微弱，呕不能食，大便反坚，但头汗出。所以然者，血虚而厥，厥而必冒，冒家欲解，必大汗出。以血虚下厥，孤阳上出，故头汗出。所以产妇喜汗出者，亡阴血虚，阳气独盛，故当汗出，阴阳乃复，大便坚，呕不能食，小柴胡汤主之。病解能食，七八日更发热者，此为胃实，大承气汤主之。

解读：痉、郁冒、大便难，为新产妇人常见的三种病，这是由于新产血虚、多汗出而易感冒、血少津虚，再感受外邪，故病痉；新产亡血复汗再加受寒，故令郁冒；亡津液、胃中燥，故大便难。

郁冒，即昏冒不省，俗谓为新产血晕，实即今所谓脑部贫血的证候。其脉微弱，为血虚之应，胃中有饮故呕不能食；津液不下故大便反坚但头汗出。血虚饮逆则四肢厥冷，厥冷者，同时也必郁冒。大便坚，呕不能食，为柴胡汤证，故以小柴胡汤主之。冒家欲解，必大汗出者，暗示郁冒本虚，服小柴胡汤后当战汗而解。

服小柴胡汤后，病即解而能食。若七八日后又发热者，此为胃中实，宜以大承气汤主之。

按：新产妇人，由于亡血多汗，易感冒，往往有痉、郁冒、大便难三种病发作。首段即说明三者所以出现的道理。二段似专论郁冒的证治，其实是承首段概括三病的治法，只以三病中郁冒为主，因着重说明其发病原因和服小柴胡汤后必致瞑眩战汗而解的理由。文中虽未明言痉，但痉即与郁冒同时存在不可不知。

《金匮要略·妇人产后病篇》附方（一）：《千金》三物黄芩汤：治妇人草褥自发露

得风，四肢若烦热，头痛者，与小柴胡汤；头不痛但烦者，此汤主之。

解读：妇人于临产时以身露被风，因致四肢苦烦热而头痛者，可与小柴胡汤，若头不痛但四肢苦烦热者，三物黄芩汤主之。

按：产后中风，由于失治使病久不解，因致烦热。若兼见头痛者，与小柴胡汤即解。如头不痛但烦热者，已成劳热，宜三物黄芩汤主之。虚劳及诸失血后多此证，宜注意。

1.1.4 辨六经归属探讨

本方证明确为少阳病证。

1.1.5 辨方证要点提示

从以上所论看，则小柴胡汤为太阳病初传少阳的主治方，但其为用并不只限于此，不论伤寒杂病，凡有其证俱宜用之，常见的证候可归纳如下：

①往来寒热、胸胁苦满、嘿嘿不欲饮食、心烦喜呕、或胸中烦而不呕、或渴、或腹中痛，或胁下痞硬、或心下悸小便不利，或不渴身有微热、或咳者。

②无论伤寒或中风，有柴胡证，但见四主症中的一症便是，不必悉具。

③太阳病，脉浮细、嗜卧而胸满胁痛者。

④伤寒四五日，身热恶风、颈项强、胁下满、手足温而渴者。

⑤热入血室经水适断、寒热如疟状者。

⑥阳明发潮热、大便溏、小便自可、胸胁满不去者。

⑦呕而发热者。

⑧阳明病胁下硬满、不大便而呕、舌上白苔者。

⑨伤寒差以后更发热者。

⑩诸黄腹痛而呕者。

⑪ 妇人产后痉、郁冒、大便难而呕不能食者。

⑫ 四肢苦烦而头痛者。

本方证的辨证要点：半表半里热证或见口苦、咽干、目眩、胸胁苦满、纳差者。

附：常用的加味方：

①小柴胡加生石膏汤：于小柴胡汤加生石膏 45 ～ 90g，煎服法同原方。此为日常应用的良方，小柴胡汤证而口干舌燥者即可用之。外感表解而热不退多现本方证。发热、不欲食而口苦、头痛者，本方有捷效。肺炎汗出而喘，若有柴胡证，不可与麻杏石甘汤，宜本方，尤其小儿肺炎更多本方证，宜注意。他如腮腺炎、淋巴腺炎、乳腺炎、睾丸炎等均有奇效。

②小柴胡加桔梗汤：原方加桔梗 10g，煎服法同原方。治小柴胡汤证咽痛、或排痰困难者。若口舌干燥，宜更加生石膏。

③小柴胡加橘皮汤原方加橘皮 12 ～ 24g，治小柴胡汤证而哕逆、或干嗽频作者。若口舌干燥宜加生石膏。排痰困难宜更加桔梗。

④小柴胡加芍药汤：原方加芍药 10 ～ 18g，煎服法同原方。治小柴胡汤证而腹挛痛者。

⑤小柴胡加吴茱萸汤原方加吴茱萸 10g，煎服法同原方。此即小柴胡汤与吴萸汤合方，故治二方的合并证。

⑥小柴胡加苓术汤：原方加茯苓、苍术各 10g，煎服法同原方。治小柴胡汤证大便溏、或身浮肿而小便不利者。

⑦小柴胡加丹参茵陈汤：原方加丹参 15 ～ 30g、茵陈 18g。治小柴胡汤证胸胁满而烦、小便黄赤者。肝炎患者常见本方证，小儿尤多。

1.2　方证治案举隅

1.2.1　肺炎案

吴某，男，22 岁。初诊日期 1959 年 12 月 15 日，发热恶寒两天，伴头痛、咽痛、咳嗽、胸痛胸闷，X 线检查示：右肺下叶非典型肺炎。既往有肝炎、肺结核、肠结核史。常有胁痛、乏力、便溏、盗汗。前医先以辛凉解表（桑叶、银花、连翘、薄荷、羌活、豆豉等）一剂，服后汗出热不退，仍继用辛凉解表，急煎服，服后高烧、自汗、头痛、咳嗽、胸闷、恶风、胁痛诸症加重。血常规检查：白血球 8100，中性 70%。14 日静脉输液用抗生素，当夜高烧仍不退，体温 39.4℃，并见鼻煽、头汗出。又与麻杏石甘汤加栀子、豆豉等，服三分之一量至夜 11 时出现心悸、肢凉。因请胡希恕先生会诊。

胡希恕先生据：晨起体温 38.2℃，下午在 39℃以上，呈往来寒热，并见口苦，咽干，目眩、头晕、盗汗、汗出如洗、不恶寒，苔黄，舌红，脉弦细数，认为证属表已解，连续发汗解表，大伤津液，邪传少阳阳明。治以和解少阳兼清阳明，为小柴胡加生石膏汤方证：柴胡 15g，黄芩 9g，半夏 9g，生姜 9g，党参 9g，大枣四枚，炙甘草 6g，生石膏 60g。

结果：上药服一剂，后半夜即入睡未作寒热及盗汗。16 日仍头晕、咳嗽痰多带血。上方加生牡蛎五钱，服一剂。17 日诸症消，体温正常。12 月 22 日 X 线检查：肺部阴影吸收。（冯世纶 . 中国百年百名中医临床家丛书 · 经方专家卷 · 胡希恕〈第二版〉. 中国中医药出版社，2013）

按：这是一则非常有启发意义的案例，不但疑似方证的辨别很见功夫，而且小柴胡汤方证的加味化裁同样别具深意。

该患者初起见发热恶寒，伴头痛、咽痛、咳嗽、胸痛胸闷，证属表里合病，以表证为主，前医初以银花、连翘诸味，汗出而热不退，未予重新审证处方，而继续予辛凉解表，汗泄津伤，表邪继而得以强势入里，热势高涨，诸症加重，再予麻杏甘石汤加栀子豉汤，症不见减，反增心悸、肢凉。

综合分析，解表不得法，津伤再三，正气愈虚而邪气深入，里热诸症自不待言，而胸闷、咽痛、口苦、咽干、目眩及往来寒热又显系半表半里见症，两阳合病，而徒予辛凉解表，是以重伤阳气而病踞不去。《伤寒论》少阳病篇治则有“三禁”明示，因此对于少阳阳明合病，必须于和解少阳同时再予清解。据证予小柴胡加石膏汤。

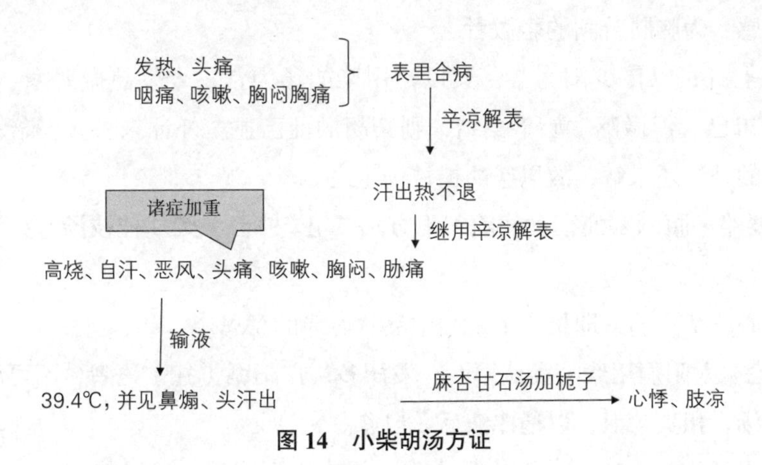

图 14　小柴胡汤方证

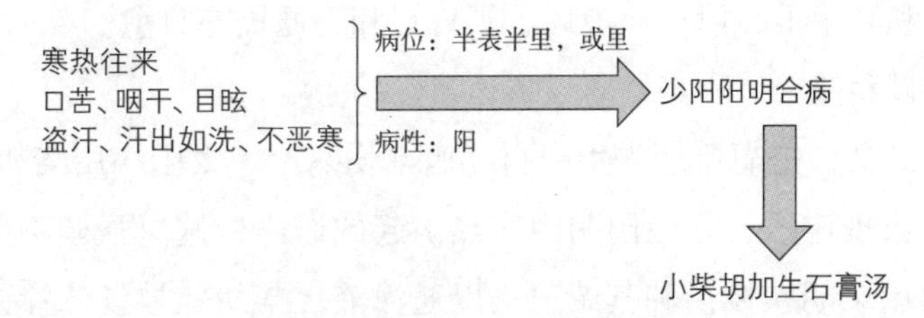

图 15　小柴胡加生石膏汤方证

【附】柴胡加芒硝汤方证

本方于小柴胡汤中加除热通便的芒硝，故治少阳阳明并病的小柴胡汤证里有热而大便难者。临床常用于感冒、胃肠病与冠心病等。

2. 柴胡桂枝汤方证

2.1　辨方证指要

2.1.1　方剂组成与煎服法

柴胡四两，半夏（洗）二合半，黄芩一两半，人参一两半，桂枝一两，芍药一两半，生姜（切）一两半，大枣（擘）六枚，甘草（炙）一两。

上九味，以水七升，煮取三升，去滓，温服一升。

2.1.2 方解

此即柴胡桂枝各半汤，故治二方证的合并者。

2.1.3 条文解读

《伤寒论》第146条：伤寒六七日，发热、微恶寒、支节烦痛、微呕、心下支结、外证未去者，柴胡桂枝汤主之。

解读：支节烦痛，即四肢关节痛甚的意思。心下支结，支为侧之意，即心下两侧有结滞不快感，为胸胁苦满的轻微者。

伤寒六七日，以传少阳为常，又以治用柴胡汤为常，今发热微恶寒、支节烦疼，则太阳病证未已。但微呕、心下支结，则柴胡汤证已显。外证未去者，暗示伤寒已发汗而桂枝汤的外证还未解，故以柴胡桂枝汤主之。

《金匮要略·腹满寒疝宿食病篇》附方（二）:《外台》柴胡桂枝汤方：治心腹卒中痛者。

解读：心腹卒中痛，即指心下及腹中突然疼痛的意思。

《伤寒论》太阳病用柴胡汤法第四：发汗多，亡阳谵（狂）语者，不可下，（以为）与柴胡桂枝汤，和其荣卫，以通津液后，自愈。

注解：发汗太过，因使体液大量亡失，胃中干而谵语，此虽热结，但不可下，宜与柴胡桂枝汤，和其荣卫，以通津液后，则胃自和，谵语亦自愈。

按：桂枝汤以和荣卫，小柴胡汤以通津液。

解读：本条经文，是胡希恕先生引自《唐本伤寒论·太阳病用柴胡法第四》，强调发汗多伤津液，出现谵语，很似阳明内实热引起的谵语，这里强调不可下，是阐明无阳明里实证，故用柴胡桂枝汤和其荣卫，以通津液。柴胡桂枝汤治疗谵语，其他版本中皆无，特从唐本中引得，可知《唐本伤寒论》亦足珍贵。

2.1.4 辨六经归属探讨

本方证当属少阳太阳合病证。

2.1.5 辨方证要点提示

小柴胡汤证与桂枝汤证同时并见者。太阳病转属少阳柴胡汤证，外证未去则与柴胡桂枝汤。假设表证未去，当然亦有用柴胡、麻黄的合方机会，不过依据经验则以柴胡与葛根汤合用的机会较多。外感重证往往于发病之初即常见柴胡葛根汤方证。可见太阳、少阳并病或合病均有用以上合方的机会。无论柴胡桂枝汤，或柴胡葛根汤，若口舌干燥者，均宜加石膏。又由于本条有支节烦疼之治，则本方可用于治疗急性风湿性关节炎，或用于感冒后关节痛。

2.2　方证治案举隅

2.2.1　慢性前列腺炎急性发作案

刘某，男，45岁。初诊日期1966年3月9日，自2月25日起发热，尿痛，诊断为慢性前列腺炎急性发作，已用抗生素治疗一周，效不明显而转中医治疗，曾服辛凉解表及利湿清热剂，汗出益甚而证不退，现症：汗出，恶风，头痛，身疼，口苦，胸闷，腰痛，大便干，溲赤，尿道灼痛，舌苔薄白，脉细弦滑。此为表虚犹未解，而里热已盛，呈三阳合病，为柴胡桂枝汤加黄芪生石膏方证：柴胡12g，黄芩9g，生姜9g，半夏9g，党参9g，大枣四枚，桂枝9g，白芍9g，生黄芪15g，炙甘草6g，生石膏45g。结果：上药服三剂，头痛、身疼已，汗出恶风减，上方再加生薏苡仁18g，麦冬12g，服六剂，诸症已。（冯世纶. 中国百年百名中医临床家丛书·经方专家卷·胡希恕〈第二版〉. 中国中医药出版社，2013）

按：本证有大便干、溲赤、尿道灼痛等，乍看为里实热，但胡希恕先生据汗出恶风、身疼等首辨为表虚证，表虚则营卫虚，可知胃不实，以是可知里热盛而不实，当为柴胡桂枝汤加生黄芪生石膏方证。服之表解、半表半里和、里清，诸症随之亦消。本案亦是三阳合病三阳合治的代表案例。

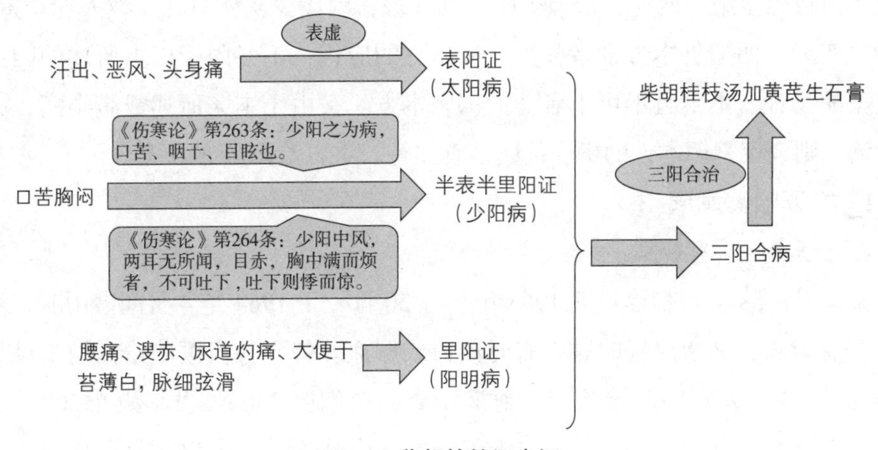

图16　柴胡桂枝汤方证

3. 四逆散方证

3.1　辨方证指要

3.1.1　方剂组成与煎服法

柴胡、芍药、枳实（破，水渍，炙干）、甘草（炙）

上四味，各十分，捣筛，白饮和服方寸匕，日三服。

3.1.2 方解

本方实际是大柴胡汤去黄芩、大黄、生姜、大枣、半夏加甘草而成。柴胡、枳实、芍药均属行气解热药，但柴胡主胸胁苦满，枳实主心下坚满，芍药主腹挛痛。另以甘草和诸药而缓急迫，故此治热壅气郁、胸胁苦满、心下痞塞、腹挛痛而急迫者。

3.1.3 条文解读

《伤寒论》第318条：**少阴病，四逆，其人或咳、或悸、或小便不利、或腹中痛、或泄利下重者，四逆散主之。**

解读：热壅气郁，血行受阻因致四逆。其人或咳者，波及于肺也；或悸者，波及于心也；或小便不利者，波及于肾也；或腹中痛，或泄利下重者，波及于胃肠也，宜四逆散主之。

3.1.4 辨六经归属探讨

本方证当属少阳病证。

3.1.5 辨方证要点提示

胸胁苦满，或腹痛、大便溏泻者。本条所述明明是少阳病证，而冠之以少阴病者，可有以下二义：①原本少阴病，今传入半表半里而转属少阳也；②由于热壅气郁，血行受阻，因致脉微细、四逆，形似少阴病的外观，因以少阴病冠之，教人加意鉴别也。不过验之实践，四逆见本方证者甚少，故本方的应用，不必限于以上所述的四逆，凡形似大柴胡汤证、不呕且不可下者，大都宜本方。又由于本条所述或腹中痛，或泄利下重之治，则痢疾有用本方的机会甚明，宜注意。本方治阳痿亦效佳。

3.2 方证治案举隅

3.2.1 案例一：紫癜案

何某，男，58岁。初诊日期1965年9月20日，于1964年4月间淋雨时，发现两小腿皮肤有紫癜，之后时轻时重，有时便血或尿血。曾到各大医院诊治均未见效。于1965年6月15日来我院门诊治疗，血液检查：白细胞3500，血小板85000，出血时间为1分30秒，凝血时间30秒，白细胞分类：中性66%，淋巴34%，血色素13.4g，经用温中活血、和肝化瘀等法，前后服药300余剂未见明显效果，今日找胡希恕先生会诊。

现症：两小腿紫癜满布，两膝上也散见，有时两手背亦出现，每劳累后紫癜增多，每药中有苍术亦增多，午后低热，口苦咽干，脐上微痛，舌苔薄白，脉弦细。胡希恕先生辨六经为少阳太阴阳明合病，辨方证为四逆散合四物汤加桂茜紫胶汤证：柴胡12g，赤芍12g，枳实9g，炙甘草6g，当归9g，川芎9g，生地炭30g，桂枝9g，茜草18g，阿胶9g，紫草6g。

结果：上药服六剂，紫癜明显减退，脐上微痛减，仍口苦咽干，午后低热，上方加生石膏一两半，服一周后，低热已，减生地炭为五钱，服半月，诸症皆已。（冯世纶 . 中国百年百名中医临床家丛书 · 经方专家卷 · 胡希恕〈第二版〉. 中国中医药出版社，2013）

按：从症状看，本案有热有瘀里虚血虚，因此当属四逆散合四物汤加味。本案口苦咽干、午后低热可知为少阳病；脐上腹痛、下肢紫癜可知为血行受阻，因此用四逆散合四物汤恰适其证。方中加桂枝、赤芍等是有桂枝茯苓丸之意，又加茜草、阿胶、紫草也旨在凉血、活血、止血。用药虽平淡无奇，因方药对证而收捷效。

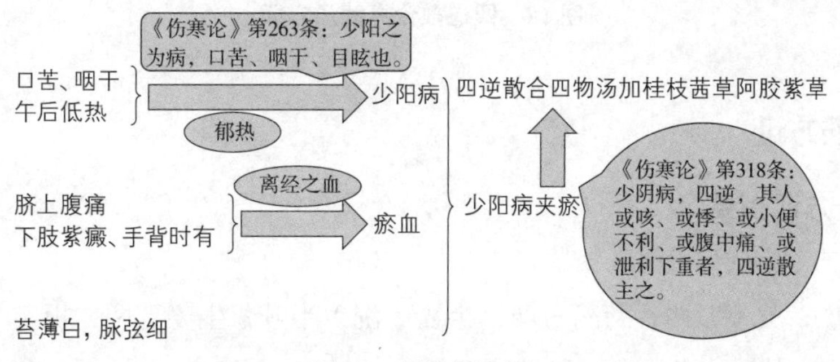

图 17　四逆散方证

3.2.2　案例二：肠功能紊乱案

罗某，男，32 岁，初诊日期 1963 年 10 月 16 日，腹泻持续一年余，多数医生诊断为“神经官能症”。在本院已服中药三个多月，多为黄芪建中汤、甘草泻心汤、参苓白术散等加减，皆未见明显疗效。近症：腹痛、腹泻，每于早晨起床即腹泻，每天腹泻 4 ～ 5 次，伴肠鸣、腰膝酸软，身畏寒，无力，阳痿，时失眠、头晕，咽干而疼，而口不渴，小便清长，舌苔白腻，脉沉细。辨六经为少阴少阳太阴合病，辨方证为四逆散合真武汤证：柴胡 12g，枳实 12g，白芍 12g，炙甘草 6g，川附子 9g，茯苓 9g，苍术 9g，生姜 9g。结果：上方服八剂，腹痛止，大便日一行，头晕好转，可以看报，眠好、精神好，唯饮食欠佳，胃脘胀闷，仍腰酸，上方加陈皮 15g，服六剂，症已。（冯世纶 . 中国百年百名中医临床家丛书 · 经方专家卷 · 胡希恕〈第二版〉. 中国中医药出版社，2013）

按：本例辨证较为复杂，必须仔细审证方能明晰。该患者除咽中干痛一症外，一派寒象，具有太阴里虚寒证又兼有外邪里饮的少阴太阴合病证

因有“咽中干痛”，据少阳病提纲“少阳之为病，口苦，咽干，目眩也”，可辨属少阳。

故本例乃少阴少阳太阴合病，方证属四逆散合真武汤证，二诊辅以陈皮化饮除胀，亦寓橘枳姜汤之意。前服诸方不效者，以小建中汤主虚劳腹中挛痛，半夏泻心以心下痞满为主，而同时上热明显，参苓白术散渗湿行气，与芳香化湿之藿香正气均温化不

足，更无清上热。

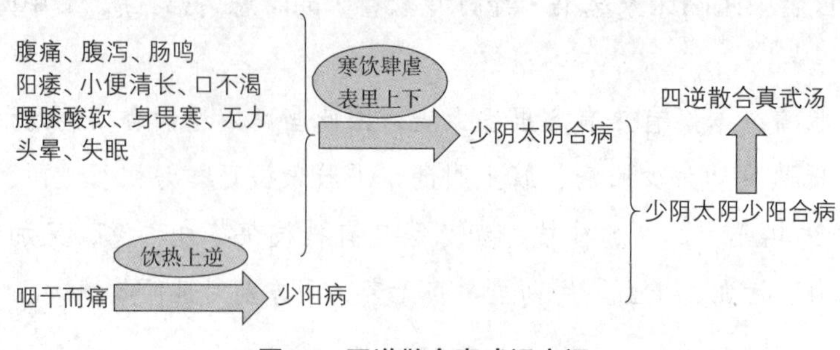

图 18　四逆散合真武汤方证

4. 大柴胡汤方证

4.1　辨方证指要

4.1.1　方剂组成与煎服法

柴胡半斤，黄芩三两，芍药三两，半夏（洗）半升，生姜五两，枳实（炙）四枚，大枣（擘）十二枚，大黄二两。

上七味，以水一斗二升，煮取六升去滓，再煎，温服一升，日三服。

4.1.2　方解

病初传少阳，势须人参补中益气，既防邪侵及里，又助正以祛邪于外。但已并于阳明，则须大黄兼攻里，人参之补，甘草之缓，反非所宜，故去之，加枳实以治心下坚，加芍药以治腹满痛，故此治少阳阳明并病而见里实心下坚、腹满痛者。

4.1.3　条文解读

《伤寒论》第 103 条：**太阳病，过经十余日，反二三下之，后四五日，柴胡证仍在者，先与小柴胡汤；呕不止、心下急、郁郁微烦者，为未解也，与大柴胡汤下之则愈。**

解读：太阳病十多天，已有内传少阳的柴胡证，治当和解，忌下，但医者反二三次误用下法，致病不解。如果四五天后，仍见有柴胡证，可先给服小柴胡汤。若还呕不止，心下急，郁郁微烦者，是病已并于里，呈少阳阳明并证的大柴胡汤方证，治宜和解少阳同时下阳明里热。

按：大柴胡汤证之呕和烦，除柴胡证外，还有里实热壅的成分，故与小柴胡汤不同，而见呕不止、心下急、郁郁微烦等。

《伤寒论》第 165 条：**伤寒发热、汗出不解，心下痞硬、呕吐而下利者，大柴胡汤主之。**

解读：伤寒证，虽发汗而热不解，而且出现心下痞硬、呕吐而下利症，这种情况宜用大柴胡汤治疗。

《伤寒论》第136条：伤寒十余日，热结在里，复往来寒热者，与大柴胡汤；但结胸，无大热者，此为水结在胸胁也；但头微汗出者，大陷胸汤主之。

解读：见大陷胸汤方证。

《金匮要略·腹满寒疝宿食病篇》第12条：按之心下满痛者，此为实也，当下之，宜大柴胡汤。

解读：按之心下满且痛，此为半表半里证的里实，宜以大柴胡汤下之。

4.1.4 辨六经归属探讨

本方证当属少阳阳明合病证。

4.1.5 辨方证要点提示

胸胁苦满、口苦咽干、心下急，里实者。心下痞硬、满痛，皆心下急的一类，为应用本方的要证，宜记。外感表解而热不退，有柴胡汤证，多宜小柴胡加石膏汤。若大便干，舌苔黄，已非上方所能治，与本方有捷效。又从治发热呕吐、下利来看，则本方有用于治疗急性胃肠炎、胆道感染、胆囊炎、痢疾等病的机会。

4.2 方证治案举隅

4.2.1 案例一：哮喘案

康某，男，36岁，1964年4月29日初诊，三年前因食青辣椒引发哮喘，始终未离西药治疗，迄今未愈，冬夏无休，每次发作，常因偶尔咳嗽或喷嚏引发。自觉消化不好，大便干燥即为将发之预兆。发作时喘满胸闷，倚息不得卧。曾在长春、沈阳、哈尔滨等各大医院治疗均不见效而来京治疗。来京亦多处求医，曾用割治疗法，两侧颈动脉体手术等疗法，皆毫无效果。又多处找名中医诊治，一名中医以宣肺定喘、补肾纳气等方药治疗7个多月，证有增无减，并告之："伤色太甚，虚不受补。"颇感精神痛苦，以至绝望。计返故里等死，后听别人介绍，到胡希恕先生这里最后一试。

现在症状：喘闷，胸腹胀满，昼轻夜重，晚上哮喘发作，倚息不得卧，大汗淋漓，口干，便秘，心中悸烦，眠差易醒，舌苔薄白，脉沉缓。辨六经：少阳阳明合病夹瘀。辨方证：大柴胡合桂枝茯苓丸加生石膏甘草汤证：柴胡12g，黄芩9g，半夏9g，生姜9g，枳实9g，炙甘草6g，白芍9g，大枣4枚，大黄6g，桂枝9g，桃仁9g，茯苓9g，牡丹皮9g，生石膏45g。1964年5月3日二诊：上药服第二剂后，症状减轻，服第三剂时，大便通畅，哮喘已，胸胁闷、腹胀、心中悸烦均不明显，已不用西药氨茶碱等，上方继服三剂。1966年9月25日三诊：出差来京，告知病情，两年来曾数次感冒咳嗽，但未出现哮喘。（冯世纶.中国百年百名中医临床家丛书·经方专家卷·胡希恕〈第二版〉.中国中医药出版社，2013）

按：本患者为支气管哮喘，三年来用中西药及手术治疗无效，关键是辨证不准确，实用补治，方不对证，致使疾病长久不愈。初诊时证的特点：胸胁满闷，心中悸烦，汗出口干，大便秘结等，为少阳阳明合病证。发病既不为外感所诱发，又无痰饮证候，尤其昼轻夜重，多属瘀血为害。综合以上分析，为大柴胡合桂枝茯苓丸加生石膏甘草汤方证，故予两解二阳合病，兼以祛瘀活血，因方药对证，故服之而收捷效。徐灵胎说："用药如用兵，实邪之伤，攻不可缓，用峻厉之药，而以常药合之。"本患者为瘀血实邪所致的哮喘，治疗应急速攻逐瘀血里实之邪，故用大黄、枳实、桃仁等峻厉之药，而以大枣、甘草、茯苓、生姜等常药和之。故大柴胡合桂枝茯苓丸加生石膏治疗瘀血里实证属少阳阳明合病之哮喘，其攻邪速捷，但不伤正气。临床屡用此方药皆不用麻黄，而治疗哮喘屡见显效。

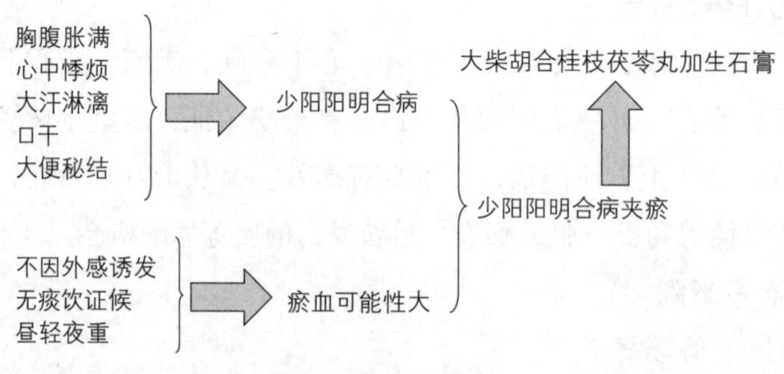

图19　大柴胡汤方证

4.2.2　案例二：十二指肠球部溃疡案

张某，男，40岁，1965年10月28日初诊，1962年即确诊为十二指肠球部溃疡，去年又查出有慢性肝炎，经常疲乏无力，纳差，右胁痛，胃脘痛，时有头晕、吐酸烧心，怕冷，前医辨证为脾胃虚寒，投与黄芪建中汤加味，服六剂，头晕加重，每早起右胁痛，胃脘痛更明显，咽干思饮，大便干。苔白腻浮黄，舌尖有瘀点，脉沉细。辨六经为少阳阳明合病，辨方证为大柴胡合桂枝茯苓丸证：柴胡12g，枳实9g，黄芩9g，茯苓9g，半夏9g，赤芍9g，桂枝9g，桃仁9g，生姜9g，大枣3枚，大黄6g。结果：上药隔日一剂，服第二剂后胃脘痛已，服九剂后胁痛已，纳增，大便正常。（冯世纶.中国百年百名中医临床家丛书·经方专家卷·胡希恕〈第二版〉.中国中医药出版社，2013）

按：从前诊叙症来看，本例患者确易辨作里虚寒证，但是，用黄芪建中汤不效，胡希恕先生以阳证处之取效。临证首辨阴阳，疑似之间，最宜考量。

据提纲证及有关方证条文，患者头晕、胁痛及咽干思饮，辨作少阳阳明合病，其晕眩、吐酸、烧心、便干为气滞郁热，胃气失于和降所致，所以治在和解少阳兼通泄阳明里实，方选大柴胡汤。又见胃脘及右胁痛，痛有定处，且舌尖有瘀点，夹瘀自明，因结实与化热未甚，故舍桃核承气汤而用桂枝茯苓丸。

既是阳证，为何又见虚乏无力、纳谷不馨、身冷脉细等虚冷不足之象？乃气滞血瘀，偏聚一隅，失于周运使然。其极端者，前人有“大实若羸状”之言。大家对本虚标实比较着意，但对实证类虚往往关注不够，宜加以审慎对待。

需要说明的是：经方辨证讲究“方证相应”而取效，绝不是执病守方，机械地对号入座。胃脘痛绝非仅限建中汤，徒施温补；大柴胡又岂专属治喘，尽予通泄？而是具体辨证，因变制宜，方由证出，证以方名，方随证转。

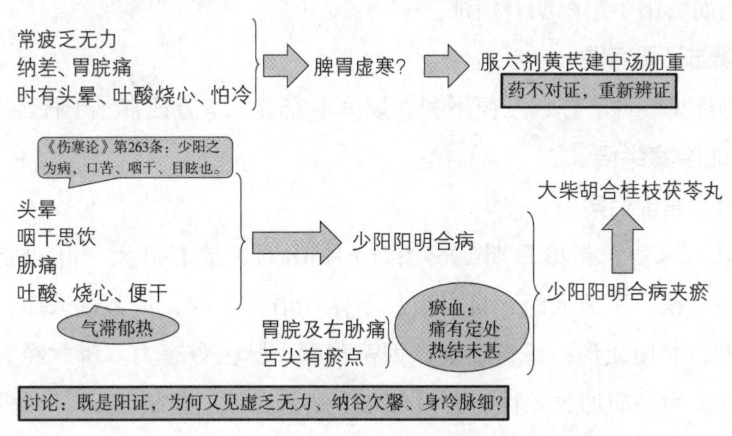

图 20　大柴胡汤合桂枝茯苓丸方证

5. 柴胡加龙骨牡蛎汤方证

5.1　辨方证指要

5.1.1　方剂组成与煎服法

柴胡四两，龙骨、黄芩、生姜、铅丹、人参、桂枝、茯苓各一两半，半夏（洗）二合半，大黄二两，牡蛎（熬）一两半，大枣（擘）六枚。

上十二味，以水八升，煮取四升，内大黄，切如碁子，更煮一两二沸，去滓，温服一升。本云：柴胡汤，今加龙骨等。

5.1.2　方解

本方是小柴胡汤去甘草，加治气冲的桂枝，利尿的茯苓，泻下的大黄，镇静安神的龙骨、牡蛎、铅丹，故治太阳少阳阳明并病见气冲心悸、二便不利而烦惊不安者。

5.1.3　条文解读

《伤寒论》第 107 条：伤寒八九日，下之，胸满、烦惊、小便不利、谵语、一身尽重、不可转侧者，柴胡加龙骨牡蛎汤主之。

解读：伤寒八九日，病已传少阳，医者误用下法，症见胸满，则知柴胡证还未罢。湿热上结，故烦惊而小便不利。胃不和，邪热扰神明故谵语。水气外溢，故一身尽重而不可转侧，治疗应用小柴胡汤和解半表半里，同时利湿清热，桂枝、茯苓、龙骨、牡蛎镇惊安神，故用柴胡加龙骨牡蛎汤主之。

按：《伤寒论》少阳篇有“胸中满而烦者，不可吐下，吐下则悸而惊”。本条所述为误下少阳柴胡证甚明。又由于烦惊谵语之治，则本方有用于精神不安、癫狂痫病的机会。

5.1.4 辨六经归属探讨

本方证当属太阳少阳阳明合病证。

5.1.5 辨方证要点提示

小柴胡汤证见气冲心悸、二便不利、烦惊不安者。本方证常见于神经官能症。

5.2 方证治案举隅

5.2.1 神经官能症案

关某，男，28岁，初诊日期1965年10月18日，原有肝大、肝功能不正常。近半年来，性情急躁，不能入睡，自言妄想不休，语无伦次，口苦欲饮冷，头痛头晕欲呕，胸闷身痒，大便成形，每日二次，舌苔黄腻，脉弦数有力。辨六经为太阳少阳阳明合病，辨方证为柴胡加龙骨牡蛎去铅丹加生铁落汤证：柴胡12g，生龙骨30g，生牡蛎30g，黄芩10g，半夏10g，党参6g，桂枝6g，生姜6g，茯苓10g，大黄3g，大枣3枚，生铁落15g。结果：服3剂，已能入睡，精神好转，已不欲呕，但心下堵闷，继服9剂，精神基本好转。（冯世纶．胡希恕医学全集：经方传真—胡希恕经方理论与实践〈第三版〉．中国中医药出版社，2017）

按：患者口苦、欲呕、胸闷、头晕、头痛、脉弦数有力，证在半表半里，属实属热，柴胡证显然；同时，里热夹湿，结滞而逆上攻冲，故欲饮冷而苔黄腻，湿热扰神而头晕痛、烦躁、不寐、妄想、乱语。证在半表半里兼里，属热属实夹湿，即少阳阳明合病夹湿。此处“身痒”，精神症状可见，湿气泛溢可见，里气因湿热结滞不通、表气不透亦可见。

据证予柴胡加龙骨牡蛎汤去铅丹加生铁落，和解半表半里、清里热兼化湿，镇惊安神。因铅丹有毒，临床少用，以生铁落代之，辛凉重镇，殊为妥切。

二诊精神好转，已不欲呕，而心下堵闷，可知湿热逆上之势减，而结滞恒剧，继服9剂，诸症得解。

这里应加补充说明的是，神经官能症一类的精神疾患，柴胡证多见，但未必尽柴胡证，如因血虚的酸枣仁汤方证，因水气冲逆的苓桂术甘汤方证，因血瘀的四逆散合桂枝茯苓丸方证，因寒热错杂的甘草泻心汤方证等。学者当能举一反三，全面辨证。

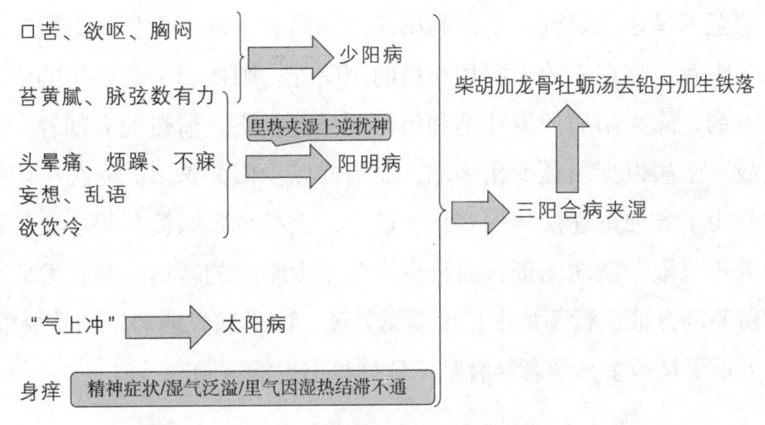

图 21 柴胡加龙骨牡蛎汤方证

第五节 认识少阳病方证

我们检索《伤寒论》和《金匮要略》全部方证，属少阳者，仅 16 方证，与太阳病方证、阳明病方证比较看，突显其数量少，是说明少阳病方证临床少见吗？不是的，一者，有关少阳阳明合病、并病的方证，如大柴胡、柴胡加龙骨牡蛎等方证已在《伤寒论·辨太阳病脉证并治》篇论述；二者，仲景在《伤寒论·辨太阳病脉证并治》篇论述了小柴胡汤证治，并例举柴胡去半夏加栝楼汤、柴胡加芒硝汤以示范其证治，暗示以柴胡剂加减的方证是很多的，胡希恕先生在注解小柴胡汤时，特别列出其加减方证，例如临床常见的小柴胡加桔梗汤方证、小柴胡加生石膏方证、小柴胡加橘皮汤方证、小柴胡合苓桂术甘汤方证等；三者，太阳病证治部分详述了夹饮（痰、湿）、夹瘀方证；太阴病证治部分详述了夹饮（痰、湿）、夹瘀、血虚、津虚等方证，在少阳病亦同样见这类方证，如茵陈五苓散方证、四逆散合当归芍药散方证、四逆散合桂枝茯苓丸方证……这是因为少阳病有其特点，即半表半里为诸脏器所在之地，病邪郁集于此体部，往往涉及某一脏器或某些脏器发病，故其出现的症状复杂多变，故出现的合并证就更多。

有关少阳病方证的论述，当然要于仲景书中探讨：仲景在论述太阳病时，已明确了太阳病不解，有直传阳明病者，亦有先传少阳，再从少阳而传阳明者。《伤寒论》阳明病篇，亦有太阳阳明和少阳阳明的说明，可见疾病的传变，是由外而之内，故病有少阳传阳明者，而绝无阳明传少阳者。唯其如此，则三阳病的排列，当首太阳，次少阳，而后阳明，才符合疾病的发展顺序，而反置少阳于最后者，正示人以辨证的要妙也。更值得注意的是，这种排列次序，与经方发展史有关，即经方发展，先认识表证和里证，后来至东汉才认识到：表证和里证之间尚有半表半里证。夫阴阳易知，表里易判，证之为阳者，除在表的太阳和在里的阳明外，则概属半表半里的少阳证，以是用于阳证的方剂，除太阳病的发汗剂和治阳明病吐、下、清热的方剂外，亦概属少阳的和解剂，故三阳病以少阳证变化多端，而治亦以少阳为繁多。有关少阳病的证治散见于各篇，是为了方便论述疾病的变化、证治，而在少阳病篇只提小柴胡汤方证，须知少阳病证并不只限于柴胡汤证，而且也不限于太阳病的转属，其自发的少阳病证反而更多，如黄芩汤方证、黄芩加半夏生姜汤方证、四逆散方证等，均是少阳病的方证，其加减变化方证更是很多，学者结合临床读仲景书更能体验。

第十章 太阴病（里阴证）证治

第一节 太阴病的概念

太阴病，是病位反应在里的一类阴性证候的统称，简称里阴证。其实质是八纲概念的证，而不是某一种个别的病，也不是足太阴脾一经一脏的病。

第二节 太阴病的判定

判定太阴病主要依据在于《伤寒论》有关太阴病的提纲证及相关条文，关键在于把握提纲证条文有限症状所揭示的实质，而不在于机械地套用条文具体症状表现。

1. 主提纲

《伤寒论》第 273 条：“太阴之为病，腹满而吐，食不下，自利益甚，时腹自痛。若下之，必胸下结硬。”

这是太阴病，即里阴证的主提纲，是说里虚饮聚，故腹满而吐、食不下，胃中不但有寒饮，而且不能收持之，故自利益甚。腹中寒气趋集则腹自痛，缓则痛减或已。太阴病宜温不宜下，若不慎辨作阳明病实满而误下之，必使胃气益虚而饮益聚，甚则出现胸下结硬。

2. 辅助提纲

《伤寒论》第 277 条：“自利不渴者，属太阴，以其脏有寒故也，当温之，宜服四逆辈。”

本条是说凡病自下利而不渴者，均属太阴病。其所以不渴者，即因胃中、体内有寒的关系，治以四逆汤一类温中逐寒剂。又下利为阳明病、太阴病共有症，热则必渴，寒则不渴，这里提出自利不渴，以示与阳明病区别。

3. 太阴病的传变

病有初起即是里阴证，即太阴病，也有自表或半表半里的阳证或阴证传变而来，或由里阳证即阳明病转属而来，举例说明如下：

《伤寒论》第 66 条："发汗后，腹胀满者，厚朴生姜半夏甘草人参汤主之。"

本条提示，发汗后，表虽得解，但耗伤津液，虚其中气，因虚而滞，腹胀满，主以厚朴生姜半夏甘草人参汤。

《伤寒论》第 309 条："少阴病，吐利，手足逆冷，烦燥欲死者，吴茱萸汤主之。"

本条提示，少阴病中有寒饮，很容易转为太阴病，寒饮上冲则吐，趋下则利，寒饮内盛而胃气弱，逆上阻遏胸中大气，故手足逆冷而烦燥欲死，予吴茱萸汤温中健胃，祛饮降逆。

同时，也要明确，太阴病，病位反应在里，不可能传表或半表半里，但有转属阳明的可能。

4. 太阴病与病因病理产物致病

太阴病，是病位反应在里的一类阴性证候的统称，即里阴证。由于机能虚寒沉衰不及，极容易感邪或造成自体病理产物蓄积，与阳明病相对应，亦可兼夹痰饮、水湿、瘀血、食积、燥屎等，也即是说，病因或病理产物作用于人体而致病时，出现太阴病的机会也比较多。这里仅就兼夹痰饮水湿略举几条以示其例：

《伤寒论》第 69 条："发汗，若下之，病仍不解，烦躁者，茯苓四逆汤主之。"

本条提示，外邪里饮，虽发汗或下之，病仍不解，虚其表里而陷于阴证，因而烦躁者，茯苓四逆汤主之。

由本方以茯苓为主药观之，可知原为外邪内饮的误治，此与前之干姜附子汤证的烦躁同，不过本方为四逆加人参汤而再加茯苓所组成，其主治不外四逆加人参汤证而有茯苓证（水饮所致烦悸晕眩等）者，可见本条所述亦是简文。

《金匮要略·妇人杂病篇》："妇人咽中如有炙脔，半夏厚朴汤主之。"

本条提示，咽喉中如有烤肉阻结，吐之不出，咽之不下，心下坚满不快，胸腹胀满不舒。究其病因，当为气结、痰饮两种因素造成，气结则胸咽不适，饮停则心下胸腹胀满，半夏厚朴汤主之。

太阴病，兼夹痰饮水湿非常普遍，在"太阴病主要代表方证与治案举隅"中多有介绍。

第三节 太阴病的治则

1. 太阴病的治则与一般要求

《伤寒论》第 277 条：“自利不渴者，属太阴，以其脏有寒故也，当温之，宜服四逆辈。”

四逆辈温中逐寒，不只治太阴病的下利，亦是太阴病的治疗准则。太阴为里虚寒，故治疗须温补，与阳明里实热治用寒下相对。

2. 太阴病治忌

太阴病与阳明病同为里证，又都可以兼夹各类实邪蓄积，若将太阴误作阳明而予清下，则为治所当禁。

《伤寒论》第 273 条：“太阴之为病，腹满而吐，食不下，自利益甚，时腹自痛。若下之，必胸下结硬。”

本条作为太阴病主提纲提示，太阴病宜温不宜下，若不慎辨作阳明病实满而误下之，必使胃气益虚而饮益聚，甚则出现胸下结硬。

这里要说明的是，太阴病的总治则是扶正（温中补虚）祛邪（水、瘀、食滞等）。因此，在不排除在温中补虚的同时，据证施以吐下等祛邪之法。

《伤寒论》第 141 条：“病在阳，应以汗解之。反以冷水潠之若灌之，其热被劫不得去，弥更益烦，肉上粟起，意欲饮水，反不渴者，服文蛤散。若不差者，与五苓散。寒实结胸无热证者，与三物小陷胸汤，白散亦可服。”

“寒实结胸”，为寒痰盘踞于胸膈所致。寒实纯阴，故无热证，可与三物白散以下寒实。“与三物小陷胸汤”当是“与三物白散”之误，因小陷胸汤治热不治寒，若寒实结胸无热证者，如何可与小陷胸汤？其中必有错简。

《金匮要略·腹满寒疝宿食病篇》附方之走马汤、《金匮要略·杂疗方》之三物备急丸及《金匮要略·胸痹心痛病篇》之九痛丸，适应证有连年积冷流注心胸痛、心腹胀满、腹胀痛、大便不通等，方中皆用巴豆急温吐下。

3. 太阴病与病因病理产物致病论治

太阴病，为里阴证，虚寒沉衰不及，极易感邪或造成自体病理产物蓄积，因此在温中补虚、振兴沉衰的同时，必须兼以祛邪，如化饮、祛瘀、消导或攻逐积滞等。（请

参考本章第二节“太阴病与病因病理产物致病”及“太阴病主要代表方证与治案举隅”部分）

第四节　太阴病主要代表方证与治案举隅

太阴病为里阴证，治宜温中补虚祛邪，《伤寒论》第277条明确指示“当温之，宜服四逆辈”，其主要代表方证有四逆汤方证、干姜附子汤类方证、附子汤类方证、甘草干姜汤类方证、橘皮汤类方证、大半夏汤方证、小半夏汤类方证等。今举数则以示其例：

1. 四逆汤方证

1.1　辨方证指要

1.1.1　方剂组成与煎服法

甘草（炙）二两，干姜一两半，附子（生用，去皮，破八片）一枚。

上三味，以水三升，煮取一升二合，去滓，分温再服。强人可大附子一枚，干姜三两。

1.1.2　方解

本方于甘草干姜汤中更加附子以温中驱寒，振兴沉衰，故治四肢厥逆、呕吐、下利清谷、极度沉衰的阴寒里证，非此莫属。

1.1.3　条文解读

《伤寒论》第29条：**伤寒脉浮，自汗出，小便数，心烦，微恶寒，脚挛急，反与桂枝欲攻其表，此误也。得之便厥、咽中干、烦躁吐逆者，作甘草干姜汤与之，以复其阳。若厥愈足温者，更作芍药甘草汤与之，其脚即伸；若胃气不和谵语者，少与调胃承气汤；若重发汗、复加烧针者，四逆汤主之。**

解读：伤寒脉浮，法当发汗，但今见自汗出，是津液虚于外；小便数，为津液亏于内；心烦者，已显示阳明内结；脚挛急，已是津液虚竭的明征。这时虽有脉浮、心烦、微恶寒，表还未解，亦不可与桂枝汤再攻其表，若与之则重亡津液，故出现厥逆、咽中干。如激动里饮更必烦躁而吐逆，宜用甘草干姜汤治之，缓急逐饮以止烦逆。所谓以复其阳者，是指调理胃气恢复津液。若厥愈足温后，再给以芍药甘草汤，脚即当伸；若胃气不和而谵语者，可少与调胃承气汤，胃和即愈。若重发汗，又加烧针迫使大汗出者，势必虚极而陷于阴寒重证，此时必见四肢厥逆等症，但非甘草干姜汤所能治，则须用四逆汤大剂回阳。

按：自汗出、小便数、脚挛急，一派津液虚竭之候，即所谓此无阳也，虽表未解，亦宜桂枝加人参新加汤类，益气生津治之，不可与桂枝汤专攻其表也。

《伤寒论》第92条：**病发热，头痛，脉反沉，若不差，身体疼痛，当救其里，四逆汤方。**

解读：病发热，头痛，脉反沉，为少阴病麻黄附子细辛汤证。若不差，即指服过麻黄附子细辛汤后，若脉沉不解而身疼痛者，此是虚寒在里、血气外郁的证候，故宜四逆汤以救其里。

按：本条所述的身体疼痛，纯由于里气不振、血气外郁所致，已无关于表证，故谓当救其里，宜四逆汤。

《伤寒论》第225条：**脉浮而迟，表热里寒，下利清谷者，四逆汤主之。**

解读：脉浮而迟，为表热里寒之应，今下利清谷，为寒极于里虚热外浮，故宜四逆汤主之。

《伤寒论》第323条：**少阴病，脉沉者，急温之，宜四逆汤。**

解读：脉沉为里虚寒，少阴病见此脉，虽有表证亦宜四逆汤急温其里，缓则吐利厥逆等险恶证候随之而来。

《伤寒论》第324条：**少阴病，饮食入口则吐，心中温温欲吐，复不能吐，始得之，手足寒、脉弦迟者，此胸中实，不可下也，当吐之；若膈上有寒饮，干呕者，不可吐也，当温之，宜四逆汤。**

解读：温温同愠愠，可作恶心愦闷状解。病实于胸中，气机受阻，故手足寒，而脉弦迟，现少阴病外观。上实则拒纳，故饮食入口则吐，即不饮食，其人也有心中温温欲吐、复不能吐的情况。此为胸中实，宜顺其势，用瓜蒂散吐之，不可误为食入即吐的大黄甘草汤证而下之。若上证，其人只干呕而无物，亦无心中温温欲吐、复不能吐的情况者，此为里有寒饮，则不可误为胸中实而吐之，宜用四逆汤以温之。

按：本条四逆汤温之一段，亦为少阴与太阴并病，不过本条主要是就呕之一证，为示瓜蒂散证、大黄甘草汤证和四逆汤证的鉴别法，即大黄甘草汤治食已即吐，虽有似瓜蒂散证，饮食入口则吐，但大黄甘草汤证，并没有心中温温欲吐、复不能吐的情况。至于四逆汤虽亦治呕，但不是饮食入口则吐，亦不是食已即吐，而只是干呕，是亦不难分辨。

《伤寒论》第353条：**大汗出，热不去，内拘急，四肢疼，又下利厥逆而恶寒者，四逆汤主之。**

解读：大汗出，为精气亡于外。热不去，为邪反留于内。腹内拘急，津液虚损并兼有寒，四肢疼痛，外邪亦兼血郁，中气沉衰。因又下利，阳去入阴，故厥逆而恶寒，则宜四逆汤主之。

按：大汗出而热不去，已是精却邪胜之象，又复下利以至厥逆，胃气已极沉衰。此时虽有表候亦急宜救里，若误与桂枝汤以攻表，则祸变立至。

《伤寒论》第354条：**大汗，若大下利而厥冷者，四逆汤主之。**

解读：大汗、大下利均足以亡津液、亡血液，若至血气不充于四末而厥冷者，已虚极陷于阴证，宜以四逆汤主之。

《伤寒论》第372条：**下利腹胀满，身体疼痛者，先温其里，乃攻其表。温里宜四逆汤，攻表宜桂枝汤。**

解读：见桂枝汤方。

《伤寒论》第377条：**呕而脉弱，小便复利，身有微热，见厥者，难治，四逆汤主之。**

解读：胃虚有寒则呕而脉弱，上虚不能以制下，故小便复利。身有微热而见厥。更属阴寒内盛，虚阳外浮的恶候，故为难治，亦只宜四逆汤主之。

按：本条所述，乍看似无关于生死大证，实际不然，其关键就在身有微热见厥的“见”字上面，里阴证以至于厥，反有微热见于外，多属残阳欲息的凶候。以是可知，呕和小便利，亦非一般痰饮水气为患，大有上越下泄的虚脱情况。此时惟有以本方温中救里，振起一分胃气，即有一分生机，舍此更无别法。

《伤寒论》第388条：**吐利、汗出、发热恶寒、四肢拘急、手足厥冷者，四逆汤主之。**

解读：既吐且利，又复汗出，津液亡失至速，组织枯燥，故四肢拘急，虚极转阴，故四肢厥冷，虽发热恶寒则宜舍表而救里，宜四逆汤主之。

《伤寒论》第389条：**既吐且利，小便复利而大汗出，下利清谷，内寒外热，脉微欲绝者，四逆汤主之。**

解读：既吐且利，小便复利，而大汗出，则津液亡失于上下内外。下利清谷则寒已甚于里，寒甚于内者，热常浮于外，故内寒外热。胃阳不振、津液虚竭，故脉微而欲绝，此种情况只有急于温中以滋液，以四逆汤主之。

按：以上二条，均述霍乱的虚脱重证，皆属津液外脱、虚寒内甚的危笃证候，乘其生机未至断灭，急以本方温中救里，胃气一振，则谷气布，津液复，还可望其得生。

1.1.4 辨六经归属探讨

本方证是典型太阴病证。

1.1.5 辨方证要点提示

四逆、呕吐、下利清谷、脉微欲绝里虚寒甚者。

本方常用于霍乱、吐泻等急性传染病，用于瘟疫出现的津液虚里寒甚证，也用于一般急性病，因津液大伤出现里虚寒甚四肢厥逆，而呈现心衰循环衰竭，在古代是常用的急救方药，在现代仍有其在急救上的优越性。

1.2 方证治案举隅

1.2.1 案例一：腹泻如水案

杨某，女，58岁。2012年4月29日初诊，晚饭后着凉出现头痛、恶寒、腹泻，西医诊断：病毒性肠炎。经输液治疗3天毫无疗效，腹泻一日10余次，质稀如水，饮水即泻，腹痛不明显，身畏寒，手足冷，舌苔白根腻，脉沉细。八纲辨证为里虚寒，辨六经为太阴病，辨方证为四逆汤方证：炮附子15g，炮姜10g，炙甘草6g。结果：服一剂泻止，但晚上食粥一碗又腹泻3次，食无味，心下满，上方加党参10g。服一剂痊愈。（冯世纶教授案）

1.2.2 案例二：食则昏冒，甚则休克案

刘某，女性，50岁，1976年4月23日初诊。近月来食则昏冒，甚则休克，下肢瘦弱不能站立，静卧少许时可复常。自觉胃中冷，脉沉细，苔薄白。辨六经为太阴病，辨方证为四逆汤证：炙甘草10g，干姜10g，制附片15g。结果：服三剂，诸症已，迄今未再发。（冯世纶.胡希恕医学全集：经方传真——胡希恕经方理论与实践〈第三版〉.中国中医药出版社，2017）

按：案一腹泻如水日十余行，亡失津液而致诸里虚寒象；案二虽无汗吐下等亡失津液病史，但发则神昏、机能痿弱不用。两案发病过程不同，具体症状表现有异，但都身冷、畏寒、脉沉细，昭示着机能沉衰的共同病机，因此都必须以四逆汤温中驱寒，振奋沉衰。

需要说明的是，四逆汤原方用的是生附子，而在此两案用的是制附子，这也是当前中医临床用药的局限，若真出现重症心力衰竭、循环衰竭，急救还当用生附子。

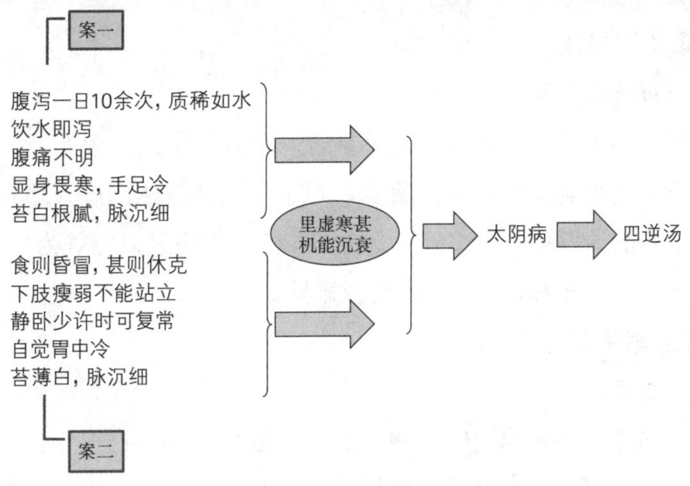

图22 四逆汤方证

【附方】四逆加人参汤方证；茯苓四逆汤方证

四逆加人参汤方证：人参补中益津血，加于四逆汤而治四逆汤证胃气虚衰而津血不足者。本方证当属太阴病证，辨证要点为：吐利后，胃气虚衰，心下痞满，脉微弱者。本方证见于吐利后的里虚寒证，也见于慢性病的里虚寒证。

茯苓四逆汤方证：本方是四逆加人参汤又加茯苓。本方证当属太阴病证，辨证要点为：四逆加人参汤证又见心下悸、烦躁及小便不利者。

2.《外台》茯苓饮方证

2.1 辨方证指要

2.1.1 方剂组成与煎服法

茯苓、人参、白术各三两，枳实二两，橘皮二两半，生姜四两。

上六味，水六升，煮取一升八合，分温三服，如人行八九里进之。

2.1.2 方解

本方是橘皮枳实生姜汤加健胃的人参、利尿的茯苓、白术，故治橘枳姜汤证心下痞硬、小便不利或有停饮者。

2.1.3 条文解读

《金匮要略·痰饮咳嗽病篇》附方《外台》茯苓饮：治心胸中有停痰宿水，自吐出水后，心胸间虚，气满不能食，消痰气，令能食。

解读：心胸中有停痰宿水，即指胃中有水饮。胃中有宿饮，因常自吐水，但吐出水后，心胸间仍有气胀而不能食，本方有驱水饮消胀、促进饮食的作用，故治之。

2.1.4 辨六经归属探讨

本方证当属太阴病证。

2.1.5 辨方证要点提示

胸满、腹胀、心下痞、纳差、小便不利者。本方加半夏则效尤捷，不问其吐水与否，若以心胸满不能食为症状活用于胃炎、胃下垂以及溃疡诸病，均有良验。此与旋覆代赭汤均属常用的治胃良方。本方证亦常有嗳气，但患者以嗳气为快，且大便多溏，与旋覆代赭汤证苦于嗳气不除、大便虚秘者显异。

2.2 方证治案举隅

2.2.1 腹胀纳差案

宋某，女，44岁，1965年10月29日初诊，腹胀、纳差已多年，经针灸、中药理气等法治疗，症或有减，但停药后，腹胀、纳差如前。近状：腹胀、纳差、乏力、短气、下肢浮肿、小便短少、大便溏，苔薄少，脉沉细弦。辨六经为太阴病，辨方证为茯苓饮加半夏汤证：党参10g，陈皮30g，枳实10g，茯苓15g，苍术10g，生姜12g，半夏12g。结果：上方服1个月余，腹胀消，纳如常。1966年3月11日随访如常人。（冯世纶.胡希恕医学全集：经方传真——胡希恕经方理论与实践〈第三版〉.中国中医药出版社，2017）

按：本案病情比较单纯。

“腹胀”，有虚实之分，实多拒按，虚多喜覆，《金匮要略·腹满寒疝宿食病篇》“病者腹满，按之不痛为虚，痛者为实”。“胀”是主观感觉，“满”则为查体所见，触手查之，以其喜恶，断其虚实。胃气虚，运化不力，兼有停饮，故“纳差、乏力、短气”，《金匮要略·痰饮病篇》“夫短气有微饮”。“下肢浮肿、小便短少、大便溏”更是中虚饮停，寒饮下注而外溢肌肤之象。该例患者中虚气滞夹有停饮，以理气中药治之，症或有减，但停药后，腹胀、纳差如前者，以未能温中补虚，治其根本也。

温中除痞，理气化饮，方选茯苓饮加清半夏，茯苓饮出自《外治秘要》，原方主治“心胸间有停痰宿水，自吐出水后，心胸间虚，气满不能食，消痰气，令能食”。胃气不复不能食，气滞不畅不能食，停水不消亦不能食，因此必须健胃气，消气滞，祛痰饮，方可增进食。

从方药组成来看，茯苓饮由橘枳姜汤加味人参、茯苓、白术而成，《金匮要略·胸痹心痛短气病篇》曰：“胸痹，胸中气塞，短气，茯苓杏仁甘草汤主之；橘枳姜汤亦主之。”偏于停饮，用茯苓杏仁甘草汤；偏于气滞或兼气逆的，用橘枳姜汤。再加人参健胃使正气得生，复运化之机，亦无破气之虞；茯苓、白术利尿化饮，以开水邪之去路，而无停蓄之患，亦绝兴波助澜之忧；诸味合力，用治中虚水停，气满不能食。

方中橘皮既能消胀除满，又能祛水化饮，原方剂量为二两半，胡希恕先生主张加重其用量，特别是停水明显，有呕、哕等胃气上逆表现时，还可再加半夏，合小半夏加茯苓汤意，加强和胃化饮降逆止呕的功效。本方加半夏则效尤捷，不问其吐水与否，若以心胸满不能食为其症状活用于治疗胃炎、胃下垂及溃疡诸病，均有良验，胃脘痞满，痛甚者可加延胡索。

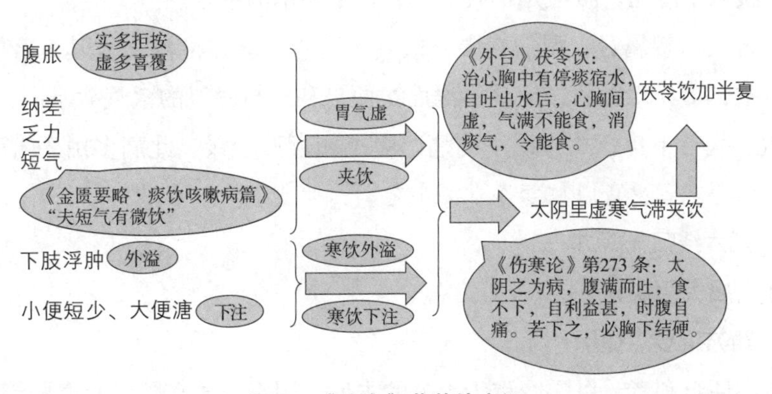

图23 《外台》茯苓饮方证

【附方】厚朴生姜半夏甘草人参汤方证；半夏厚朴汤方证

厚朴生姜半夏甘草人参汤方证：本方于生姜半夏汤加大量厚朴以消胀满，加甘草、人参以补中虚，故治生姜半夏汤证腹胀满而中气虚者。

半夏厚朴汤方证：此小半夏加茯苓汤更加厚朴消胀行气之品，并以生姜、苏叶温中化饮解表，故治外邪内饮证而胸痛满闷恶寒者。如以苏子代苏叶治疗寒性咳嗽更良。苏叶有解表作用，后世记载更明确，如《本草汇言》："紫苏，散寒气……宽中安胎，下结气，化痰气，乃治气之神药也，一物有三用焉：如伤风、伤寒、头痛、骨痛、恶寒发热……寒邪在表者，苏叶可以散邪而解表。"本方证当属太阳太阴合病证，辨证要点为：外邪内饮所致胸满、胸痛、恶寒、咽堵、咳逆者。本方证不限妇人，男人亦多有。本方的应用并不限于此证，若以咽中不利和胸闷满为目的，可活用于发作不定的神经症均有良效。

3. 甘草干姜茯苓白术汤方证

3.1 辨方证指要

3.1.1 方剂组成与煎服法

甘草二两，白术二两，干姜四两，茯苓四两。

上四味，以水五升，煮取三升，分温三服，腰中即温。

3.1.2 方解

本方是由于甘草干姜汤加味而成。茯苓、白术并用，温中祛寒，故反治小便自利。干姜重用，伍茯苓、白术更治湿痹，因此本方治肾着而腰以下冷痛，故又称肾着汤。

3.1.3 条文解读

《金匮要略·五脏风寒积聚病篇》第16条：肾着之病，其人身体重，腰中冷，如坐水中，形如水状，反不渴，小便自利，饮食如故，病属下焦，身劳汗出，衣里冷湿，久久得之，腰以下冷痛，腹重如带五千钱，甘姜苓术汤主之。

解读：古人以腰属肾，湿痹在腰，故名为肾着。腰被寒湿，故其人身体重而腰中冷，如坐水中，形如水肿状，但反不渴而小便自利，与一般的水气病不同，水不在胃，故饮食如故。病在下焦，故腰以下冷痛，腹重如带五千钱。此病多由于身劳汗出、衣里冷湿而久久得之者，宜以甘姜苓术汤主之。

3.1.4 辨六经归属探讨

本方证当属太阴病证。

3.1.5 辨方证要点提示

腰冷重小便自利者。以腰冷重为本方的主证，用于腰痛水肿以及遗尿等证均有验。

3.2　方证治案举隅

3.2.1　淋证案

柳某，男，76岁。2010年4月13日初诊。患“前列腺增生”10余年，尿细、尿不畅。近1周尿不畅加重，伴尿痛、尿不尽，小便时常有大便出，夜尿4～5次，口中和。舌苔白微腻，脉沉细。辨六经属太阴阳明合病，辨方证属甘姜苓术汤合当归赤小豆散合蒲灰散去滑石加薏苡仁、血余炭、桑螵蛸证。处方：苍术18g，茯苓15g，干姜10g，炙甘草6g，炒蒲黄10g，生薏苡仁30g，赤小豆15g，当归10g，血余炭10g，桑螵蛸10g。7剂，水煎服。

2010年4月20日二诊：诸症减轻，小便较前畅利，进餐后尿频明显，小便时已无大便出，但仍有想要大便的感觉，夜尿3～4次，无明显汗出。舌苔白，脉沉细。上方加益智仁10g，7剂，水煎服。

2010年4月27日三诊：尿不畅明显好转，尿痛渐不明显，中午及晚餐后尚有尿频，口干不明显，夜尿2次。舌苔白，脉细。上方去生薏苡仁，7剂，水煎服。

2010年5月11日四诊：近来除尿细外，无明显不适，口中和，睡眠易醒。上方加石菖蒲10g，7剂，水煎服。嘱服完7剂后即可停药，怡情养生。（高建忠.临证实录与抄方感悟.中国中医药出版社，2014）

按：淋证，习惯有“五淋”之分，虚则补益，实则清利，此为常用治法。而从寒湿论治者，方书载之较少。本案中，冯世纶教授着重从寒湿论治，取得较好疗效。

关于甘姜苓术汤方证

甘姜苓术汤见于《金匮要略·五脏风寒积聚病脉证并治》第16条：“肾着之病，其人身体重，腰中冷，如坐水中，形如水状，反不渴，小便自利，饮食如故，病属下焦，身劳汗出，衣里冷湿，久久得之，腰以下冷痛，腹重如带五千钱，甘姜苓术汤主之。”冯世纶教授将本方证归于太阴病，在《解读张仲景医学》一书中也指出本方证的辨证要点为“腰冷重小便自利者”。这里所说的“小便自利”并非指小便正常，而是一病理性名词，意指“尿频”或“尿失禁”。其发生机理与“小便不利”相同，只是临床表现有别而已。正如日本人尾台榕堂在《类聚方广义》中所说：“‘小便自利’犹曰‘不禁’。白术、附子、茯苓皆治小便不利、自利，犹桂枝、麻黄治无汗、自汗。”冯世纶教授临证常以本方治疗腰痛、腰酸而口中和者，也常以本方治疗小便异常而伴见腰酸痛、口中和者。推而广之，小便异常病变，如尿频、遗尿、尿不尽、尿不畅等，如属寒湿内滞，口中和者，即使无腰酸、腰痛，冯世纶教授也多以此方治疗。舌苔白腻者，常以苍术易白术。并且通常会合用治疗太阴病“诸疮有痈脓恶血者”之赤小豆当归散。

关于蒲灰散方证

蒲灰散方证见于《金匮要略·消渴小便利淋病脉证并治第十三》第12条：“小便不

利，蒲灰散主之，滑石白鱼散、茯苓戎盐汤并主之。”本方证方书少有论及，冯世纶教授将其归于阳明病，认为蒲灰散具有治疗湿热下注致小便艰涩不利或见尿血者。蒲灰散由蒲灰和滑石两味药组成，药房中不备蒲灰，冯世纶教授常以蒲黄代替。

对本案辨证论治的梳理

本案上有口中和，下有尿频、尿不畅、大便时出，舌苔见白腻，脉见沉细，一派里阴证，辨为太阴无疑。但近1周新增尿痛，仍考虑合有阳明里热。故辨六经属于太阴、阳明合病。首诊方选用甘姜苓术汤合当归赤小豆散，祛太阴寒湿，通利小便。舌苔白微腻，方中选用苍术而未用白术。合蒲灰散，清利阳明湿热，方中未用滑石而代以生薏苡仁，且辅以血余炭。加桑螵蛸者，意在收摄。二诊加益智仁，加强温化收摄之功。三诊去生薏苡仁，减小清利阳明之功，因尿痛渐减。四诊加石菖蒲意在化湿，也在安神。前后四诊，处方井然有序，收效也在意料之中。

有人或问：“甘姜苓术汤和五苓散同治尿频，二方证有何区别？”答曰：“一治太阴，一治太阳、太阴、阳明合病，阴阳、六经自有不同，何须细加鉴别！”

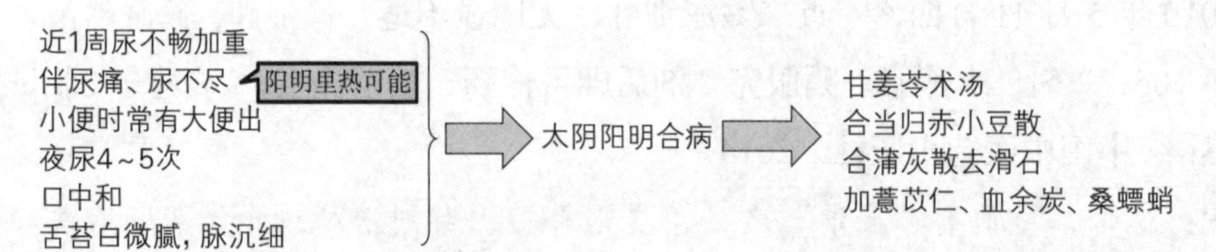

图24　甘草干姜茯苓白术汤方证

【附方】理中丸方证

理中丸方证：本方是甘草干姜汤加人参、白术而成，故治甘草干姜汤证心下痞硬而小便不利者。治心下痞、胃虚主用人参，故本方又名人参汤（丸）。本方证当属太阴病证，辨方证要点为：心下痞，大便溏泻，小便少者。本方在临床应用较广，可见于慢性肝炎、胃肠炎、肠功紊乱等病，主要证候是心下痞。

4. 小建中汤方证

4.1　辨方证指要

4.1.1　方剂组成与煎服法

桂枝（去皮）三两，甘草（炙）二两，大枣（擘）十二枚，芍药六两，生姜（切）三两，胶饴一升。

上六味，以水七升，煮取三升，去滓，内饴，更上微火消解，温服一升，日三服。呕家不可用建中，以甜故也。

4.1.2 方解

桂枝加芍药汤原治腹满痛，今加大量甘温补虚缓急的饴糖，虽然仍治腹痛，但已易攻为补，故名之为建中。谓之小者，以其来自桂枝汤，仍兼解外，与专于温里祛寒的大建中汤则比较为小也。

4.1.3 条文解读

《伤寒论》第100条：**伤寒，阳脉涩，阴脉弦，法当腹中急痛，先与小建中汤，不差者，小柴胡汤主之。**

解读：脉涩为津血虚，阳脉涩，即脉浮而涩，为表虚荣卫不利。弦为寒，阴脉弦，即脉沉弦，为里虚有寒。伤寒得此脉，常是腹中急痛的反映，治疗宜首先考虑用小建中汤。不差者，是说服小建中汤后，而病未全解除，这时病多转属少阳小柴胡汤证，故不应再用小建中汤，而宜用小柴胡汤治疗。

按：脉浮涩而沉弦，为小建中汤与小柴胡汤共有的脉象，但腹中急痛，为小建中汤所属，而柴胡汤证不常见。先与小建中汤，不只是治腹中急痛，而且也因表里实，津液自和，使表证自汗出而解。假如症状没完全消除，知已转属少阳，当用小柴胡汤治疗。这里要注意，“不差者，小柴胡汤主之”，是必看有小柴胡汤方证时，方可用小柴胡汤。

《伤寒论》第102条：**伤寒二三日，心中悸而烦者，小建中汤主之。**

解读：血少心气虚则悸，外邪不解则烦。小建中内能补虚，外能解表，故能主治此证。

按：伤寒二三日，即见心中悸，是营虚血少，此时虽有表证不可发汗。当宜首先建中，中气建，营血充足，津液自和，则汗自出表自解。小建中内能补虚，外能除邪，故主之。

《金匮要略·血痹虚劳病篇》第13条：**虚劳里急，悸，衄，腹中痛，梦失精，四肢酸疼，手足烦热，咽干口燥，小建中汤主之。**

解读：虚劳，为古人对虚损不足之病的通称。里急、腹中痛，即腹中痛的互词。悸者，为血少心气不足。衄者，为气冲热亢。梦失精者，为下焦虚，精不内守。四肢酸痛者，为荣卫不利，外邪未解。手足烦热者，为虚热。咽干口燥者，为津液枯燥。

按：腹皮弦急，按之腹筋不松软而拘挛，即里急腹急的证候，里急腹中痛者，即小建中汤适应证的主症。以上所述为小建中汤证，故以小建中汤主之，但不能认为小建中汤可治一切虚劳、腹痛。

《金匮要略·妇人杂病篇》第18条：**妇人腹中痛，小建中汤主之。**

解读：腹中痛，即腹中急痛的简称。妇女腹中急痛者，当以小建中汤主之。

按：这里虽举妇人腹中痛，实际男子有是证，也可用本方。

4.1.4 辨六经归属探讨

桂枝汤加芍药是因阳明里热腹满痛，今加大量饴糖而由攻清里热而改为温中补虚。故本方证当属太阳太阴合病证。

4.1.5 辨方证要点提示

桂枝汤证又见腹中急痛、或心悸而不呕者。本方是治腹痛的常用方，用治胃肠性溃疡机会比较多。

4.2 方证治案举隅

4.2.1 十二指肠球部溃疡案

王某，男，46岁，1965年11月30日初诊：10多年来胃脘部疼痛，近来加重，在当地中西医治疗无效，用药多是温中理气、活血化瘀之品。西药治疗无效，动员其做手术，因惧怕拒绝手术而来京治疗。近症：胃脘刺痛，饥饿时明显，背脊发热，午后手心发热，有时烧心，心悸，头晕，身冷畏寒，汗出恶风，口中和，不思饮，大便微溏。苔白舌尖红，脉细弦。X线钡剂造影检查：十二指肠球部溃疡，溃疡面积0.4cm×0.4cm。辨六经为太阳太阴合病，辨方证为小建中汤证。

处方：桂枝9g，白芍18g，生姜9g，大枣4枚，炙甘草6g，饴糖（分冲）45g。

1965年12月3日二诊：疼减，手心发热亦减，但仍胃脘刺痛，背脊发热，大便日行一次。上方加炒五灵脂6g，延胡索粉（分冲）0.5g。

1965年12月9日三诊：胃脘痛已不明显，唯食后心下痞，四肢发凉，夜寐不安。将返东北原籍，改方茯苓饮（茯苓15g，党参9g，枳壳9g，苍术9g，生姜9g，陈皮30g，半夏12g），带方回家调理。（冯世纶.中国百年百名中医临床家丛书·经方专家卷·胡希恕〈第二版〉.中国中医药出版社，2013）

按：患者胃脘痛10余年，用中西药治疗无效，而中药多是温中理气，活血祛瘀之品，亦在常理之中，因此值得进一步探究。

胃脘痛，饥饿时明显，多属虚证，况胃脘久病，胃气虚弱可知；又身冷畏寒，大便溏薄，苔白脉细弦，证属里虚寒。

有两组症状需要关注：其一是脊背发热，午后手心发热，辨为虚热，本质在气血亏虚，而见心悸、头晕；另一组症状是汗出恶风，畏寒，口中和，兼表虚见证未解。

表里不和，虚寒脘腹疼痛兼虚热诸症，六经辨证为太阳太阴合病，辨方证为小建中汤证。

小建中汤为桂枝汤倍芍药加饴糖化裁而来，转桂枝加芍药汤之攻为温补，主治里急腹痛，兼见悸、烦等诸虚（热）症状表现。如《金匮要略·血痹虚劳病篇》第13条“虚劳里急，悸，衄，腹中痛，梦失精，四肢酸疼，手足烦热，咽干口燥，小建中汤主之”。虚劳为虚损不足之病症的统称，余诸症皆为血虚及虚热征象。

太阳太阴合病时，治当两顾或先救里，本案里证并不急迫，法当两解，徒施温补或调理气血，不但使表邪得纵，还会补虚恋邪，乃至于引邪入里。本例治方较前有捷效者，关键在此。小建中汤，所以谓之“小”者，以其来自桂枝汤，仍兼解外，与专于温里驱寒的大建中汤比较为“小”也。

因其久病且表现为刺痛，局部辨证为寒凝气滞血瘀，因此在整体用方基础上据证加入炒五灵脂化瘀止痛，延胡索粉少许分冲温通止痛。元胡味辛苦温，功善活血、理气、止痛，李时珍推崇其“能行血中气滞，气中血滞，故专治一身上下诸痛”。通气分血分的温性止痛良药，对脘腹寒痛尤为效捷。

三诊时，胃脘痛已不明显，以中虚脘痞，继予茯苓饮加半夏调理善后。

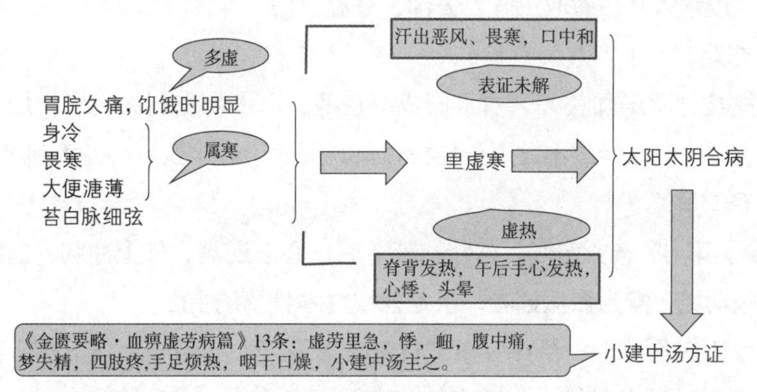

图 25　小建中汤方证

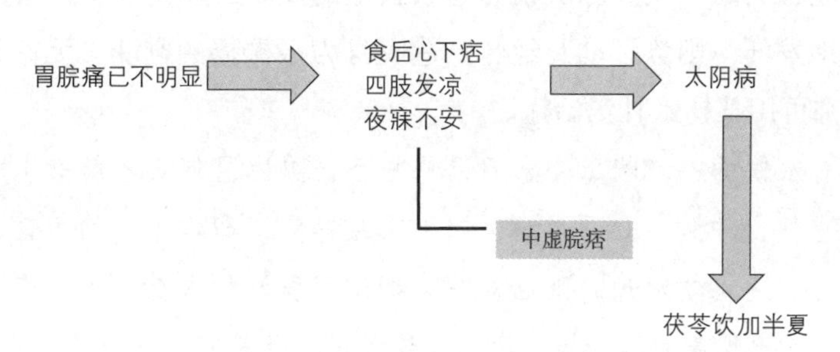

图 26　茯苓饮加半夏方证

【附方】当归建中汤方证；黄芪建中汤方证

当归建中汤方证：本方为小建中汤中加补血作用的当归，故治疗该方证而有血虚证候者。

黄芪建中汤方证：本方为小建中汤中再加入黄芪，其适应证为小建中汤又见黄芪证者。

黄芪味甘、微温，《神农本草经》谓“主痈疽，久败疮，排脓止痛补虚”。益卫固表，利水消肿。所以能固表者，因饮食入胃后，经消化吸收变为精气、卫气。如人体精气不足于体表，则肌肤失养，腠理空虚，邪气乘虚侵入且踞而不去，造成自汗、盗汗，甚则痈疽败疮等证。黄芪能补虚益精气而使表实，表固则邪自去，加于小建中汤中更能补中益气、固表。

5. 茯苓桂枝白术甘草汤方证

5.1 辨方证指要

5.1.1 方剂组成与剂量

茯苓四两，桂枝（去皮）三两，白术、甘草（炙）各二两。

上四味，以水六升，煮取三升，去滓，分温三服。

5.1.2 方解

本方是桂枝甘草汤加茯苓、白术而成。茯苓、白术功在利尿逐水，加于桂枝甘草汤中，则解表同时利水，故本方用于桂枝甘草汤证而里有水饮、小便不利者。

5.1.3 条文解读

《伤寒论》第67条：伤寒，若吐、若下后，心下逆满、气上冲胸、起则头眩、脉沉紧，发汗则动经，身为振振摇者，茯苓桂枝白术甘草汤主之。

解读：太阳病伤寒证，治疗宜用麻黄汤类方发汗，如用吐法或下法，都属错误的治疗。当表不解时易出现气上冲胸症状，如果里有水饮，水饮伴随冲气上犯，则易出现心下逆满、起则头眩等症。脉沉紧为寒饮在里的反映，就是表证已解，也不可再发汗，如果错误地发汗，则势必动及经脉，造成身为振振摇的剧变。无论是否发汗，出现这种证时，都可用苓桂术甘汤治疗。

按：平素有水饮的人，若患外感而误施吐下，更容易使表不解气上冲，水伴随气冲上犯，而产生气上冲胸、心下逆满、起则头眩等症，即本方证的主证。此时用本方解外邪、降气冲、逐水饮治疗，则证自解。如误用发汗的方药，不但表不解，而且激动里饮，更使患者出现身为振振摇的症状，这种情况还是宜用本方治疗。

《伤寒论》第160条：伤寒吐下后，发汗、虚烦、脉甚微、八九日心下痞硬、胁下痛、气上冲咽喉、眩冒、经脉动惕者，久而成痿。

解读：此即上条重出，前条说脉沉紧，是指发汗前，本条说脉甚微，则是指发汗后。心下痞硬、胁下痛、气上冲咽喉、眩冒，虽然也属气冲饮逆的证候，但与发汗前比更加严重。经脉动惕，即前条所称身为振振摇的互词。久而成痿，是说此证若不速治，日久将成为肢体不用的痿证。

按：此条虽未提出治疗方药，但据所述，当是苓桂术甘汤。

《金匮要略·痰饮咳嗽病篇》第16条：心下有痰饮，胸胁支满，目眩，苓桂术甘

汤主之。

解读：在《金匮要略》有专篇论述痰饮，可细读自明。这里的心下有痰饮，即指胃中有停饮。胸胁支满、目眩亦是水气上冲的证候，这是苓桂术甘汤的适应证。

《金匮要略·痰饮咳嗽病篇》第17条：夫短气有微饮，当从小便去之，苓桂术甘汤主之，金匮肾气丸亦主之。

解读：《金匮要略·痰饮咳嗽病篇》第12条说："凡食少饮多，水停心下，甚者则悸，微者短气。"短气是胃有微饮的证候。这种微饮，用利小便的方法治疗，饮从小便排出则愈，适用苓桂术甘汤治疗。当有金匮肾气丸证时，亦可用金匮肾气丸治疗。

按：因微饮出现短气，可见于苓桂术甘汤方证，亦可见于金匮肾气丸方证，因此临床遇到微饮短气，要细辨是苓桂术甘汤方证，还是金匮肾气丸方证。不是说任取一方都可，要注意。

5.1.4　辨六经归属探讨

本方证当属太阳太阴合病证。

5.1.5　辨方证要点提示

外寒内饮的头晕目眩、短气、小便不利气上冲者。本方治疗头晕、目眩确有良效，但如果无气冲之候者则不验。心下逆满、气上冲咽喉、心下痞硬、胁下痛、气上冲胸、胸胁支满等皆气冲之候，宜注意。

5.2　方证治案举隅

5.2.1　梅尼埃病案

刘某，女，19岁。1977年10月3日初诊，因眩晕、耳鸣、耳聋两月，某医诊断为"梅尼埃病"，中西药治疗不效，已休学两月，托亲友找胡希恕先生诊治。近头晕不能起，睁眼则晕甚，耳聋、耳鸣，口干不欲饮，时感胸闷心慌，舌苔白厚，脉沉细。辨六经为太阳太阴合病，辨方证为苓桂术甘汤证：茯苓18g，桂枝9g，苍术9g，炙甘草6g。

1977年10月12日二诊：上方连服八剂，头晕已，耳鸣大减，耳聋好转。前方增桂枝为12g，茯苓24g。

1977年10月20日三诊：上药服六剂，诸症已，因害怕复发要求再服药巩固，嘱其不必服药。（冯世纶.中国百年百名中医临床家丛书·经方专家卷·胡希恕〈第二版〉.中国中医药出版社，2013）

按：解读本案，理解苓桂术甘汤方证，关键在于明确气上冲为表不解夹有水饮，即水气冲逆于上的基本病机，头晕眩、耳鸣耳聋、胸闷心悸，皆为水气冲逆所致。"口干不欲饮"乃水饮内蓄不化而津不上承、非热伤津液所致。

二诊酌增桂枝、茯苓用量，即是在认证准确前提下，加强平冲逆、化水饮之功。

可见随证加减药味、增损用量是方证相应的必然要求，拘于成方、刻守原量是有悖于经方医学辨证施治的实质精神的。

还当指出的是，以苓桂术甘汤方证为代表的表不解水气冲逆证治，在解决精神疾患（如失眠、抑郁、狂躁等）方面开辟了新思路，对于传统的从火、虚、（痰）瘀论治做了新的补充和发挥。

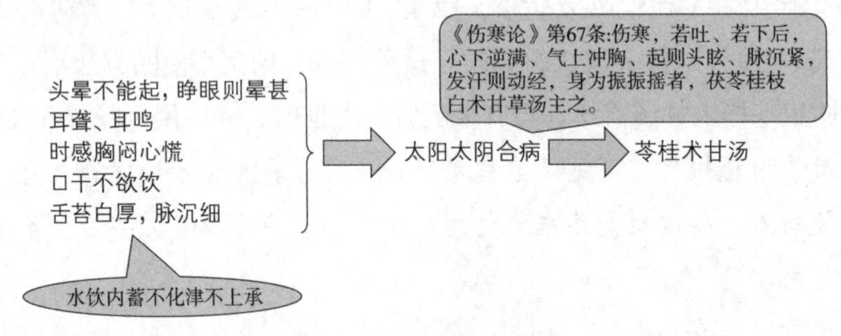

图 27　苓桂术甘汤方证

6. 小青龙汤方证

6.1　辨方证指要

6.1.1　方剂组成与剂量

麻黄（去节）、芍药、细辛、干姜、甘草（炙）、桂枝（去皮）各三两，五味子半升，半夏（洗）半升。

上八味，以水一斗，先煮麻黄，减二升，去上沫，内诸药，煮取三升，去滓，温服一升。

6.1.2　方解

本方为桂枝汤去生姜、大枣加干姜，再加麻黄、半夏、细辛、五味子而成，麻黄、桂枝、芍药、甘草发汗以解太阳之表。半夏、干姜、细辛、五味子逐内之寒饮，合之解表化饮以平咳喘，故本方为治疗外邪里饮而致咳喘的方剂。

6.1.3　条文解读

《伤寒论》第40条：伤寒表不解，心下有水气，干呕、发热而咳，或渴、或利、或噎、或小便不利、少腹满、或喘者，小青龙汤主之。

解读：伤寒表不解，心下有水气，指明为外寒里饮证，这种情况用发汗法治疗，表证不会相应而解。而且还会出现许多变证，如有外邪故发热；激动里饮故干呕而咳喘；小便不利则少腹满；水停不化故渴；水谷不别故利；水气冲逆故噎等，此宜小青龙汤主之。

按：当表证未解而里有水饮者，无论伤寒或中风，在治疗时，都须解表的同时祛逐水饮，这样才能使表解，前于桂枝剂已多次说明，故不再赘述。胃中有饮本无渴证，今谓或渴者，这是由于小便不利所致，与五苓散证之渴同，故或渴、或利、或噎均宜读在小便不利、少腹满句之后，而或喘者，宜接于发热而咳句后。此以上为主证，或咳以下为客证。只要看主证在，不问客证有无均宜本方主之。

《伤寒论》第41条：伤寒，心下有水气，咳而微喘，发热不渴，服汤已渴者，此寒去欲解也，小青龙汤主之。

解读：气冲饮逆故咳而微喘，外邪不解故发热，胃有饮故不渴，宜以小青龙汤主之。服汤后则饮去胃中干，遂渴，此为服药有效之验，故谓寒去欲解也。

《金匮要略·痰饮咳嗽病篇》第35条：咳逆倚息不得卧，小青龙汤主之。

解读：倚息，即凭依于物呼吸之意。久有痰饮，复被风寒，呈外寒内饮证，造成咳逆呼吸困难，以至倚息不得卧，此证宜用小青龙汤治疗。

《金匮要略·痰饮咳嗽病篇》第23条：病溢饮者，当发其汗，大青龙汤主之，小青龙汤亦主之。

解读：见大青龙汤条。

《金匮要略·妇人杂病篇》第7条；妇人吐涎沫，医反下之，心下即痞，当先治其吐涎沫，小青龙汤主之。涎沫止，乃治痞，泻心汤主之。

解读：吐涎沫，指咳逆吐涎沫，暗示为小青龙汤证，治疗时反用下法，这样造成心下痞，这种情况，治疗仍宜用小青龙汤先治其咳吐涎沫，涎沫止后，再以泻心汤治其心下痞。

按：涎沫即泡沫痰，为寒饮的证候，本条当指咳吐涎沫，为外邪内饮的小青龙汤证。若呕吐涎沫，则宜半夏干姜散；若头痛者，则宜吴茱萸汤，此均为胃有寒饮而无外邪者，互参自明。

6.1.4 辨六经归属探讨

本方证当属太阳太阴合病证。

6.1.5 辨方证要点提示

外邪里饮而致咳喘者。

6.2 方证治案举隅

6.2.1 慢性咳嗽案

夏某，女，32岁，1966年1月7日初诊，近3年来每年冬春犯咳嗽。本次咳嗽已发作两月。前医曾与三拗汤，杏苏散加减无效，后又以止嗽散加减二十余剂无效，再以二陈汤合三子养亲汤加减效也不明显。近来症状：咳嗽，大量吐稀白痰，背恶寒，四肢凉，口干不思饮，胸闷，胃脘痞满，纳差，便溏。苔白滑，舌质暗，脉沉弦细。辨六经为太阳太阴合病，辨方证为小青龙加茯苓汤证：麻黄9g，桂枝9g，白芍9g，细辛 9g，干姜 9g，炙甘草 9g，五味子 12g，半夏 15g，茯苓 12g。结果：上药服三剂，胸闷、吐痰减少，继服六剂，咳嗽明显减轻，再继续服两周咳平，他症也随消。（冯世纶 . 中国百年百名中医临床家丛书 · 经方专家卷 · 胡希恕〈第二版〉. 中国中医药出版社，2013）

按： 咳喘久病，遇某时令而发，多具宿根，或瘀或痰（饮），因虚因实，兼寒兼热，宜加细辨。

本例症状除主症外，与上例相似，外邪内饮，六经辨证为太阳太阴合病，辨方证为小青龙加茯苓汤证，因水饮内盛，酌加茯苓化饮，《伤寒论》第 40 条："若小便不利，少腹满，去麻黄，加茯苓四两。"

我们通过这一案例，想重温一遍外寒内饮的治疗原则，即解表化饮须同时进行，在讲解桂枝去桂加茯苓白术汤、小青龙汤、五苓散和真武汤等方证时反复申明这一观点。表有外邪，里有水饮停蓄，表证不解，里亦难和，治疗时单解表或单利饮，不但证不解，还会加重病情，故治须解表的同时利饮。

若强发其汗，勉为透表，则易激动里饮，变证百出，《伤寒论》中论述较多，水饮横肆，逆于上则呕哕晕眩，阻于中则心悸痞硬，趋于下则肠鸣泄泻，泛溢周身则疼重瞤动。如《伤寒论》第 82 条："太阳病，发汗，汗出不解，其人仍发热，心下悸，头眩，身瞤动，振振欲擗地者，真武汤主之。"

若舍表而攻里，单利其水，则表邪因势入里，相互胶结而难解，无异于开门揖盗，遗患无穷。如《伤寒论》第 131 条："病发于阳，而反下之，热入因作结胸；病发于阴，而反下之，因作痞也。所以成结胸者，以下之太早故也。结胸者，项亦强，如柔痉状，下之则和，宜大陷胸丸。"即因误下致表邪入里，成水热互结的结胸证。

因此唯有解表与化饮兼顾，邪气始服，方可收表解里和之效。麻黄、桂枝、芍药、炙甘草发汗以祛邪解表，半夏、干姜、五味子，并增茯苓以化饮和里，表里两痊而咳逆自平。

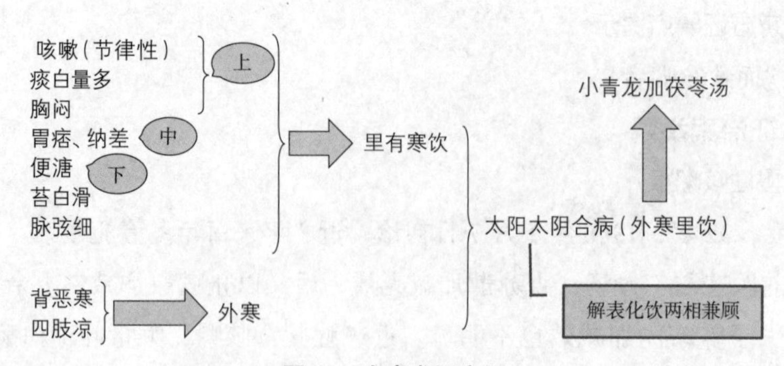

图 28　小青龙汤方证

【附方】射干麻黄汤方证；厚朴麻黄汤方证

射干麻黄汤方证：麻黄、生姜发汗解太阳之表，半夏、细辛、大枣降逆逐饮，故与小青龙汤相类亦是外邪内饮的治剂。射干、紫菀、款冬花、五味子均主咳逆上气，而射干尤长于清痰泄火，以利咽喉。故与小青龙汤所主大致相同，而侧重于上气痰鸣而上热明显者。

厚朴麻黄汤方证：咳而脉浮者，为病在表，亦是咳而上气之类的证候，当有喘满、短气等里热实证。本方亦是小青龙加石膏汤的变剂，故主治亦相近似。加厚朴、杏仁，去桂枝、芍药，则偏于治喘满，但用大量小麦，养正则有余，逐水则不足，故不能治溢饮。

7. 附子粳米汤方证

7.1 辨方证指要

7.1.1 方剂组成与煎服法

附子（炮），粳米半升，半夏半升，甘草一两，大枣十枚。

上五味，以水八升，煮米熟汤成，去滓，温服一升，日三服。

7.1.2 方解

附子温中祛寒，半夏逐饮止呕，粳米、大枣、甘草安中止痛，故此治里有寒饮、呕吐、胸胁逆满而腹中痛甚者。

7.1.3 条文解读

《金匮要略·腹满寒疝宿食病篇》第10条：**腹中寒气，雷鸣切痛，胸胁逆满，呕吐，附子粳米汤主之。**

解读：腹中寒气，是说腹中寒，并有水气。雷鸣，是说水声如雷，言其声之大。切痛，是说痛如切，言其痛之剧。寒气自下以上迫，故胸胁逆满而且呕吐，宜以附子粳米汤主之。

7.1.4 辨六经归属探讨

本方证当属太阴病证。

7.1.5 辨方证要点提示

腹痛肠鸣、恶心、里虚寒者。本方用于里虚寒明显的腹痛。本方证的腹痛、呕吐，有似大建中汤方证，不过大建中汤证痛在上腹而上及于心胸，本方证痛在下腹，则不及于心胸。若寒疝痛剧上及心胸者，以此二方合用有奇效。

7.2 方证治案举隅

7.2.1 肠系膜淋巴结核腹痛高热案

蔡锡苓，男，48岁，1964年11月23日初诊，1962年12月诊断为胸膜炎、肠系膜淋巴结核。经治疗后长期发作腹疼，不规则发热，血沉快，时自汗盗汗，肠鸣矢气。今腹疼复发，已14日未已，在保定市曾服中药10余剂不效，而来京治疗。午后高烧40℃，自汗盗汗甚，腹疼剧甚，胃脘亦疼，时欲呕，苔白腻，脉沉弦紧。此里饮郁久化热之太阳太阴合病证，先以温中化饮急治其里，予附子粳米汤合小半夏加茯苓汤：川附子9g，粳米15g，炙甘草6g，大枣三枚，半夏12g，生姜9g，茯苓9g。1964年11月26日二诊：腹疼减，胃脘疼、高烧如故，仍汗多，且恶风明显，脉数而虚。仍属太阳太阴合病，此里寒减，而表虚不固明显，故治以温中固表之法，予黄芪建中汤：生黄芪9g，桂枝9g，白芍18g，生姜9g，大枣三枚，炙甘草6g，饴糖30g。1964年11月28日三诊：三剂后热渐退，汗出已减，继服三剂。1964年12月2日四诊：热平身凉和，但晚上仍腹痛肠鸣。再与11月23日方。12月5日告之，腹痛已。

按：经方治发热，不针对病因，而是根据症状反应。本案又是典型的急则治其里的案例。黄芪桂枝重在解表固表。（冯世纶.中国百年百名中医临床家丛书·经方专家卷·胡希恕〈第二版〉.中国中医药出版社，2013）

按：本例发热证治，分析起来，颇具“四渡赤水”极尽迂回之妙，首予舍表救里，继予表里兼顾，再予专事温里，症情虽繁，而终得以四诊十二剂完竣其功。

单凭“不规则发热”很难辨清表里虚实，即六经所属，必须旁及兼症。脘腹持续剧烈疼痛，时欲呕吐，苔白腻为水湿（饮）积聚，脉沉为在里或不足，弦为郁滞或水象，紧为寒束，结合舌象、脉象，初辨作寒饮结聚于里；自汗盗汗非为热迫，即属表虚不固，结合本例辨作表虚固摄不足。六经辨证为太阳太阴合病。

对于表里合病论治，首辨阴阳。对于太阳太阴合病，一般是表里双解，但里证急迫时当先以救里，如《伤寒论》第91条、92条即揭示此理。寒饮腹痛并伴有上迫呕逆，方选附子粳米汤温化降逆以救里为先，小半夏加茯苓汤本治支饮呕吐，合其以助化饮降逆。

三剂腹痛减，而胃脘痛、高烧如故，汗出恶风亦较前无显异，“脉数而虚”提示有热、有虚。此时里寒得减，表虚甚显，又当表里兼顾，改予黄芪建中汤。黄芪建中汤本治“虚劳里急，诸不足”，补虚劳，缓急迫，仍是桂枝汤的底子，健胃生津液，调阴阳，和营卫，合黄芪固表，厥有殊功。正如《素问·评热病论》所说那样以“邪却而精胜”热得去也。三剂而热渐退，汗出减而未已，继服三剂，以充其用。

待热平身凉和，余晚上腹痛肠鸣，“表解而里未和”，复予附子粳米汤合小半夏加茯苓汤再续前功。

可见经方辨证施治的实质，是顺应机（人）体机制（病理生理）的原因疗法。因势利导，协助正气祛邪。面对纷繁复杂的临床症情，辨证施治，进退有法，反复之中着有定见！

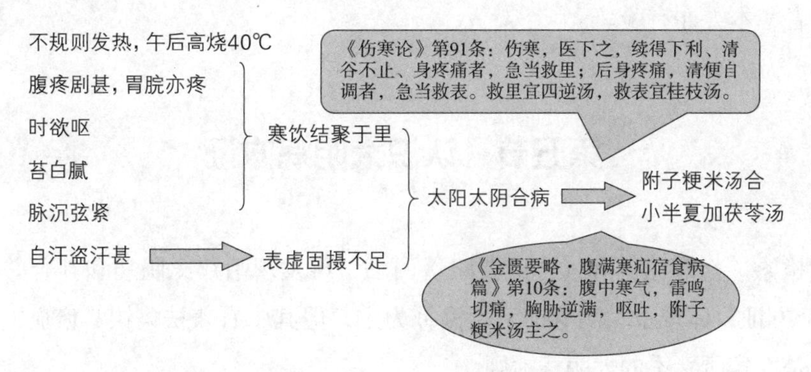

图 29　附子粳米汤方证

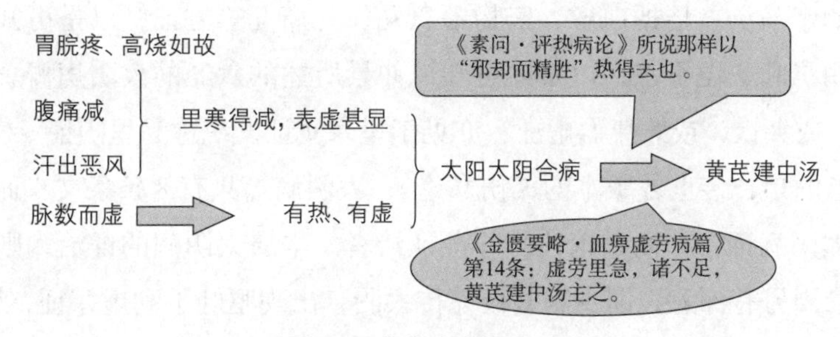

图 30　黄芪建中汤方证

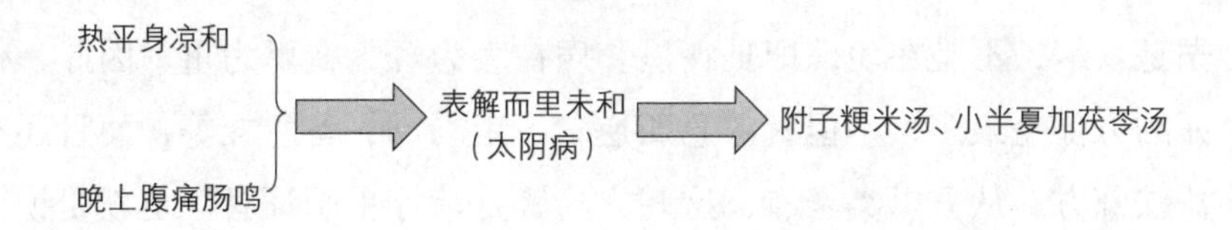

舍表救里
初诊
表里兼顾
二诊、三诊
专事温里
四诊

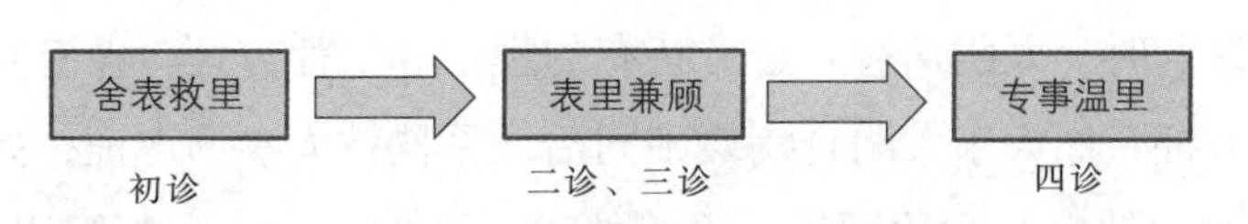

图 31　附子粳米汤合小半夏加茯苓汤方证

【附方】大建中汤方证

大建中汤是针对小建中汤而言。小建中汤用桂枝、大枣、甘草缓中祛寒，大建中汤用大量干姜、蜀椒，并用人参补胃，比小建中汤温中作用强，故名大建中汤。方中蜀椒、干姜驱寒止呕，人参、胶饴补中缓痛，故此治胃虚有寒，腹痛呃逆不能食者。本方用于腹痛较重者，小建中汤侧重于腹肌拘挛，大建中汤则重在温里驱寒。凡心腹痛剧、呕逆不能食，确知其里之虚寒者，即可用之。又因蜀椒有杀虫作用，若虫积而心腹痛剧者，本方亦有验。

第五节　认识太阴病方证

我们检索《伤寒论》和《金匮要略》两书，可发现治疗太阴病和其合并病的方证有70多个方证，体现了太阴病的治用温补为主，但其中有兼祛痰饮、瘀血，或益津养血者，这是大家所熟悉的太阴病治则。

这里要特别说明一下，在探讨六经分证中，我们体悟到，仲景书中有不少吐下寒实的方证，如走马汤、桔梗白散、三物备急丸、九痛丸等方证，以是可知，太阴病治则还必须适用温吐、温下法，以是亦可知，仲景所述的六经的太阴病概念，当是里虚寒，或夹瘀，或夹饮，或兼津血虚证，亦见于里寒实证，统称为里阴证。

值得注意的是，传世各版本的《伤寒论》，太阴病篇只有8条条文，而且大多不是论述真正的太阴病证治，而是论述合并证证治者。本属太阴病的证治，则多出于少阴病篇中，仲景当另有深意，即少阴病极易传太阴，出现呕吐下利虚寒证，胃气复则生，胃气绝则死，故人之病死，大都在太阴病这个时期，为治之道，只有四逆辈温之大法，篇中论治，只出此原则一条。而多数具体证治散在于各篇及《金匮要略》各篇中。古人辨证，先是八纲，不是在表，即是在里。病在表为轻，在里为重，因此，仲景论述表证和里证的方证为最多，不但有救急四逆辈、走马汤、备急丸等，而且还有善后调理众多补益祛邪方。从方以类聚看，这些方药皆是治疗里阴证者。也就是说，仲景太阴病的实质即为里阴证。

对太阴的治则应特别注意，不唯当知宜四逆辈，即温里补益，还要知当吐下寒实。更要明了于六经合并病时，太阴病有着经方特有的理论和治疗方证，即有其定法，在论中有许多条文和方证，如太阳太阴合病缓则同治，见桂枝人参汤方证；如太阳太阴合病现外邪里饮，必须解表与利饮同治，见苓桂术甘汤方证；如太阳阳明太阴合病，可同治，见五苓散方证；如太阳太阴合病急则救里，见四逆汤方证。

第十一章　少阴病（表阴证）证治

第一节　少阴病的概念

少阴病，是病位反应在表的一类阴性证候的统称，简称为表阴证。其实质是八纲概念的证，而不是某一种个别的病，也不是足少阴肾一经一脏的病。

第二节　少阴病的判定

判定少阴病主要依据《伤寒论》有关少阴病的提纲证及相关条文，关键在于把握提纲证的八纲属性，而不在于机械地套用条文具体症状表现。

少阴病与太阳病同属表证，但病性阴阳有别。太阳病乃是机体驱集大量体液于上半身广大的人体表面（即所谓“阳气重”），欲借发汗的机转自体表以解除病邪而未得解除的病理状态（如发热、恶寒、身疼痛等）。与此相对，少阴病，是因体质虚衰，或老年气血俱衰等，正气御邪不力，即不能有效驱集大量的体液于体表（即“阳气虚”或“无阳”），并进一步借发汗的机转自体表以解除病邪的病理状态（如不发热而只恶寒等）。

1. 主提纲

《伤寒论》第 281 条：“少阴之为病，脉微细，但欲寐也。”

少阴病，即表阴证，患病机体正邪相争出现表证时，类似太阳病的表现，但以其气血津液俱不足，故脉象虽浮而应之微细，精气不足，故“但欲寐”，倦卧少神。

2. 辅助提纲

《伤寒论》第 7 条：“病有发热恶寒者，发于阳也；无热恶寒者，发于阴也。”

本条提示，表证有两类，一者是“病有发热恶寒者，发于阳”，为表阳证即太阳病，如前所述；一者是“无热恶寒者，发于阴”，为表阴证即少阴病，“无热恶寒”是少阴病又一突出特征。

两条提纲证条文提示：临床见证似太阳伤寒或中风，若脉微细、但欲寐、无热恶寒者，即可辨为少阴病。判定少阴病主要依据在于少阴病主提纲与辅助提纲，遇到表证，排除太阳病即是少阴病。

3. 少阴病的传变

少阴病，即表阴证，由于津血虚衰，正气御邪不力，极容易向半表半里或里传变，或出现合并病表现。少阴病的传变，向半表半里，以传厥阴为常，亦有传少阳，如“少阴病篇”中“咽痛”之桔梗汤证和“四逆”之四逆散证；向里，以传太阴为常，亦有传阳明，如“少阴病篇”中的“心中烦，不得卧”的黄连阿胶汤证与“三急下”的大承气汤证等。

3.1 少阴病向少阳病传变

《伤寒论》第311条：**少阴病二三日，咽痛者，可与甘草汤；不差者，与桔梗汤。**

解读：这里的少阴病二三日，是说将由表传里，或半表半里，今见咽痛，又不见其他症状，这是病在少阳，可用甘草汤治疗。咽痛，多指咽喉一侧或某个局部的疼痛，较轻，半夏散及汤方证所言咽中痛则指咽喉整体疼痛，较重。轻者治以甘草汤，用一味生甘草解毒止痛；重者，当加排痰去脓利咽之桔梗；再重者，可与小柴胡汤加生石膏；再重者，扁桃体化脓肿，当选用增液汤合白虎汤或玉女煎加马勃、大青叶等。

按：少阴病津血本虚，最易传里或半表半里，少阴转属少阳，故见咽痛。本证常见于扁桃体炎、咽喉炎。

3.2 少阴病向阳明病传变

《伤寒论》第303条：**少阴病，得之二三日以上，心中烦、不得卧，黄连阿胶汤主之。**

解读：少阴病二三日以上，即常传里，或半表半里，今心中烦不得卧，为里热和血虚血热证候，宜以黄连阿胶汤主之。

《伤寒论》第320条：**少阴病，得之二三日，口燥咽干者，急下之，宜大承气汤。**

解读：少阴病，津血本虚，若传阳明，则燥结异常迅速。口燥咽干，已有热亢津枯之势，故急下以救津液，宜大承气汤。

4. 少阴病与病因病理产物致病

外感六淫、内伤七情、不内外因之三因致病与宿食、痰饮水湿及瘀血等病理产物致病，人体均应之以斗争，而有病位和病性复合的一般为证反应，其反应在表的阴性证候即少阴病。

4.1　少阴病夹湿

《伤寒论》第174条：伤寒八九日，风湿相搏，身体疼烦，不能自转侧，不呕、不渴、脉浮虚而涩者，桂枝附子汤主之。若其人大便硬、小便自利者，去桂加白术汤主之。

解读：本来有湿，又被风邪所伤，因称风湿相搏。太阳伤寒已八九日，又继发风湿相搏证。身体疼烦，是说全身痛剧，以至烦躁不宁。不能自转侧，是由于肢体痛剧，而不能翻身转动的意思。因未传少阳故不呕，因未传阳明故不渴。虽病还在外，但已虚极变为阴证，故脉浮虚而涩，这是桂枝附子汤方证，故用该方治疗。如果患者大便硬，而小便频利，则津液绝于里，不宜再用发汗的方法治疗，应改用去桂加白术汤主之。

按：小便自利，宜作小便频数解，茯苓、白术等利尿药与附子为伍反治虚衰的小便失禁。本条所述即由于小便失于收摄而自利，水分被夺，大便因而成硬。水湿在表之证，本宜发汗治疗，但渴而下利，小便数者，皆不可发汗，《金匮要略·水气病篇》有详细论述，可互参。

4.2　少阴病夹饮

《金匮要略·中风历节病篇》第8条：诸肢节疼痛、身体尪羸，脚肿如脱，头眩短气，温温欲吐，桂枝芍药知母汤主之。

解读：诸肢节疼痛，即四肢关节都疼痛。身体尪羸，即言身体瘦之甚而关节肿大的样子。脚肿如脱，即言脚肿之甚。头眩短气、温温欲吐，为气冲饮逆的结果，这是桂枝芍药知母汤的适应证，故用本方主之。

第三节　少阴病的治则

1. 少阴病的治则与一般要求

《伤寒论》第302条："少阴病，得之二三日，麻黄附子甘草汤微发汗，以二三日无（里）证，故微发汗也。"

"得之二三日"是说时间不长，邪尚在表。"无里证"则更证实邪在表，也是说少阴病主表不主里。用麻黄附子甘草汤"微发汗"，是治疗单纯少阴病的方法和方药。用麻黄发汗解表，这一点与太阳病是相同的，不同的是，太阳病因气血津液俱盛或相对充足，用麻黄、杏仁等发汗解表或辅以健胃生津液解肌即可。而少阴病气血俱衰，虽须发汗解表，但发汗不得太过，而且必须配以附子、细辛等温性亢奋、强壮沉衰之药以助正气驱邪外出。

即少阴病的治则是：温阳强壮发汗。

2. 少阴病的的治忌

少阴病与太阳病同为表证，施治均当以“汗法”，但汗之不当如大汗，或当汗而不汗反予吐下等，均为治疗所禁忌。

少阴病，为表阴证，气血津液俱衰，须温阳强壮以发汗，尤为谨慎，惟恐误汗伤津，涉险致变，故原文多有警戒，仅举“不可发汗”条文数则以示其例：

《伤寒论》285 条：少阴病，脉细沉数，病为在里，不可发汗。

本条提示，少阴病的治则为温阳强壮微发汗以解表，但“脉细沉数”病已传里，而不在表，故禁用汗法。

《伤寒论》286 条：少阴病，脉微，不可发汗，亡阳故也。

本条提示，少阴病见“脉微”之象，“脉微”为亡阳，津液将竭，故不可发汗。

《伤寒论》294 条：少阴病，但厥，无汗，而强发之，必动其血。未知从何道出，或从口鼻，或从目出者，是名下厥上竭，为难治。

本条提示，少阴病，津血不足，无汗，血不充于四末则厥，若强发其汗，必动伤血分而致津血妄行。

为了正确使用汗法治疗少阴病，当然也要明确哪种情况不能用汗法，这与太阳病的治疗禁忌是相似的。

《伤寒论》提到“不可发汗”，只见于太阳病篇和少阴病篇。太阳病篇所提出的咽喉干燥、淋家、疮家、衄家、亡血家、汗家及脉尺中迟者等情况不可发汗，其原因都是津液丧失严重，已失去体液聚集体表欲借发汗机转推邪外出的病机，即病证已不在表。

同理，少阴病篇也多次提出禁汗的条例，这不是说少阴病不能用汗法，而是因邪在表当汗解，但当注意不可发汗的情况，为了正确掌握少阴病的治则治法，有必要详述当汗的证治，同时也有必要强调禁汗的细节。

3. 少阴病的传变

略（请参考本章第二节“少阴病的传变”部分所列有关条文或方证注解）

4. 少阴病与病因病理产物致病的论治

少阴病兼夹病因病理产物论治，既要遵循“强壮发汗”的一般原则，又要考虑病

因病理产物的特性，在辨方证时予以兼顾（结合）。（请参考本章第二节“少阴病与病因病理产物致病”部分所列有关条文注解）

第四节 少阴病主要代表方证与治案举隅

少阴病，为表阴证，治当温阳强壮发汗解表，其代表方证参照太阳病，主要有桂枝汤类方证，如桂枝加附子汤方证等；有麻黄汤类方证，如麻黄附子甘草汤方证、麻黄附子细辛汤方证等；还有一类葱姜解表类方证，如白通汤方证及真武汤方证等。

1. 麻黄附子甘草汤方证

1.1 辨方证指要

1.1.1 方剂组成与煎服法

麻黄（去节）二两，甘草（炙）二两，附子（炮，去皮，破八片）一枚。

上三味，以水七升，先煮麻黄一两沸，去上沫，内诸药，煮取三升，去滓，温服一升，日三服。

1.1.2 方解

本方是甘草麻黄汤加附子而成，附子温阳强壮祛寒，加于甘草麻黄汤中，故治甘草麻黄汤证而陷于阴证者。方中麻黄只取原量之半，是因少阴病宜微发汗之故。本方温阳益气发微汗，能改变神疲无力的状态，故为温阳强壮解表，是单纯少阴病的治剂。

1.1.3 条文解读

《伤寒论》第302条：**少阴病，得之二三日，麻黄附子甘草汤微发汗，以二三日无里证，故微发汗也。**

解读：少阴病，这里当指病人具有“脉微细，但欲寐”症状。本条又强调：初得二三日的时期内，在没有传里并发太阴病的里证时，则呈现典型的少阴病，即在表的虚寒阴证，治疗宜用麻黄附子甘草微发汗以解表。

应当指出，本方证是单纯的少阴病证。此所谓得之二三日无里证，而用麻黄附子甘草汤微发汗，可见此二三日时纯属表证甚明。二三日后传里，而始有里证，但不是说少阴病根本属里。这里首先弄清少阴病提纲。

1.1.4 辨六经归属探讨

本方证属少阴病证。

1.1.5 辨方证要点提示

表虚寒证见恶寒、无汗、脉微细者。体弱或老年人若患伤寒或感冒，往往表现为少阴病。但也见于青壮年。

1.2 方证治案举隅

1.2.1 感冒案

许某，男，47岁，1978年5月4日初诊：感冒两天，右头痛，自觉无精神，两手逆冷，无汗恶寒，口中和，不思饮。舌质淡，舌苔薄白，脉沉细，咽红滤泡增生多。此属虚寒表证，治以温阳解表。与麻黄附子甘草加川芎汤：麻黄9g，制附子9g，炙甘草6g，川芎9g。结果：上药服一剂，微汗出，头痛解，未再服药，调养两日，精神如常。（冯世纶.中国百年百名中医临床家丛书·经方专家卷·胡希恕〈第二版〉.中国中医药出版社，2013）

按：本例患者感冒后出现头痛诸症，症情比较单纯，头痛、恶寒、口中和，病证在表而不在里，根据《伤寒论》第7条“病有发热恶寒者，发于阳也；无热恶寒者，发于阴也。发于阳者七日愈，发于阴者六日愈。以阳数七，阴数六故也”。以及281条“少阴之为病，脉微细，但欲寐也”辨为在表的阴证，即少阴病。

这里有几个症状需特别加以注意，一是“自觉无精神”，有的患者不会直接去说，我们要观察其“强打精神”的状态，要么淡然、木然，要么昏昏欲睡，问一句说一句，有时还要反复催问等等。

第二个是“两手逆冷”，不但自觉冷，你用手背触之也是不温的，有些真的是冰凉的，就像刚冲完凉水回来，一般手凉的话脚也往往是凉的。

第三个是“无汗恶寒”，患者经常会说，奇了怪了，这几年动不动就感冒，也不发烧，就是怕冷。这种“恶寒”常比太阳病“恶寒”更重，有人形容其为“皮寒骨冷”，甚至还有人打寒战。当然这种情况下有无汗的，也有汗出多乃至“漏汗”的。

第四个是“咽红滤泡增多”，现在好多人一看脸红、舌红、嗓子红，就说是热，就给用大把的清热药，金银花、板蓝根、连翘之类就用上了，结果呢，愈寒愈重，也有些是暂时得以缓解，不久即复发，病势更厉害。为什么呢？因为医者“只见树木，不见森林”！曾有一位通身红斑的皮肤病患者用大剂麻黄附子细辛汤，当时大为惊奇，但患者就是不上火，而且红斑明显减退。这也提示局部（辨证）服从整体（辨证）。

同是感冒，为什么证有不同呢？体质是主要决定因素，一般而言，体质强者即不易感冒，即便感冒了，也会现阳证；而体质弱的人，便很容易得感冒，出现阴证的概率大。《内经》里也说“勇者气行则已，怯者则着而为病也”。自仲景提出麻黄附子甘草汤诸方证后，后世亦有论述，如气虚外感之（人参）败毒散，阳虚外感之再造散之类。

应该说近代以来大家对阴证外感还是非常重视的，民国时期何廉臣在《重订全国名医验案类编》中即明确记载了阴证感冒的案例，如王经邦医生提供的“少阴伤寒案”：蒋尚宾妻，年六十二岁，严冬之时，头痛腰疼，身发热，恶寒甚剧，虽厚衣重被，其寒不减，舌苔黑润，六脉沉细而紧。此《伤寒论》所谓“热在皮肤，寒在骨髓也”。宜麻黄附子细辛汤，以温下散寒。生麻黄一钱，淡附片一钱，北细辛七分。一剂汗出至足，诸症即愈。昔医圣仲景，作此方以治“少阴病始得之，反发热，脉沉者”。予屡治如前之脉证，非用此方不能瘳，故赘述之。其他还有附子理中汤、桂枝附子汤案例等。

病在表，可予发汗解之，而少阴病为表阴证，不可纯用发汗，必须佐以温阳强壮之剂，才能有力祛邪外出而不伤正气。

《伤寒论》301条“少阴病，得之二三日，麻黄附子甘草汤微发汗。以二三日无里证，故微发汗也”。在强壮解表的同时，仍须强调解表的微发汗法。

麻黄附子甘草汤是由甘草麻黄汤加附子而成。甘草麻黄汤，出自《金匮要略·水气病篇》“里水，越婢加术汤主之，甘草麻黄汤亦主之”。治水气病表实无汗者，方中用甘草二两，麻黄四两。

甘草麻黄汤加附子即麻黄附子甘草汤，主治甘草麻黄汤证而陷入阴证者。方中麻黄只取原量之半，是因为少阴病宜微发汗之故。

与麻黄附子甘草汤药味组成相同的还有一方，即麻黄附子汤，出自《金匮要略·水气病篇》，第24条“水之为病，其脉沉小属少阴，浮者为风，无水虚胀者为气。水发其汗即已，脉沉者，宜麻黄附子汤，浮者宜杏子汤”。方中较麻黄附子甘草汤中的麻黄用量多一两，概由本方是用以发散水气，而彼则在于微发汗。

可见方证对应是要深化到药量与证候相应层面的。

川芎，祛风治头痛是其专长，《神农本草经》载“主中风入脑头痛”，亦温性解表药。

对于祛邪之剂，或汗或下，必须中病即止，但又得保证药力须足，所以一般采取足量煎、适量服的办法，在《伤寒论》中是多有说明的。

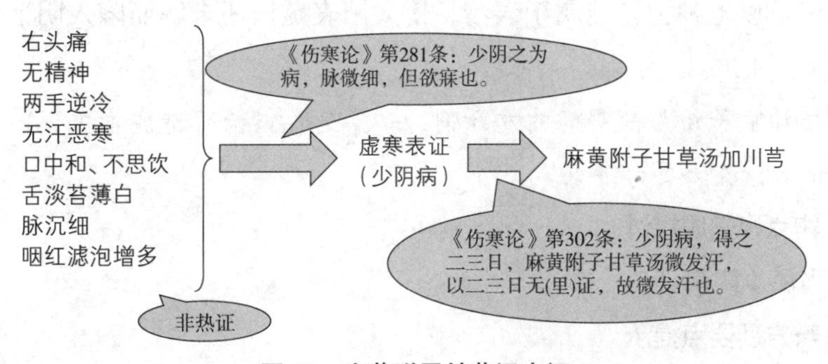

图32　麻黄附子甘草汤方证

【附】麻黄附子细辛汤方证

本方为麻黄附子甘草汤去甘草，加细辛而成，甘草有缓急迫的作用而对逐饮不利，细辛驱寒逐饮，故本方治麻黄附子甘草证里有寒饮而不急迫者。辨六经为少阴太阴合病兼夹寒饮。辨证用于感冒、鼻炎、哮喘、三叉神经痛、痹症等有佳效。

2. 桂枝加附子汤方证

2.1 辨方证指要

2.1.1 方剂组成与煎服法

桂枝（去皮）三两，芍药三两，甘草（炙）三两，生姜（切）三两，大枣十二枚，附子（炮，去皮，破八片）一枚。

上六味，以水七升，煮取三升，去滓，温服一升。本云：桂枝汤，今加附子，将息如前法。

2.1.2 方解

附子辛温，为一有力的温中、祛寒、逐湿药。尚有亢奋、振兴代谢机能的作用，无论表里证，若陷于阴证者，多适宜配以本药治之。桂枝汤是治太阳表虚证者，如陷入表阴证即少阴病，则应加附子以温阳解表。即桂枝加附子汤为治桂枝汤证而变为少阴证者。

2.1.3 条文解读

《伤寒论》第20条：太阳病，发汗，遂漏不止，其人恶风，小便难，四肢微急，难以屈伸者，桂枝加附子汤主之。

解读：本来是太阳病的桂枝汤证，由于医生误用麻黄汤大发其汗，遂使汗流似漏而不止。其人恶风，半由于桂枝汤证未解，半由于已陷入阴证（少阴病）。小便难，是由于汗漏不止、体液大量亡失的结果。四肢微急、难以屈伸，亦是津液亡失、筋肌失和的极虚证候。以上种种，纯属于误治，使太阳表虚证还未解而陷入阴证少阴病，故以桂枝加附子汤主之。

按：桂枝加附子汤为少阴病的发汗剂，本条是说误治可造成本方证，但不因误治而呈现本方证者，临床更为多见。

2.1.4 辨六经归属探讨

本方证当属少阴病证。

2.1.5 辨方证要点提示

桂枝汤证更见恶寒、小便难、四肢微急呈表阴证者。本方证常见于急慢性关节病和风湿病。

2.2　方证治案举隅

2.2.1　脊椎骨质增生案

任某，女，33岁，首都机场门诊患者，1966年3月25日初诊，因腰背疼，在积水潭医院、北中医医院检查均诊断为“脊椎骨质增生”。近来头晕、头痛、目胀，下肢关节胀疼，手麻，乏力，四肢逆冷，易汗出，恶寒，舌苔白舌质淡，脉沉细。辨六经证属少阴证，辨方证为桂枝加附子汤证：桂枝10g，白芍10g，炙甘草10g，生姜10g，大枣4枚，制附片10g。结果：上药服三剂，痛减，四肢逆冷好转。服1个月后全身症状好转。（冯世纶．胡希恕医学全集：经方传真——胡希恕经方理论与实践〈第三版〉．中国中医药出版社，2017）

按：本例患者，头目疼痛晕胀不适，肢节痛，恶寒，考虑表证，又手麻、脉沉细，津血不充也；乏力，神气怯弱也；四肢逆冷，而无发热，辨作表阴证，即少阴病。选桂枝汤类方而不用麻黄汤类方，以其“易汗出”故也，与《伤寒论》第20条漏汗津伤陷入阴证之桂枝加附子汤证“恶风、小便难、四肢微急、难以屈伸”其理一也，故据证予桂枝加附子汤原方。

少阴病多见于久病或年老体衰之人，而本例为青年女性，又说明经方辨证是有是证、用是方，不必拘于性别年龄等因素。

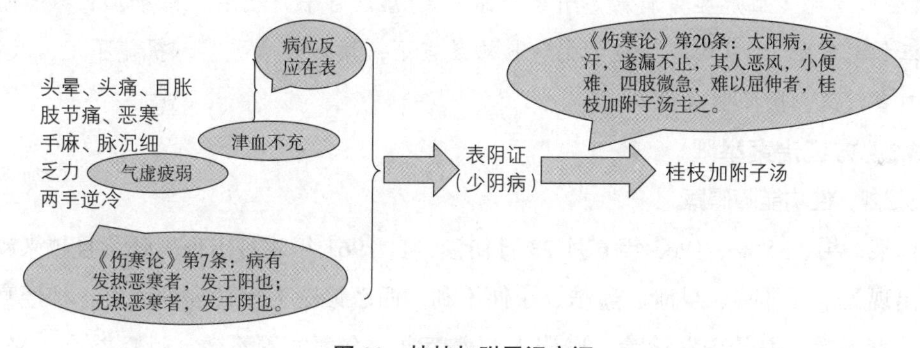

图33　桂枝加附子汤方证

【附】桂枝加苓术附汤方证

本方即桂枝加附子汤再加茯苓和苍术，是胡希恕先生治疗痹证应用最多的方证。痹证之中，常见外有风寒在表、里有水湿停滞之证，若强发其汗，激动里饮，变证百出。此时唯有于解表方中兼用利湿祛饮药，始收里和表解之效。本方证不仅有陷于表虚寒的少阴证而且有里虚寒的太阴证。因此治疗不但用桂枝汤及茯苓、苍术解表利水，同时更用附子温阳强壮。临证时如关节痛偏在一侧时，多兼瘀血阻滞，常加入少量大黄以活血通络，在其他方证见到一侧偏痛时也可加用大黄，这也是胡希恕先生的经验。

3. 二加龙骨汤方证

3.1　辨方证指要

本方是桂枝加龙骨牡蛎汤的变方，即去桂枝，加附子、白薇。

桂枝加龙骨牡蛎汤即桂枝汤再加龙骨、牡蛎各三两，主治桂枝汤证兼见津液虚惊悸不安者。

《金匮要略·血痹虚劳病篇》：**“夫失精家，小腹弦急，阴头寒，目肱发落，脉极虚芤迟，为清谷、亡血、失精。脉得诸芤动微紧，男子失精，女子梦交，桂枝加龙骨牡蛎汤主之。”**

解读：久病津虚、精气虚，大都呈现上实下虚证候，后世称之谓心肾不交之证。下虚则寒，故少腹弦急、阴头寒；上实则热，故目眩发落。脉极虚芤迟，为清谷、亡血、失精等症之脉应，皆为虚损的证候。因此，在临床上脉见芤动微紧，则可知男子患梦遗失精，女子患梦交。此是桂枝龙骨牡蛎汤的适应证。

按：失精、梦交，多由情欲妄动，神志不宁，因生梦幻所致。其病也基于汗出津伤、荣卫不和。龙骨、牡蛎之用，不只为固精，还重在敛神定志而止胸腹动悸，合于桂枝汤调荣卫和气血，本方是该证的正治。

《金匮要略·血痹虚劳病篇》引《小品方》“虚弱浮热汗出者，除桂加白薇、附子，名曰二加龙骨汤”，主治较桂枝加龙骨牡蛎汤方证，津伤表虚更甚，机能不足，又见里有虚热者，属少阴阳明合病。

3.2　方证治案举隅

3.2.1　性功能障碍案

白某，男，35岁，1965年6月23日初诊：自1961年4月出现失眠，且越来越重，相继出现头晕、耳鸣、早泄、遗精、小便不利，西医诊断为慢性前列腺炎、神经衰弱。服药治疗无效，而转中医诊治，曾服人参养荣丸、全鹿丸等不效，且症益重。来诊时症见：失眠，自汗盗汗，头昏脑胀，耳鸣，眩晕，欲吐，不敢睁眼，少腹悸动，早泄，遗精一周三次，舌苔白根厚，脉沉细数。辨六经为少阴阳明合病，辨方证为桂枝加龙骨牡蛎附子白薇汤方证：桂枝9g，白芍9g，白薇9g，生姜9g，大枣9g，生龙骨15g，生牡蛎15g川附子9g，炙甘草6g。结果：上药服六剂，睡眠好转，只遗精一次。7月2日改他医处方，与知柏地黄丸，服后遗精、耳鸣加重，继与上方加酸枣仁加减，经两月治疗，遗精已，早泄减，余耳鸣，继合酸枣仁汤服月余，症渐平。（冯世纶．中国百年百名中医临床家丛书·经方专家卷·胡希恕〈第二版〉．中国中医药出版社，2013）

按：患者失眠后，相继出现头晕、遗精诸症，经中西药物治疗无效，症益加重。初起不明原因失眠，继则诸症迭出，自汗盗汗，主因表虚不解，而里热上扰。六经辨证属少阴阳明合病，辨方证选二加龙骨牡蛎汤。桂枝加龙骨牡蛎汤证，出自《金匮要略·血痹虚劳病篇》，主治“失精家”太阳阳明合病证候。以桂枝汤解太阳外证，复加龙骨、牡蛎清里热收敛浮越。胡希恕先生指出，通观仲景之书，生龙骨、生牡蛎均为强壮性的收敛药，有一点补虚作用，主治烦、惊、不寐等心神症，尤其是有治胸腹动悸的特能。

治方中还加入了附子、白薇，即成为二加龙骨汤，是《金匮要略·血痹虚劳病篇》桂枝加龙骨牡蛎汤后的附方，引自《小品方》“虚弱浮热汗出者，除桂枝加白薇附子各三分，故曰二加龙骨汤”。适用于少阴表不解，又兼里热见自汗盗汗、多梦失精者。

胡希恕先生常用二加龙骨汤时亦不去桂枝，因证中虚热浮越，冲气逆上，桂枝有平冲降逆作用。同时指出，附子用量宜小，若证无大寒热，可不用加附子、白薇。

本案症情分析，充分明了六经辨证的重要，本证重在表虚不固，而里有热。

胡希恕先生称为“神心症”，即精神神经症，不论男女老幼均可出现，上有烦惊，下有遗溺。因此，在后续诊治中，适证合机合入主治“虚劳，虚烦不得眠”的酸枣仁汤养血安神，畅怡情志。而目前在临床上将其辨作虚劳者屡见不鲜，不加仔细辨证，拘守“相火妄动”之偏辞，治则一味补肾，不但难以奏效，甚至还加重病情。如本例曾予人参养荣丸、全鹿丸，甘温咸温，温寒消阴而虚热益脱；知柏地黄丸，苦寒咸寒，清热抑阳而遗尿不禁，是以症有增无减。全然忽略了表虚不固，而里有热，单纯补阴或单纯扶阳，更使表虚不固，里热不解。

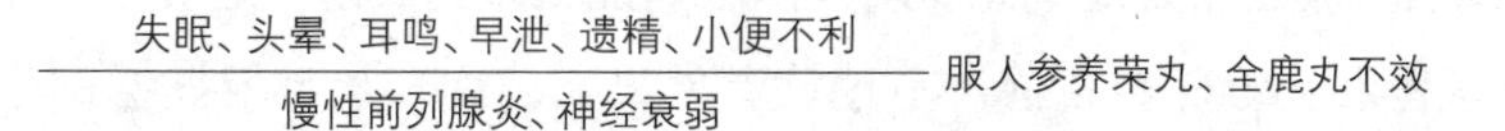

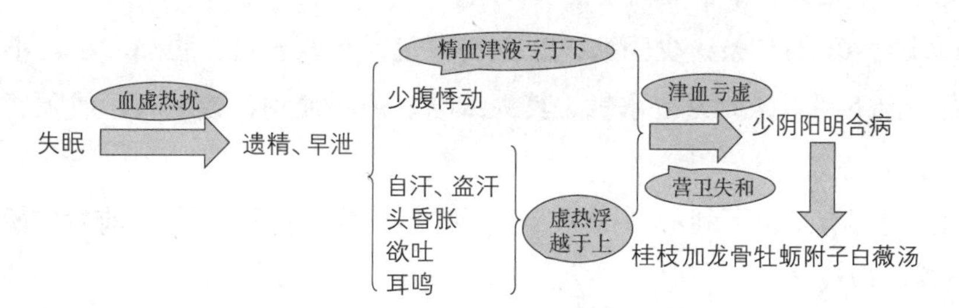

图 34　桂枝加龙骨牡蛎附子白薇汤方证

【附】桂枝芍药知母汤方证

本方是由桂枝汤增桂枝、生姜用量，去大枣，加麻黄、防风、白术、附子、知母而成。增加桂枝、生姜用量并加入麻黄、防风旨在发汗解表并治呕逆。加入白术、附子功在利湿祛寒除痹，佐以知母消肢体肿胀，故全方用以治疗风湿关节痛、肢体肿而气冲呕逆者。辨六经属少阴阳明太阴合病。若风湿热关节红肿热明显者，可加生石膏，本方与桂枝茯苓丸合用，治疗下肢肿的脉管炎亦验。

4. 真武汤方证

4.1 辨方证指要

4.1.1 方剂组成与剂量

茯苓、芍药、生姜（切）各三两，白术二两，附子（炮，去皮，破八片）一枚。

上五味，以水八升，煮取三升，去滓，温服七合，日三服。

4.1.2 方解

本方是附子汤去人参而加生姜而成，故治附子汤证心下痞硬，有表证而呕者。既用茯苓、白术以利水，复用附子温中，又用生姜温中兼解表。中寒有水，转入太阴则下利，用芍药治腹痛下利。此本表不解，心下有水气，少阴与太阴合病的治剂。本条所述，为表不解，心下有水气，误用汗法，而陷入少阴太阴合病。

4.1.3 条文解读

《伤寒论》第82条：**太阳病发汗，汗出不解，其人仍发热，心下悸、头眩、身瞤动、振振欲擗地者，真武汤主之。**

解读：振振欲擗地，是说身体振振而欲仆于地，即比身振振摇更剧者。太阳病，本宜发汗，但心下有水气，若不兼驱其水，单纯发汗，汗出伤津液虚其表，使阳证变为阴证，并激动里饮，饮郁于表，故其人仍发热；水停心下则心悸，水气冲逆则头眩；动及经脉则身瞤动、振振欲擗地，此少阴太阴合病证，宜真武汤主之。

按：此与苓桂术甘汤证甚相似，不过前者为阳证，故只身为振振摇而已，而本方证虚极入阴，不但身动而且呈现振振欲擗地。

《伤寒论》第316条：**少阴病，二三日不已，至四五日，腹痛、小便不利、四肢沉重疼痛、自下利者，此为有水气。其人或咳、或小便利、或下利、或呕者，真武汤主之。**

解读：前即有“自下利”，后之“或下利”，当是“或不下利”，前后文始相应，必是传抄有误，应改之。

少阴病二三日不已，暗示已服麻黄附子甘草汤而病还不见好转。至四五日又并发腹痛自下利的里证。由小便不利、四肢沉重疼痛的证候观之，可知前之病不已，和今之腹痛自下利，都是由于里有水气的关系。或以下皆属不定的客证，但均宜本方主之。

按：本条冠首以少阴病，是说本来是少阴病，因里有水饮而误发汗，由于误治并于太阴，而成续得腹痛自下利的真武汤方证。

4.1.4 辨六经归属探讨

本方证当属少阴太阴合病证。

4.1.5　辨方证要点提示

头晕心悸，下肢浮肿或痛，脉沉者。

4.2　方证治案举隅

4.2.1　淋证（膀胱炎）案

王某，女，75岁，1964年8月20日初诊，尿频、遗尿、淋漓不尽三个月，1963年3月曾患尿急、尿痛、尿频，诊断为“膀胱炎“，用抗生素治疗而愈。今年5月又出现尿急、尿频、尿痛，又用抗生素治疗而疗效不佳，因长期口服西药，出现食欲差、恶心、头晕等症，而求中医诊治，曾服木通、车前子、黄柏、益智仁、桑螵蛸、芡实等而未见明显效果。现症：尿频、遗尿、淋漓不尽，小腹麻木胀痛，心悸，头晕，腰酸痛，恶心，纳差，恶寒，四逆，苔白润，舌质淡暗，脉沉细迟，辨六经为少阴太阴合病，辨方证为真武汤证：制附子9g，生姜9g，茯苓9g，白术9g，白芍9g。结果：上药服一剂，恶心、头晕已，食欲改善，小便频减，服三剂，诸症皆已。（冯世纶．中国百年百名中医临床家丛书·经方专家卷·胡希恕〈第二版〉．中国中医药出版社，2013）

按：本例患者，老年女性，淋证复发，经服抗生素等西药并清热利尿与补肾止遗类中药无显效。

刻下表现，脉证合参，呈现表里一派虚寒之象，在里兼夹水饮并冲逆动于中而迫乎上。辨六经属少阴太阴合病，辨方证以真武汤温阳化饮兼解表。

《伤寒论》第82条与316条皆是误发素有里饮之人之汗，造成表不解而并于里阴证。表证本宜发汗，但里有水气，若不兼驱其水，单纯发汗，则虽汗出而表不解，伤津液、耗正气，使病邪迁延不愈。当然，单纯化饮，亦不足取。必须解表的同时化饮，使表解饮去病即愈。

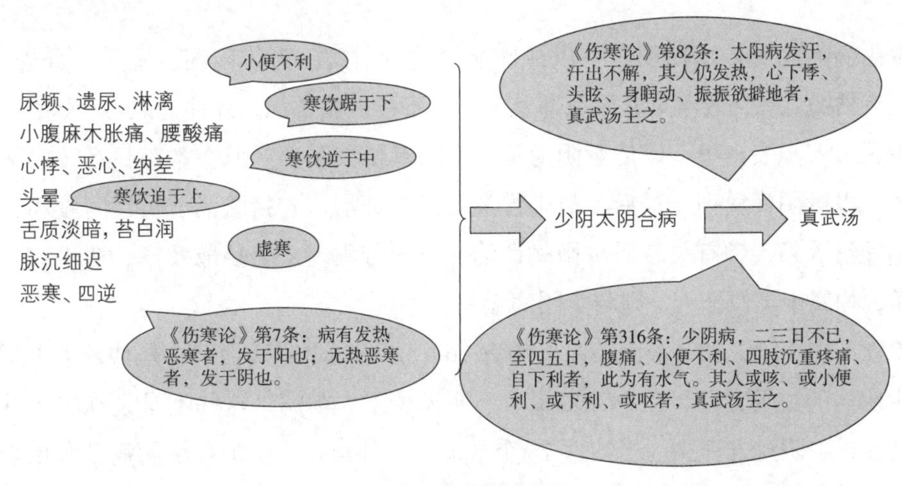

图35　真武汤方证

【附】附子汤方证

本方主用附子温中祛寒，佐以人参健胃补虚，茯苓、白术利小便以逐留饮，伍以附子并解痹痛。芍药缓挛急之痛，故此治胃虚有寒饮、小便不利、身疼痛、骨节痛或腹挛痛者。辨六经属太阴病。《伤寒论》304条“少阴病，得之一二日，口中和，其背恶寒者，当灸之，附子汤主之”，以及305条“少阴病，身体痛，手足寒，骨节痛，脉沉者，附子汤主之”。为少阴太阴合病，急则救里，治用附子汤。对于少阴病之身痛恶寒诸症亦不治而治也。

第五节　认识少阴病方证

少阴病和太阳病同是症状反应于表的证，但是阴阳两种不同的证。由于阴证多虚，维持在表的时间甚暂，一般二三日后即传里或半表半里，而为表与里，或表与半表半里并病，若麻黄附子细辛汤、麻黄附子甘草汤、白通汤等均属少阴病的发汗剂，即见于太阳病篇的桂枝加附子汤、桂枝去芍药加附子汤等均属少阴病的解表剂。不过前者宜于汗出，而此则宜于无汗者，不可不知。

胃为水谷之海，气血之源，人之病死，大多由于胃气的衰败，即在太阴病这一阶段，所以前于太阳病篇即有“伤寒医下之，续得下利清谷不止，身疼痛者”急当救里的说明。少阴病列出多条死证，亦以关系太阴病者为多。太阴病篇曾说“自利不渴者属太阴，以其脏有寒故也，宜服四逆辈”，而本篇所以出诸方，如附子汤、桃花汤、吴茱萸汤、真武汤、通脉四逆汤、四逆汤等，亦均属四逆辈，其有关于太阴病的证治甚明。

少阴病亦间有传里阳明者，以津虚血少的少阴病，若传阳明，则燥结分外迅急，津液立有枯竭之患，故略见其端，即宜急下，不可因循常规，须注意之。

少阴传入半表半里，以传厥阴为常，而间有传少阳者。但在本篇只有转属厥阴死证二条，以厥阴病篇列于最后，故未涉及其具体证治，若猪肤汤、黄连阿胶汤、甘草汤、桔梗汤等条，皆有关转属少阳病证治。至于苦酒汤、半夏散及汤、四逆散、猪苓汤等条，均属于类似证治，则与少阴病无关。

检索《伤寒论》和《金匮要略》约有16个方证属少阴病治剂，是仲景书中所出示治疗少阴病的主要方证，以方证数量看，明显少于太阳病，这并不是说临床所见太阳病方证多，少阴病方证少。当知这16个方证是张仲景在示范治疗少阴病及常见合并证的治疗，许多少阴病证是由太阳病转化而来，其治方剂亦由太阳病方证变化而来，如桂枝加附子汤方证、桂枝去芍药加附子汤方证、乌头桂枝汤方证等，是在说明，许多治疗太阳病的方剂，可依据证候变为治疗少阴病的方剂。如葛根汤加术附汤治疗葛根汤证更见少阴病证；麻黄汤加术附汤治疗麻黄汤证合并少阴病证……其治疗方证是很多的，其用方张仲景已做出示范。太阳病和少阴病，实即同在表位的阳与阴两类不同的证。病在表，法当汗解，但少阴病因体质虚衰，维持在表的时间甚暂，一般二、三日后即常传里或半表半里，而为表里并病，或表与半表半里的并病。因此治疗少阴病虽须发汗，但发汗不得太过，而且必须配以附子、干姜等温阳亢奋药。太阳病则不然，若阳热亢盛，当配以沉寒清热的石膏，此即二者证治概要区别。不过，无论太阳或少阴均有自汗和无汗两种不同的证型，虽依法均当汗解，但自汗者必须用桂枝汤，无汗者必须用麻黄汤，随证候的出入变化，而行药物的加减化裁，因而在《伤寒论》形成了桂枝剂类和麻黄剂类两大系列的解表方剂。

值得注意的是，这里所列出的方证，没有仲景原文少阴病篇中所出现的“死证”和“三急下”的方证。这是因为，仲景的六经辨证规律，详述了病之死多在太阴。但为何不出于《伤寒论》太阴病篇，而反出于少阴病篇呢?

其一，少阴病传变，以传太阴病为常，所列证治和死证，均有关于少阴病转属太阴病者。

其二，少阴病在表本无死证，但以其传变迅速，二三日后即常转属太阴病，便有死亡可能，正是为了警告医家，一见少阴病，即不得轻视之，要抓紧时机解表，最好防止传太阴，即传太阴更当急救其里。

关于“少阴三急下”：少阴病传里以传太阴为常，亦间有传里为阳明病者，以津虚血少的少阴病，若传阳明，则燥结分外迅猛，津液立有枯竭之患，故略见其端，即宜急下，不可等待，因此，其三急下证治用少阴病和阳明病提纲量之，则属阳明，不属少阴病证治。后世因附会脏腑经络解六经，却把大承气汤方证归属于少阴病，是无视六经提纲的错误。

第十二章　厥阴病（半表半里阴证）证治

第一节　厥阴病的概念

厥阴病的概念问题，学术界向来争议较多而分歧亦大，近代著名中医学者陆渊雷先生曾感叹:“伤寒厥阴病篇，竟是千古疑案。”而根据“六经来自八纲”可以明确厥阴病为半表半里阴证，即病位反应在半表半里的一类阴性证候的统称，简称为半表半里阴证。其实质是八纲概念的证，而不是某一种个别的病，也不是足厥阴肝一经一脏的病。

第二节　厥阴病的判定

同判定三阳病与太阴病、少阴病一样，判定厥阴病主要依据《伤寒论》有关厥阴病的提纲证及相关条文，关键在于把握提纲证的八纲属性，而不在于机械地套用条文具体症状表现。但厥阴病的判定亦有其特殊之处，一并加以说明。

1. 提纲证

《伤寒论》第326条:“厥阴之为病，消渴，气上撞心，心中疼热，饥而不欲食，食则吐蛔，下之利不止。”

《伤寒论》可以作为厥阴病提纲的仅此一条。该条文大意是说厥阴病上虚下寒，寒乘虚以上迫，因感气上撞心；半表半里邪无直接出路，寒饮郁而化热，故感心中疼热的自觉证；蛔被寒迫而上于膈，故饥而不欲食，食则吐蛔。寒在半表半里本不下利，与寒在里的太阴病自利益甚者不同，但若下之，则并于太阴里证而下利不止。

《伤寒论》第329条:“厥阴病，渴欲饮水者，少少与之愈。”

阴证一般多不渴，但虚则引水自救，故厥阴病也有渴者，若渴欲饮水者可少少与之即愈。应该指出少少与之即愈的渴，当然不同于真正的消渴。可知提纲的消渴、心中疼热，是在上的虚热。

需要说明的是，在依据《伤寒论》原文，解读其精神，判定厥阴病的情况下，有学者据《伤寒论》现行版本提出厥阴病“厥”“利”“呕”“哕”等特征。考证版本流传，《金匮玉函经》（《伤寒论》的另一个版本）把现行版本中第330～381条别为一篇，题曰“辨厥利呕哕病脉证并治第十”，进一步分析其具体内容，表里阴阳俱备，亦确是泛论上述四病的证和治，而非专论厥阴甚明，一种可能的情况是王叔和当时整理六经病之后的杂病篇感其甚属不类，但又以为厥阴篇只了了四条，且无证治，可能即是厥阴续文，乃合为一篇（所以我们看到的《伤寒论》原文，厥阴病是56条）。

不过王叔和未尝无疑，故于《金匮玉函经》仍按原文命题，以供后人参考。是说王叔和出了两个版本，便于后人探讨。惜《金匮玉函经》在元代时已少流传，注家仅据此证治用脏腑理论与上述提纲交相附会，因有厥阴为阴尽阳生之脏，其为病亦阴阳交错、寒热混淆等推论，此又非叔和初衷所料及。

仲景为“厥利呕哕”别立专篇，另有深意，约言之有三点：

①胃为水谷之海、气血之源，胃气和则治，胃气衰则死，凡病之治必须重视胃气，因取此与胃有关的四种常见病，辨其生死缓急和寒热虚实之治，为三阴三阳诸篇作一总结。

②同时也正告医家，表里阴阳包含万病，伤寒、杂病大法无殊，试看桂枝、柴胡、白虎、承气、瓜蒂、四逆等《伤寒论》治方，适证用之亦治杂病。

③此外乌梅丸、干姜黄连黄芩人参汤等条虽论治厥，但证属厥阴，又不无暗示为厥阴病的证治略示其范也。

2. 作为半表半里阴证的厥阴病的特殊之处

由于半表半里为诸脏器所在，病邪郁集此体部则往往影响某一脏器或某些脏器出现症状反应，以是证情复杂多变，不似表里的为证单纯，较易提出简明的概括特征。如少阳病的口苦、咽干、目眩亦只说明阳热证的必然反应，故对于半表半里阳证来说，这样概括是不够的（上热还可见于阳明、厥阴）。至于厥阴病的提法就更成问题了。又因处于半表半里，邪无直接出路，易呈现寒郁化热，所以上热下寒为多见，其方证以上热下寒证多见，但寒不热者较少见。惟其如是，则半表半里阳证、阴证之辨便不可仅凭《伤寒论》所谓少阳病和厥阴病的提纲为依据。

3. 用排除法判定厥阴病

基于以上说明，临床中有时并不能够根据条文提纲来直接判断是否属于半表半里证，所以用排除法来判断少阳与厥阴亦是必然选择。因为表里易知，阴阳易判，凡阳性证除外表里者，当属半表半里阳证；凡阴证除外表里者，当即属半表半里阴证。

《伤寒论》中，六经排列顺序为太阳病、阳明病、少阳病，太阴病、少阴病、厥阴病。在三阳病中，少阳排到最后，在三阴病中，厥阴病排到最后，都是由于表里易判的缘故，对于排除了表、里的证，自然归属于半表半里证，因此半表半里证排到表证、里证的后面。

经方是用药（单味药、复方药）治病的经验总结，是先认识表证，继认识里证，最后才认识到半表半里证，所以排在表里之后。

这里提示了可以用排除法判定厥阴病。

4. 厥阴病的传变

厥阴病，是半表半里的阴证，同半表半里的阳证少阳病一样，它可以由病位反应在表的阳证（太阳病）或阴证（少阴病）传变而来，又可以向病位反应在里的阳证（阳明病）或阴证（太阴病）传变而去。《伤寒论》原文于此论述较少，本篇亦仅作探讨。

4.1　太阳病向厥阴病传变

《伤寒论》第147条："伤寒五六日，已发汗而复下之，胸胁满微结，小便不利，渴而不呕，但头汗出，往来寒热，心烦者，此为未解也，柴胡桂枝干姜汤主之。"

本条提示，伤寒五六日，虽已发汗，病不解则常转入少阳柴胡汤证。医不详查，而又误用下法，因使津更伤，致下寒重见阳微结（大便硬）。津液虚竭，故小便不利。津液虚少、热更伤津致燥，故渴而不呕。气冲于上，故但头汗出。往来寒热、心烦，为柴胡证还未解，但已转变为半表半里阴证，故宜以柴胡桂枝干姜汤主之。此微结（大便硬）是对比阳明里实热结证说的，即是说此结轻微，与热实结者显异。

5. 厥阴病与病因病理产物致病

同少阳病一样，厥阴病的病位反应在半表半里，病性反应为阴性，证候反应以上热下寒为典型表现。惟其病位在半表半里，而半表半里为诸脏器所在之地，病邪郁集于此体部，往往涉及某一脏器或某些脏器发病；惟其病性为阴，机体于此体部御邪机能沉衰不及；因此愈显证候反应上寒热虚实错杂，具体症状表现上愈显复杂多变。其中就兼夹多种病因病理产物致病因素，也即是说，因诸脏器功能不足或失调而引起的病因病理产物作用于人体而致病时，现厥阴病的机会比较多。可惜《伤寒论》原文论之甚少，后世学者为我们做了进一步的探索和示范，是我们学习和研究的宝贵参考和借鉴！

第三节　厥阴病的治则

1. 治厥阴病主用和法

在厥阴病篇，不像前五篇，有明确的治则，如太阳发汗、阳明清下、太阴温补、少阴强壮发汗、少阳和解，未明确指出治疗原则和方证，仅从厥阴病提纲“厥阴之为病……下之利不止”看，厥阴病是禁用下法的。厥阴病应怎样治疗呢？历来疑难重重。通过对六经实质的探讨，并结合临床实践，可逐渐明了其治疗原则和具体方证。

从六经理论看，厥阴病与少阳病皆属于半表半里病位，病邪在半表半里，邪无直接出路，故汗、吐、下皆非所宜，此治则在少阳病已明确指出。少阳病为半表半里阳证尚如此，厥阴病虚极更不容汗、下、吐即在不言中。以是可知，少阳病治则用和法，厥阴病的治则亦当用和法。

2. 治厥阴病宜强壮温下清上

治厥阴病为何清热？半表半里阴证是三阴证之一，本应是“阴不得有热”，当是“但寒不热”，但病在半表半里不同于在表和在里，邪有直接的出路，可从汗、吐、下解，故少阴表、太阴里不见热证（但表阴证麻黄附子细辛汤方证有“反发热”，因夹饮），而半表半里厥阴病邪无从出，故极易寒郁化热，这就可明白治疗“疟寒多”或“但寒不热”的疟疾为何可以用黄芩了。

以是可知厥阴病提纲中的“消渴，气上撞心，心中疼热”，这是寒郁化热，因是中寒、下寒故“饥而不欲食，食则吐蛔”。“消渴”，也不过是上热下寒的表现，证如同消渴，而不同于消渴。从“饥而不欲食，食则吐蛔”来看，其人虽渴而喝不了多少水，甚则饮入则吐，所以不是真正的消渴。为此第329条曰：“厥阴病，渴欲饮水者，少少与之愈。”正是在说明厥阴有渴的特点，更证实貌似消渴而不是消渴。重症干燥综合征者“但欲漱水不欲咽”正是如此。

认识到厥阴病有热证表现，治用强壮温下清上，有重要意义：

其一，不知此，则不能解乌梅丸方证，这就是厥阴病既然是阴虚寒证，为什么方中还有黄连、黄柏的原因，如认识到厥阴病有上热下寒之变，那就好理解了。

其二，不知此，对一些方证则难分辨是属少阳还是厥阴。后世注家因乌梅丸治厥，而认为其治厥阴病，且认为当归四逆汤、吴茱萸汤等，皆能治厥，因谓治厥阴病，而把半夏泻心汤、甘草泻心汤、生姜泻心汤、柴胡桂枝干姜汤……都认为是治少阳病方剂，使得厥阴病的治则和具体方证模糊难知。

其三，不知此，则不明确少阳与厥阴的分水岭，对比小柴胡汤和乌梅丸的组成可得到启发：小柴胡汤用柴胡、黄芩清热，乌梅丸用黄连、黄柏清热，两者是相似的，更相同的是两方都用人参补中益气。所不同的是，小柴胡汤用生姜温胃散寒，而乌梅丸用干姜、附子温里祛寒。

这里应加以说明：少阳为半表半里阳热证，治以和解清热，也即扶正（补中益气）祛邪，其补中虽用人参、生姜、大枣、甘草，但无祛寒温阳强壮的干姜、附子。而厥阴病与少阳病的主要不同是有干姜、附子温阳强壮。这样就很容易理解，半夏泻心汤、甘草泻心汤、生姜泻心汤、柴胡桂枝干姜汤……不是少阳病治剂，而属厥阴病治剂了。这也就明了，厥阴病的治则应是：和解半表半里，强壮温下清上，其方证据此亦可明了。

第四节　厥阴病主要代表方证与治案举隅

如前所述，厥阴病主要代表方证向来分歧较大，在本着“六经来自八纲”基本精神的基础上，进一步阐释厥阴病的实质、证候特点及治则治法等，可以明确厥阴病的主要代表方证有柴胡桂枝干姜汤方证、乌梅丸方证、半夏泻心汤方证等。这些代表方证，其方剂组成皆为辛开苦降，其证皆为上热下寒，即皆属半表半里阴证。在临床应用广泛，而效用彰显，举例说明如下：

1. 柴胡桂枝干姜汤方证

1.1　辨方证指要

1.1.1　方剂组成与煎服法

柴胡半斤，桂枝（去皮）三两，干姜二两，栝楼根四两，黄芩三两，牡蛎（熬）二两，甘草（炙）二两。

上七味，以水一斗二升，煮取六升，去滓，再煎取三升，温服一升，日三服，初服微烦，复服汗出便愈。

1.1.2　方解

甘草和干姜温下寒、理中气以复津液治阳微结。桂枝、甘草调营卫以引邪外出，以解未尽之表邪。柴胡苦平，黄芩苦寒解上热除烦。天花粉、牡蛎润燥治渴，亦兼清上热，故其适应证是半表半里阴证，治柴胡汤证渴而不呕、寒多热少或但寒不热而大便干者。

本方虽由小柴胡汤变化而来，但因去了人参、生姜，加入了干姜、桂枝，使整个方剂重于温中祛寒生津液，故能治胸胁苦满、大便硬者。因此小柴胡汤治疗半表半里阳证即少阳病，而本方治疗半表半里阴证即厥阴病，其主要变化在干姜。甘草、干姜理中气以复津液，桂枝、甘草调营卫以解外邪，天花粉、牡蛎润燥治渴，柴胡、黄芩解热除烦，故治小柴胡汤证渴而不呕、寒多热少或但寒不热而大便干者。

1.1.3 条文解读

《伤寒论》第147条：伤寒五六日，已发汗而复下之，胸胁满微结、小便不利、渴而不呕、但头汗出、往来寒热、心烦者，此为未解也，柴胡桂枝干姜汤主之。

解读：伤寒五六日，为由表传半表半里之时，已发过汗，而表未解，古人有一种“先汗后下”的陋习，汗之不解便泻下，使邪热内陷，不仅见胸胁满之半表半里症状，里亦未有所结，但非阳明病、结胸病一样结实特甚。汗后泻下，丧失津液，加之气上冲，水气不降，故小便不利，里有微结而渴，胃中无停饮而不呕，气上冲而但头汗出，心烦与往来寒热均为柴胡证，“此为未解也”，言既有表证未解，又有柴胡证未解。

《金匮要略·疟病篇》附方（三）：柴胡桂姜汤方：治疟寒多，微有热，或但寒不热，服一剂如神效。

解读：当疟发作时，若寒多微有热，或但寒不热者，宜本方治之。

按：病欲自表解则恶寒，疟发作时寒多热少，或但寒不热，亦病有欲自表解之机。本方含有桂枝、甘草，有致发汗的作用。试看方后初服微烦，复服汗出便愈的注语可证。

1.1.4 辨六经归属探讨

本方证为典型上热下寒的厥阴病证。

1.1.5 辨方证要点提示

半表半里虚寒证而见四肢厥冷、口干或苦、心烦热、大便干者。

1.2 方证治案举隅

1.2.1 系统性红斑狼疮案

李某，女，32岁。1967年12月10日初诊，发热，面部、背部起红斑一年余。不明原因发热、皮肤起红斑，到协和医院及北医医院检查，确诊为系统性红斑狼疮，曾用激素治疗未见明显疗效，经人介绍找胡希恕先生诊治。现症：不规则发热，面部、背部皮肤斑块或连成片状红肿，表皮有皮屑脱落甚似牛皮癣，常有颈、项、背、腰痛，时咽干心烦，头易汗出，舌苔薄白，脉弦细数。证属厥阴太阴合病，上热下寒，血虚水盛，治以清上温下，养血利水，与柴胡桂枝干姜汤合当归芍药散加石膏：柴胡15g，黄芩9g，花粉12g，生牡蛎15g，生龙骨15g，桂枝9g，干姜6g，白芍9g，当归9g，川芎9g，苍术9g，茯苓9g，泽泻15g，炙甘草6g，生石膏45g。

结果：上药服六剂自感有效，乃连服30剂后始来复诊。彼时面部、背部红斑基本消失，查血象恢复正常，体温之低热不规则热已消失，颈项背腰已不感痛疼。到北大医院复查时，医生大为惊奇，对其治疗效果十分满意，并谆谆嘱其总结其病历，并嘱其不须吃药。但停药约半月，面部又出现红斑，其他症状不明显，又求胡希恕先生诊治，胡希恕先生仍与上方去生石膏治之。（冯世纶.中国百年百名中医临床家丛书·经方专家卷·胡希恕〈第二版〉.中国中医药出版社，2013）

按：本例远期疗效因故未能追踪，未尝不是一个遗憾，但近期疗效让西医称奇也为之不易。这里也说明，中医中药治疗系统性红斑狼疮有效，胡希恕先生用六经辨证、经方的理论方药治疗该病有效。

本例介绍的是系统性红斑狼疮发热的经方证治，通过本例，我们再次强调经方证治的依据是症状反应，而不拘泥于病因学角度上的外感或内伤。

不规则发热、典型皮损表现、腰背痛都是系统性红斑狼疮的典型临床表现，其兼症咽干心烦、头易汗出，提示有上热，“脉弦细数”，“细数”为阴血不足，虚热内生常见脉象，“弦”为郁象，皮肤的红肿斑块也可看作水热郁结的表现。胡希恕先生辨作上热下寒，血虚水盛，限于当时的病历记载，“下寒”表现并不是很明显。

《伤寒论》147条“伤寒五六日，已发汗而复下之，胸胁满未结，小便不利，渴而不呕，但头汗出，往来寒热，心烦者，柴胡桂枝干姜汤主之”，提示柴胡桂枝干姜汤证属于半表半里阴证，邪无直接出路，郁热上炎，故常见上热下寒征象。当归芍药散是血虚水盛的典型代表方证。加石膏清解郁热，再诊时胡希恕先生处方去生石膏，推测其“咽干心烦、头易汗出”诸热象已减。

柴胡桂枝干姜汤合当归芍药散融合了胡希恕先生独特的临床经验体会，这一合方临床应用甚广，特别在内分泌失调一类病症如月经不调、更年期综合症、糖尿病并发症等病症中效果肯定。

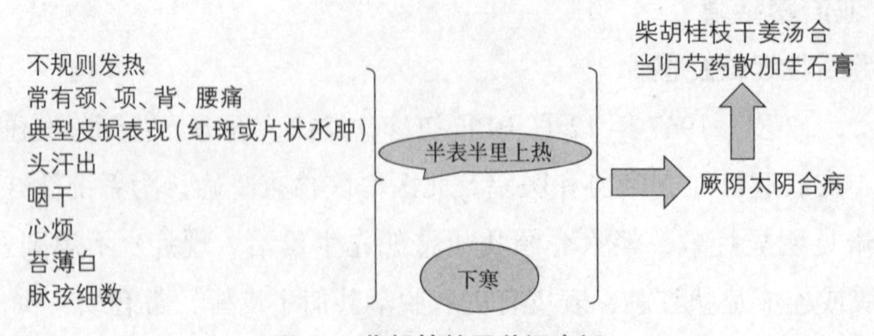

图36　柴胡桂枝干姜汤方证

1.2.2 干燥综合征案

刘某，女，47岁。2009年10月22日初诊，口干、眼干、乏力二年，曾去苏州、上海、南京诊治，西医诊断：干燥综合征，时方诊断为燥证，但中西医治疗皆无显效，所服中药多以养阴清热或益气抗邪为主，如生地、麦冬、元参、黄芪等。托亲友求诊，症见：口干、眼干、乏力，早晨口苦，晚上烦躁失眠，胃脘胀，四逆，月经后期量少，大便干2～3日一行，舌苔白根腻，舌暗，脉沉细弦。

六经辨证为厥阴太阴合病兼血虚水盛，方证为柴胡桂枝干姜汤合当归芍药散证。处方：柴胡12g，黄芩10g，花粉12g，生龙骨15g，生牡蛎15g，桂枝10g，干姜6g，当归10g，白芍10g，川芎6g，泽泻18g，生白术30g，茯苓12g，炙甘草6g。

结果：一周后，大便日一行，其他症状皆稍有好转，嘱减生白术为18g继服，服一个半月，诸症基本消除，停药。

按：某“西学中”医生跟诊冯世纶教授经历本案治疗，非常感慨，撰文“妙药始自经方来”，发表于《人民政协报·健康周刊》，并记录冯世纶教授感言：“所取得疗效，是受益于胡希恕先生对六经的解读，能正确读懂《伤寒论》，应用经方。”

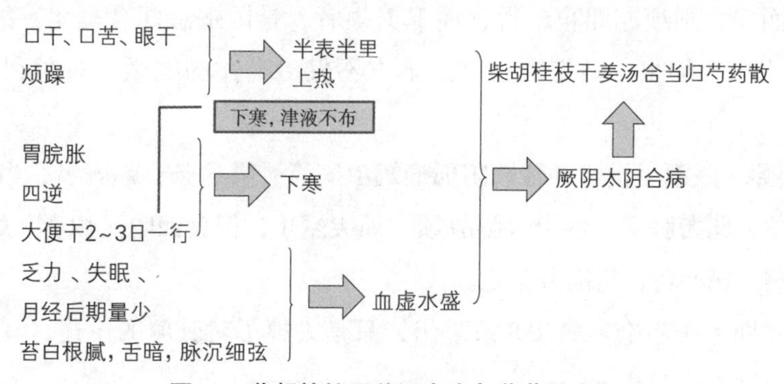

图37 柴胡桂枝干姜汤合当归芍药散方证

2. 乌梅丸方证

2.1 辨方证指要

2.1.1 方剂组成与煎服法

乌梅三百枚，细辛六两，干姜十两，黄连十六两，当归四两，附子（炮，去皮）六两，蜀椒（出汗）四两，桂枝（去皮）六两，人参六两，黄柏六两。

上十味，异捣筛，合治之，以苦酒渍乌梅一宿，去核，蒸之五斗米下，饭熟捣成泥，和药令相得，内臼中，与蜜杵二千下，丸如梧桐子大，先食饮服十丸，日三服，稍加至二十丸。禁生冷、滑物、臭食等。

2.1.2 方解

本方集干姜、附子、细辛、蜀椒辛温驱寒，温里温下，以黄连、黄柏清在上之热，另以人参、当归补其气血，桂枝降其冲气。妙在主用乌梅渍之苦酒，大酸大敛，一方面有助人参、当归补虚，一方面有助于黄连、黄柏以治泄，并且制约细辛、附子、干姜、蜀椒的过于辛散。此是治半表半里虚寒证，为里虚寒自下迫、虚热上浮、固脱止利的治剂，酸苦辛甘并用，亦是驱虫的妙法。

2.1.3 条文解读

《伤寒论》第338条：伤寒脉微而厥，至七八日肤冷，其人躁，无暂安时者，此为脏厥，非蛔厥也。蛔厥者，其人当吐蛔。今病者静，而复时烦者，此为脏寒。蛔上入其膈，故烦，须臾复止。得食而呕，又烦者，蛔闻食臭出，其人常自吐蛔。蛔厥者，乌梅丸主之。又主久利。

解读：脉微而厥，为虚寒之候，至七八日更进而周身肤冷，不烦而躁，无暂安时者，此为纯阴的脏厥，而非寒热错杂的蛔厥。蛔厥者，其人当常吐蛔虫，这种病表现安静，不似脏厥的躁无暂安时，其所以复时烦者，是因胃中寒，蛔虫上入膈故烦，须臾蛔虫得暖而安，则烦亦即止。得食而呕又烦者，是因蛔虫闻食臭出，故使呕且烦，也因此患者当自吐蛔虫，乌梅丸主之。本方不仅治上述的蛔厥，对久利不止者，亦主之。

《金匮要略·趺蹶手指臂肿转筋阴狐疝蛔虫病篇》第7条：蛔厥者，当吐蛔，今病者静而复时烦，此为脏寒，蛔上入膈故烦，须臾复止，得食而呕又烦者，蛔闻食臭出，其人常自吐蛔，蛔厥者，乌梅丸主之。

解读：此即《伤寒论》第338条重出，只是去掉了对脏厥的论述，其他则大致相同，这里也强调了治蛔厥。

2.1.4 辨六经归属探讨

本方证明确为厥阴病证。

2.1.5 辨本方证要点提示

厥逆，烦躁，或腹痛呕吐时缓时作，或虚寒久利者。本方证常见于胆囊炎、胆道蛔虫症、慢性肠炎等病，适证应用，疗效颇佳。

2.2 方证治案举隅

2.2.1 过敏性结肠炎腹泻腹痛案

索某，男，57岁，1965年7月16日初诊，腹泻、腹痛3年，三年前患肺炎，经住院治疗，肺炎愈，但遗长期腹痛、腹泻，西医诊断为过敏性结肠炎，用各种药皆无效。曾找数名中医治疗，但经年无效，其方多为香砂六君子、参苓白术散、补中益气汤等加减。近症：腹痛、腹泻，日2～3行，每吃油腻则加重，常胃脘痛、痞满、肠鸣，头痛，口苦、咽干思饮，四肢逆冷，舌苔白腻，脉沉弦细，左寸浮，体质肥胖。辨六经为厥阴病，辨方证为乌梅丸证：乌梅 15g，细辛 6g，干姜 6g，黄连 6g，黄柏 6g，当归 6g，制附片 9g，川椒 9g，桂枝 9g，党参 9g。结果：上药服六剂，口苦减，四肢觉温，大便日 1 ～ 2 行，上方继服 14 剂，胃脘痛已，大便日一行。（冯世纶 . 中国百年百名中医临床家丛书 · 经方专家卷 · 胡希恕〈第二版〉. 中国中医药出版社，2013）

按：本例患者，腹泻、腹痛 3 年，服西药不效，寻治于中医，治用香砂六君子汤、参苓白术散、补中益气汤等加减均不效。概病情复杂，而用方单一故也。

诸症合参，显然属于寒热错杂之证，腹痛、胃脘痞满、肠鸣、泄泻、四肢厥冷为里虚寒（饮）偏下，头痛、口苦、咽干思饮，为郁热逆上。缘其郁热所生，乃由寒饮久郁而致，外不得透发，内无从疏解，遂炎上走于诸窍，因此辨证为厥阴病。厥逆、烦躁或腹痛、呕恶，时缓时作，或虚寒久利，辨方证为乌梅丸证。

乌梅丸，《伤寒论》与《金匮要略》记载其主治蛔厥，但“亦主久利”，是亦常合病太阴。本方证常见于胆囊炎、胆道蛔虫症以及慢性肠炎等，适证应用，疗效颇佳。方中黄连、黄柏清上热，细辛、附子、蜀椒、干姜温下寒，人参、当归补虚，桂枝降冲气，乌梅酸敛，助补虚、止泻兼以制燥。酸、苦、甘、辛并用，其上热、下寒、中虚之大势与半夏泻心汤一类方证相似，但其下寒更甚，病情、病势更为重、为久。

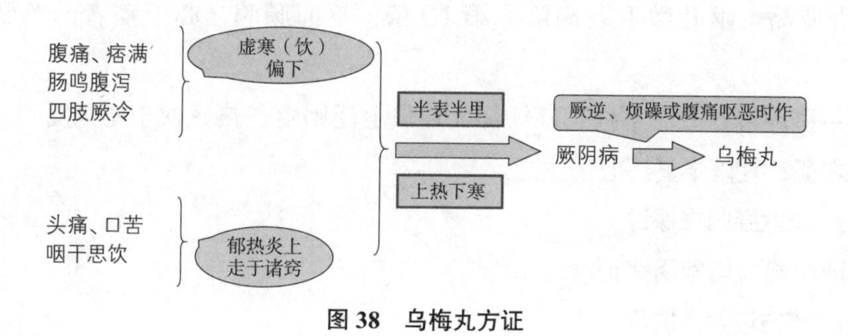

图 38 乌梅丸方证

3. 半夏泻心汤方证

3.1 辨方证指要

3.1.1 方剂组成与煎服法

半夏（洗）半升，黄芩、干姜、甘草（炙）、人参各三两，黄连一两，大枣（擘）十二枚。

上七味，以水一斗，煮取六升，去滓，再煎取三升，温服一升，日三服。

3.1.2　方解

半夏、干姜温阳建中驱饮止呕，尤能温下寒，黄芩、黄连解热而止利。饮留邪聚均由于胃气不振，故补之以人参，和之以甘草、大枣，此治邪在半表半里阴证的上热下寒，证见呕而肠鸣、心下痞硬，或下利者。

3.1.3　条文解读

《伤寒论》第149条：伤寒五六日，呕而发热者，柴胡汤证具，而以他药下之，柴胡证仍在者，复与柴胡汤，此虽已下之，不为逆，必蒸蒸而振，却发热汗出而解。若心下满而硬痛者，此为结胸也，大陷胸汤主之；但满而不痛者，此为痞，柴胡不中与之，宜半夏泻心汤。

解读：伤寒五六日，病由太阳传入少阳，呕而发热者，柴胡汤证已经具备。可是医者未用柴胡汤治之，反而以他药下之，此为误下。误下后有三种情况：一者，若下后柴胡证仍在者，复与柴胡汤，这种情况虽经误下，治不为逆，然而必蒸蒸而振，却发热汗出而愈；二者，若误下后邪陷入里，心下满而硬痛者，此为结胸，应用大陷胸汤治之；三者，若误下后，但满而不痛者，此为心下痞，是因津液虚甚陷于半表半里阴证，故治疗半表半里阳证的柴胡汤已不适用，应该用治疗厥阴病的半夏泻心汤。

按：由本条可明确，三方证辨别要点：小柴胡汤方证，为胸胁苦满；大陷胸汤方证，为心下满而硬痛；半夏泻心汤方证，为心下痞满而不痛。

《金匮要略·呕吐哕下利病篇》第10条：呕而肠鸣，心下痞者，半夏泻心汤主之。

解读：里虚胃寒故心下痞，寒饮郁而化热上泛则呕，热激饮于肠则肠鸣。这亦是上热下寒之证，宜以半夏泻心汤主之。

3.1.4　辨六经归属探讨

本方证明确为属厥阴病证。

3.1.5　辨方证要点提示

上热下寒因见呕而肠鸣、四逆、心下痞硬者。半夏泻心汤与生姜泻心汤、甘草泻心汤三方皆用于上热下寒而有心下痞证，本方重在呕而肠鸣，而常见于急慢性胃肠炎、肠功能紊乱等症。

3.2　方证治案举隅

3.2.1　慢性胃肠炎案

张某，男，29岁，1965年10月12日初诊，腹泻、胃脘胀四个月。原有右胁痛已四五年，经检查为慢性肝炎，因症状不重，故未予重视。近四个月来右胁背痛明显，且见胃脘疼痛、腹胀、头晕、恶心、大便溏稀日四五行，经查肝功正常，服中药治疗腹泻、胃脘疼等不见好转，并见吐酸、烧心、午后身热、口干、心悸，厌油腻，舌苔白，脉沉细。辨六经为厥阴病，辨方证为半夏泻心汤证：半夏 12g，党参 9g，黄芩 9g，黄柏 9g，干姜 9g，大枣 4 枚，炙甘草 6g。结果：上药服六剂，腹泻、腹痛、吐酸、身热已，烧心、口干、恶心、心悸、头晕、右胁痛减，纳增，上方加吴茱萸 6g，茯苓 9g 继服，经服月余诸症已，右胁痛亦轻微。（冯世纶 . 中国百年百名中医临床家丛书 · 经方专家卷 · 胡希恕〈第二版〉. 中国中医药出版社，2013）

按：患者素右胁痛，近四个月来并发腹泻、胃脘胀，虽经治，但效果不显。分析刻症可知：久病，胃气失和而不振，胃虚生饮，饮邪上逆则恶心吐酸、心悸、头晕；饮邪郁久化热，则口干、烧心、午后身热；慢性肝炎患者常右胁痛且多厌食油腻。结合舌脉象可知，里虚寒为本，气满、饮热为标，寒热错杂，虚实夹杂。饮气冲逆于上，痞结于中，渗泄于下，构成本案基本病势。治须健中化饮、清上热、温下寒，方选半夏泻心汤。因当时院内无黄连，故以黄柏代之。

首诊予原方，证去大半，二诊时加吴茱萸 6g，茯苓 9g，意在加强温中化饮降逆，有合吴茱萸汤之意。胡希恕先生曾指出饮邪内蓄逆上所致心悸、恶心或头晕属茯苓适应证。

结合《伤寒论》条文精神，胡希恕先生指出，临证遇上热下寒而见呕而肠鸣、心下痞硬者可用半夏泻心汤；若中气更虚，可用甘草泻心汤，即半夏泻心汤增量缓急安中的甘草，并可治狐惑病属上热下寒者；若其中寒饮较重，呕逆下利较甚者，可用生姜泻心汤，即半夏泻心汤减干姜用量，而加大生姜用量。此三方辨用之大概。

临床中，寒热错杂病证比较多，但习用方中多单纯属寒（凉）或（温）热，治有偏颇，难以中病，而寒热并用类方拓宽了辨治思路，常能收到意想不到的效果。

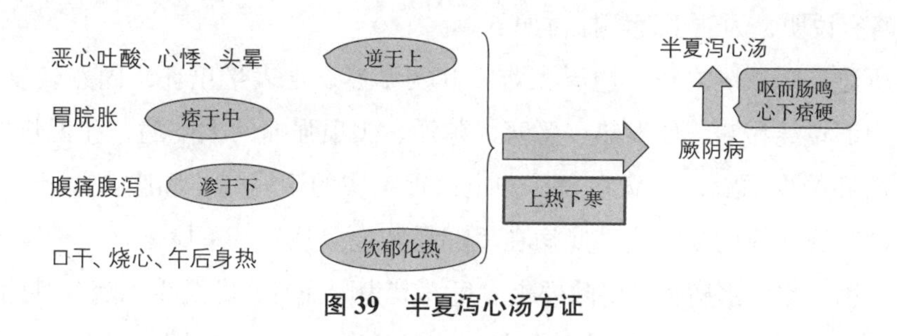

图 39 半夏泻心汤方证

【附】生姜泻心汤方证；甘草泻心汤方证

生姜泻心汤方证：此于半夏泻心汤减干姜量，而加大量生姜，故治半夏泻心汤证寒饮较重，呕逆下利较甚者。本方证当属厥阴病证。辨证要点为：心下痞满、干噫食臭、肠鸣下利者。

甘草泻心汤方证：此于半夏泻心汤增量缓急安中的甘草，故治半夏泻心汤证中气较虚而急迫者。本方证当属厥阴病证，辨证要点为：半夏泻心汤证中气更虚，或见口舌糜烂、肠鸣腹泻、前后阴溃疡者。

第五节　认识厥阴病方证

厥阴病是千古疑案，见于《伤寒论》和《金匮要略》的条文和方证，除乌梅丸为多数人认可外，再无肯定的方证。胡希恕先生提出六经来自八纲的学术思想，认为厥阴病乃半表半里阴证，检索仲景书约有 15 方证，当然治疗厥阴病的方剂不限于这 15 方，同太阳病、少阳病、太阴病一样，尚有合并水湿、瘀血、津血虚等证，其所用合方证也就很多，如柴胡桂枝干姜汤合当归芍药散方证、甘草泻心加生石膏汤方证等，这些方证只是示以治疗厥阴病的典范，判定的主要依据是消渴，气上撞心，心中疼热，饥而不欲食等，即厥阴病为半表半里阴证，治疗原则是：和解半表半里，温下清上。在经方辨证理论上是很清楚的，但对仲景书的探讨却要下一番功夫。

前如少阳病所述，由于半表半里为诸脏器所在，无论厥阴或少阳的方证均较复杂多变，均不似表、里方证单纯，较易提出简明的概括特征，作出一般概括的提纲。如篇首厥阴之为病条（消渴，气上撞心，心中疼热，饥而不欲食，食则吐蛔，下之利不止），亦只对照少阳病的一些证候（口苦、咽干、目眩），以分析其寒热虚实，仅用这些来辨厥阴病还是很不够的，即以第 338 条和 351 条所述，其为厥阴病的证治，均很明显，但除前条而有吐蛔的一症外，余者又有什么共同之处呢？至于辨证之道，前于少阳病亦略有说明，为便于理解探讨如下。

如上所述，则厥阴之辨，岂不太难？其实不然，半表半里证，固然较复杂多变，但表、里为证单纯易知，如发热、恶寒、脉浮、头项强痛的太阳病，和无热恶寒、脉微细、但欲寐的少阴病，此病在表易知也；胃家实的阳明病，和腹满而吐、食不下、自利益甚、时腹自痛的太阴病，此病在里亦易知也。凡病既不属表，又不属里，当然即属半表半里。临床诊病，只要除外表、里，其为阳证者，即属少阳病；其为阴证者，即属厥阴病。《伤寒论》六经的排列次序，虽不得确知著书人的用意何在，但三阳病篇和三阴病篇，均把半表半里置于最末，这多少有意示人以辨六经之道。

在仲景书厥阴病篇，有厥、利、呕、哕诸条的论述，其中阴阳、寒热、虚实均有，非专论厥阴甚明。惜后世注家，大都固执循经发病的偏见，因和少阴病一样，把全篇所有证治，均归主于该经病，牵强附会，自圆其说，因而表里不分，阴阳不辨，造成理解混乱。《伤寒论》传世已千数百年，但于三阴病证的真实面貌，犹远无知者，谓为注家的臆说，有以致之，亦不为过。

关于厥阴病的治则，因其病位在半表半里，法宜和解，又因病情属阴证，故和解须配伍温性亢奋药，以及温性且有强壮作用的血分药，如乌梅丸、温经汤、鳖甲煎丸、麻黄升麻汤、柴胡桂枝干姜汤合当归芍药散等。

厥阴病提纲，由于概括欠全，代表该病的特征显现不足，有如前述，但它确属厥阴病的一种证，依其证候分析，对于厥阴病的为证，还可有所理解，若把厥、利、呕、哕诸病的论述都当作是厥阴病的说明，那便无法理解了。假设读者心中对仲景辨证施治的方法方式有明确的概念，知道厥阴病即是半表半里的阴证，那就不会鱼鲁不分，也不会认半表半里亦可吐下。故谓读仲景书者，首宜弄清其辨证施治的方法体系，详见上篇，兹不重赘。

第十三章 六经传变与合并病

疾病侵入于人体，人体即应之以斗争，疾病不除，斗争不已，以是则六经八纲便永续无间地见于疾病的全过程，成为凡病不逾的一般规律反应。因此，基于正邪相争的御邪机制，病证绝不是一成不变的，而是在不断地变化，且往往不局限于单一病位或单一病性方面，这就需要整体动态地研究六经病之间的关系，即六经传变与合并病问题。

第一节 六经传变

1. 传变的概念

所谓传变，即病位（表、里、半表半里）的相传与病性（阴、阳）的转变的合称。

在疾病发展的过程中，病常自表传入里，或传入半表半里，或自半表半里传入里，或自表传入半表半里再传入里，此即表里相传。病本是阳证，而后转变为阴证，或病本是阴证，而后转变为阳证，此即谓为阴阳转变。

2. 传变与否的判断依据

判断传变与否的依据在于当下的具体临床症状反应，而非按日计算与循经推导的“一日传一经”等。

3. 六经八纲辨证的顺序

关于六经和八纲，已如前述，在此顺便谈一下有关辨证的顺序问题：病之见于证，必有病位，复有病情，故八纲只有抽象，而六经乃具实形。八纲虽为辨证的基础（因六经亦来自八纲），但辨证宜从六经始（以其有定形）。《伤寒论》以六经分篇，就是这个道理。六经既辨，则表里分而阴阳判，然后再进行寒热虚实的分析，以明确阴阳为证的实质。至此则六经八纲俱无隐情了，是正确的辨证顺序。

如前所述，半表半里证的判定有排除法，因为表、里易知，阴、阳易辨，若病既不属表又不属里，当然属半表半里；其为阳证则属少阳，其为阴证则属厥阴，《伤寒论》三阳篇先太阳，次阳明而后少阳，三阴篇，先太阴，次少阴而后厥阴，均将半表半里置于最后，即暗示人以此意。有后世注家以其排列与《内经》传经的次序相同，就附会《内经》按日主气之说，谓病依次递传周而复始，不但仲景书中无此证治实例，而且实践证明亦没有阳明再传少阳之病，尤其六经传遍后又复回传太阳，真可称为怪病了。至于三阳先表后里，三阴先里而后表，乃外为阳，里为阴，故阳证之辨因从表始，阴证之辨因从里始，别无深意。

六经病传变的具体条文举例，在六经病分论中已经分别予以介绍，不再赘述。

第二节　六经合并病

合并病是经方医学理论体系中一独特的概念，其证治思想对指导临证，特别是复杂症情的辨治具有重大意义。

1. 合并病概念

病当表里相传时，若前证未罢而后证即见，有似前证并于后证而发病，故谓为并病，如太阳阳明并病，少阳阳明并病等均属之；若不因病传，于初发病时，二者或三者同时出现，有似合在一起而发病，故谓为合病，如太阳阳明合病，三阳合病等均属之。这里的“传”是指病位表现在表、里、半表半里间相传；“变”是指病证表现在阴、阳间转变。

仲景书中关于合并病的论述仅限于具体条文陈述，并未就其内涵做明确的概括说明。《伤寒论》中涉及合病的条文有有 7 条，涉及并病的条文有 5 条，现实临床中，合并病是不是仅限于仲景书所列的 12 条条文的情况呢？还是这 12 条条文仅是示例，意在借此进一步阐发合并病的实质以推广其应用呢？

2. 合并病的判定

判定合并病的前提是判定六经病，六经病判定后，它们间的相关性就体现在合并病方面。判定六经病的关键是深刻理解“六经来自八纲”，六经的实质是六证，是三个病位与两种病性的复合反映，而非个别的病，也不是一经一（脏）腑的病。

不同病位上的病证可以相兼出现，或为合病，或为并病，它们之间可以是病性相同，也可以是病性不同。换言之，在不同病位上，阳证与阳证可以相兼，阴证与阴证也可以相兼，阳证与阴证同样还可以相兼，即三阴三阳病之间存在着广泛而繁多的合并病。如此，立足仲景书，发掘其实质精神，加以引申拓展，就突破了原著中合并病表述仅见于三阳病之间的局限。

需要说明的是，从发病及考察病变过程而言，合并病有同时与先后之不同；但从当前之症状而辨证的角度而言，一般概以合病论之，因此具体辨证中多讲“合病”而罕言“并病”。

3. 合并病治则

与判定六经病是判定其合并病的前提一样，确定六经病的治则同样是确定六经病合并病治则的前提。不过，与判定不同的是，辨治合并病并非仅仅是辨治六经病的简单相加。合并病辨治的一般原则是合治，但也有分治，其表里先后之分，阴阳缓急之别，应当说是比较复杂的。后世医家对此论述均较为笼统，现代经方家胡希恕经过艰辛探索，为我们分析了多类合并病证治原则，并指为“定法”，今举例言之。

3.1 表里合病

关于表里合病证治，不但辨病位，分表里，还要辨病性，分阴阳，从而将表里合病的治则具体落实到六经即三阴三阳病层面。

3.1.1 太阳阳明合病

太阳阳明合病，根据症情，一般先解表，即“下不厌迟”，或者表里双解。

3.1.1.1 太阳阳明合病，先解表

《伤寒论》第32条：“太阳与阳明合病者，必自下利，葛根汤主之。”

本条提示，表里两阳合病，有从表解的机会。

《伤寒论》第48条：“二阳并病，太阳初得病时，发其汗，汗先出不彻，因转属阳明，续自微汗出，不恶寒。若太阳病证不罢者，不可下，下之为逆，如此可小发其汗。设面色缘缘正赤。”

本条提示，初起为太阳病，因汗不得法，而转属阳明，呈太阳阳明并病，治之“若太阳病证不罢者，不可下，下之为逆，如此可小发其汗”。

3.1.1.2 太阳阳明合病，表里双解

《伤寒论》第38条：“太阳中风，脉浮紧、发热、恶寒、身疼痛，不汗出而烦躁者，大青龙汤主之。”

本条即太阳表证兼阳明里实热烦躁之太阳阳明合病，表里二阳合病，治从两解，二阳同治。

3.1.2 太阳太阴合病

太阳太阴合病，一般是双解表里，但里证急迫时当先救里，如《伤寒论》第91条、92条即揭示此理。

3.1.2.1 太阳太阴合病，急则救里

《伤寒论》第91条："伤寒，医下之，续得下利清谷不止，身疼痛者，急当救里；后身疼痛，清便自调者，急当救表。救里宜四逆汤，救表宜桂枝汤。"

本条提示，太阳伤寒，本当发汗，而医反下之，因此继下药之后，续得下利清谷不止。此已转变为虚寒在里的太阴重症，虽身疼痛，表证还在，但亦宜急救其里，而后再治身疼痛，待里已治，而清便自调者，即急救其表。须明确，表里合病，若里虚寒，宜先救里，而后治表，此为定法。

《伤寒论》第372条："下利腹胀满，身体疼痛者，先温其里，乃攻其表。温里宜四逆汤，攻表宜桂枝汤。"

本条与上条同理，《伤寒论》对此反复论及。

3.1.2.2 太阳太阴合病，缓则同治，夹饮者须同时化饮

《伤寒论》第62条："发汗后，身疼痛，脉沉迟者，桂枝加芍药生姜各一两人参三两新加汤主之。"

表证见里虚之候，必须扶里之虚，才能解外之邪，若只着眼于表证，连续发汗，表热虽可能一时减退，但随后即复。此时惟有新加汤法，健胃于中，益气于外，邪自难留，表乃得解。若执迷不悟，见汗后有效，反复发之，必致其津枯肉脱于不起。本条所述只说脉迟，里虽虚但未见阴寒重证，假如另有厥逆、下利等症，则本方亦不得用，应按先救里而后救表的定法处之。

《伤寒论》第163条："太阳病，外证未除，而数下之，遂协热而利，利不止，心下痞硬，表里不解者，桂枝人参汤主之。"

太阳病外证未解，医不知用桂枝汤以解外，而竟数下之，遂使里虚邪陷，因致协热而利，利下不止。心下痞硬，为胃虚邪乘之症；表里不解者，谓表证未除，复里虚而协热利也，以桂枝人参汤两解表里。

《伤寒论》第67条："伤寒，若吐、若下后，心下逆满，气上冲胸，起则头眩，脉沉紧，发汗则动经，身为振振摇者，茯苓桂枝白术甘草汤主之。"

伤寒病在表，宜发汗解之，若吐、若下均属逆治。表不解，故气上冲胸；饮伴冲气以上犯，故心下逆满；起则头眩、脉沉紧，为里有寒饮之应。虽表未解，亦不可发汗，若误发之，激动里饮，更必致身为振振摇的动经之变，宜以茯苓桂枝白术甘草汤主之，解表与温中化饮两顾。

3.1.3　少阴阳明合病

少阴病，即表阴证，由于津血虚衰，正气御邪不力，极容易向半表半里或里传变，或出现合并病表现。少阴病的传变，向半表半里，以传厥阴为常，亦有传少阳，如“少阴病篇”中“咽痛”之桔梗汤证和“四逆”之四逆散证；向里，以传太阴为常，亦有传阳明，如“少阴病篇”中的“心中烦，不得卧”的黄连阿胶汤证与“三急下”的大承气汤证等。今举合病一例。

《金匮要略·血痹虚劳病篇》桂枝加龙骨牡蛎汤方后注:《小品方》云：虚弱浮热汗出者，除桂，加白薇、附子各三分，故曰二加龙骨汤：桂枝、芍药、生姜各三两，甘草二两，大枣十二枚，龙骨、牡蛎各三两。上七味，以水七升，煮取三升，分温三服。

本方证（二加龙骨汤方证）即表阴证少阴病与里阳证阳明病的合病，气上冲，表证仍在，但由于津液亡失，机能已显不足呈表阴证，同时里虚热已现，治予表里双解。

3.1.4　少阴太阴合病

与太阳太阴合病治则相似，急则救里，缓则同治，夹饮者须同时化饮。少阴病篇有 7 条（294 ～ 300 条）专门论及“死证”，实际多是已由少阴转属或合病太阴，治当急救其里。今就缓则同治及夹饮论治举例说明。

《伤寒论》第 175 条:“风湿相搏，骨节疼烦，掣痛不得屈伸，近之则痛剧，汗出短气，小便不利，恶风不欲去衣，或身微肿者，甘草附子汤主之。”

骨节疼痛剧烈、急迫而掣痛不得屈伸，表阴证；短气，小便不利，为里有水饮，里阴证。汗出恶风，邪虽在表，但无热不欲去衣，则病已属阴。身微肿者，为湿着更甚。此呈少阴太阴合病，予甘草附子汤主之。

《伤寒论》第 316 条:“少阴病，二三日不已，至四五日，腹痛、小便不利、四肢沉重疼痛、自下利者，此为有水气。其人或咳，或小便利，或下利，或呕者，真武汤主之。”

对少阴（表阴证）太阴（里阴证）合病兼有水饮的证情，单纯以麻黄附子甘草汤强壮解表，不但表未能解，且激动里饮，变证丛生，须真武汤类强壮解表温中化饮同治。

3.1.5　表里合病夹饮有郁热者

对于此类情况，须在解表治里化饮的同时兼予清解郁热，也就是表里同治。

3.1.5.1　太阳太阴阳明合病

《伤寒论》第 71 条:“太阳病，发汗后，大汗出，胃中干，烦躁不得眠，其人欲引水者，少少与饮之，令胃气和则愈。若脉浮，小便不利，微热消渴者，五苓散主之。”

若发汗后，脉浮，小便不利，微热消渴者，为水停不行、表不得解之证，宜五苓散主之。里有停水，发汗则表不解，与之前的桂枝去桂加茯苓白术汤条的道理同，可互参。小便不利，废水不得排出，新水不能吸收，组织缺乏营养，故渴欲饮水，虽饮亦只停留于胃肠，因致随饮随消的消渴证，此时与五苓散，解表、清热、利饮，使水液代谢恢复正常，则消渴自治。

3.1.5.2　少阴太阴阳明合病

《金匮要略·中风历节病篇》:“诸肢节疼痛，身体尪羸，脚肿如脱，头眩短气，温温欲吐，桂枝芍药知母汤主之。”

诸肢节疼痛，即四肢关节都疼痛；身体尪羸，即言身体瘦之甚而关节肿大的样子；脚肿如脱，即言脚肿之甚；头眩短气，温温欲吐，为气冲饮逆的结果，这是桂枝芍药知母汤的适应证。

3.2　太阳少阳合病

《伤寒论》第146条:“伤寒六七日，发热，微恶寒，支节烦痛，微呕，心下支结，外证未去者，柴胡桂枝汤主之。”

支即侧之意，心下支结，谓心下两侧觉急结也，实即胸胁苦满的较轻者。微呕，心下支结，即柴胡证具，但发热，微恶寒，肢节烦疼，则外证还未去也。此亦太阳与少阳的并病，柴胡桂枝汤主之。太阳与少阳并病，固不可发汗，但未尝不可太阳少阳两解之，此与少阳阳明并病，而用大柴胡汤兼治其内外的方法相同。此亦属定法，不可不知。

3.3　少阳阳明合病

《伤寒论》第104条:“伤寒十三日不解，胸胁满而呕，日晡所发潮热，已而微利，此本柴胡证，下之而不得利，今反利者，知医以丸药下之，此非其治也。潮热者，实也，先宜小柴胡汤以解外，后以柴胡加芒硝汤主之。”

胸胁满而呕，为少阳柴胡证；日晡所发潮热，为阳明里实证；但其人不久而又微利，真乃咄咄怪事，此本少阳阳明并病，为大柴胡汤证，即便服大柴胡汤，亦不会遗有下利，今反下利者，当是由于用了其他丸药的非法攻下所致，今虽潮热，里实未去，但由于微利，大柴胡汤已非所宜，须先与小柴胡汤以解少阳之外，再与柴胡加芒硝汤兼攻阳明之里。

对阳明而言，则少阳为外，先宜小柴胡汤以解外，是先解胸胁满而呕的少阳证，不是解太阳在外之邪。

3.4　三阳合病

关于三阳合病证治，一般原则是三阳合治，亦有从少阳而解的机会，即“三阳合病，只从少阳”，仲景书中均有相关条文提示。

3.4.1 三阳合治

《伤寒论》第107条："伤寒八九日，下之，胸满、烦惊、小便不利、谵语、一身尽重、不可转侧者，柴胡加龙骨牡蛎汤主之。"

伤寒八九日，病已传少阳，医者误用下法，症见胸满，则知柴胡证还未罢。湿热上结，故烦惊而小便不利。胃不和，邪热扰神故谵语。水气外溢，故一身尽重而不可转侧，本方证当属太阳少阳阳明合病证。治疗应用小柴胡汤和解半表半里，同时利湿清热、安神镇惊，解表降冲逆，故用柴胡加龙骨牡蛎汤主之。

3.4.2 治从少阳

《伤寒论》第99条："伤寒四五日，身热恶风，颈项强，胁下满，手足温而渴者，小柴胡汤主之。"

本条提示，"身热恶风，颈项强"为太阳表证未罢，"胁下满"为少阳证，"手足温而渴"属阳明证，三阳合病，治从少阳。

临床当中，三阳合病，表证和里证不甚明显，尤其是正气虚津液不足时，多从少阳而解；若表证和里证较为明显而津液又不甚虚时，可以考虑三阳同治。

3.5 厥阴太阴合病

厥阴病，作为病位反应在半表半里的一类阴性证候的统称，与病位反应在表和里的病证合并病的机会非常多。但《伤寒论》原文于此论述较少，现代经方家胡希恕先生常用的柴胡桂枝干姜汤合当归芍药散即厥阴太阴合病而同治的合方方证。（详见"厥阴病——半表半里阴证"之"厥阴病方证治案举隅"）

仲景确立六经辨证理论体系，在明确分"经"证治原则和有关方证的同时，示范性列举三阳合并病的有关条文，留给后世学者极大的启发。

胡希恕先生曾专门论述到："或有人问：经方虽验，但为数太少，又何足以应万变之病？诚然，病证多变，若为每证各设一方，即多至千万数，恐亦难足于用。须知，经方虽少，但类既全而法亦备。类者，即为证的类别；法者，即适证的治方，若医者于此心中有数，随证候之出入变化，或加减，或合方，自可取用不尽。"

胡希恕先生继承和发扬了仲景书合并病证治思想，就合并病辨证特别是论治明确了诸多"定法"，使合并病证治思想指导临床更为精准，有针对性，解决问题亦趋广泛，使繁杂证情有效辨治的可能性大大提升了！

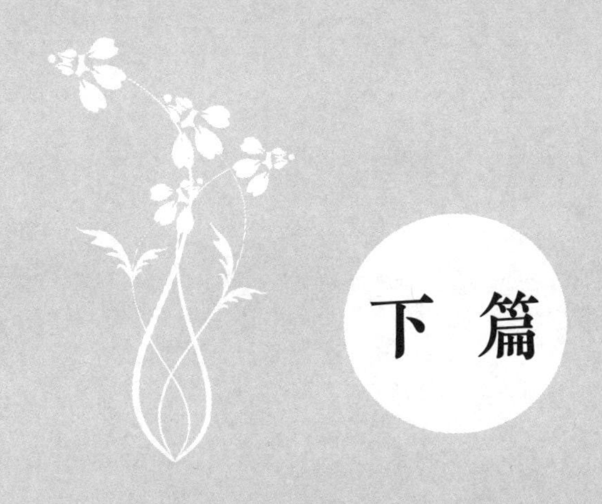

下篇

第十四章 经典带教案例实训

1. 感冒身痛案

谢某，女，51岁，2004年9月26日初诊。雨淋后，发热，恶寒（T38.6℃），头剧痛，全身酸胀、疼痛，鼻流清涕，经西药（具体不详）治疗一周后，仍低热（T37.5℃），且汗出恶风，动则汗出明显，头隐隐作痛，鼻流清涕遇风寒加重，舌苔白，脉浮弱。辨六经属太阳病表虚证，辨方证为桂枝汤证：桂枝9g，白芍9g，生姜9g，大枣4枚，炙甘草6 g。结果：以法服桂枝汤，一煎后，体温降至正常。又继服二剂，症已。

按：本例于受雨淋后，发热恶寒等感冒症状明显，虽经西药（具体不详）治疗一周而仍未得解，表证仍在，低热，头隐痛，鼻流清涕，伴有汗出恶风，脉浮为在表，（脉）弱为津虚不足。六经辨证为太阳表虚，辨方证为桂枝汤。结合《伤寒论》第2、12、13条可知，本证是典型的桂枝汤证。凡病（不论急性病、慢性病还是传染病）见此证者，即可用桂枝汤主治，无不效验。

2. 感冒发热案

冯某，男，10岁。2009年9月24日初诊，全班39人昨日只来18名，全班停课，中午无明显不适，晚上出现发热，伴咽干，发烧，服“白加黑”一片，大汗出热不退，一整天体温在39～39.5℃，汗出口干思饮，不欲食，只喜吃西瓜，晚7点体温39.4℃，苔白腻，脉弦滑数。辨六经属阳明病夹湿，辨方证为白虎加人参苍术汤证：生石膏（同煎）100g，知母15g，炙甘草6g，苍术10 g，新开河人参10 g，大米一撮。8点服一剂，一小时后，体温降至38.8℃，第二天体温正常，因有咳嗽吐痰，服半夏厚朴汤加味二日愈。

按：本例患儿急性起病，初服“白加黑”大汗出而热不退，继予辨证处方，因治疗得法，不日而愈。

这里需要说明的是，临床上当汗不汗需要避免，汗不得法同样需要高度关注，这在《伤寒论》中都是一再申明，反复叮嘱的。《伤寒论》第26条："服桂枝汤，大汗出后，大烦渴不解，脉洪大者，白虎加人参汤主之。"论中对服桂枝汤后汗出程度的描述也是以"遍身漐漐微似有汗者益佳，不可令如水流漓，病必不除"。大汗出，必致津液大伤，津气两耗，胃中干燥，烦渴不解，转为里热之证。

本例服"白加黑"后致大汗出，是为发汗不当，热必不去而反炽，"一整天体温在39～39.5℃"，加苍术者，因兼夹湿浊之气。

3. 感冒发热案

芮某，男，28岁，2008年9月26日初诊，高烧8天，查血常规显示白细胞不高，未用抗生素，嘱高烧时可服退烧药，每晚体温皆在39.5℃左右，服"白加黑"后皆大汗烧退，但至今日感体力不支而来求诊。刻症：面黄神疲，白天除乏力外，无其他不适，但自午后四五点后，感身热、头痛、胸烦闷，至夜间八九点时身恶寒，苔白根腻，脉沉弦细。辨六经属太阳阳明合病夹湿，为大青龙加苍术汤证：生麻黄18g，桂枝10g，炙甘草6g，生姜15g，大枣4枚，杏仁10g，生石膏45g，苍术18g。服一剂，微汗出，停后服，未再服药而愈。

按：患者，青年男性，高热8天，仅予对症处理，若正能胜邪，自然邪去病安。但本例患者反复发汗，伤津耗气，表邪得以入里。

这个发热的特点很容易让人联想到桂枝汤证的"时发热"，但这里不是。午后身热，在临床上常见于阳明病热结成实、虚劳热证和湿热证等。《金匮要略·痉湿暍病篇》麻黄杏仁薏苡甘草汤即是湿热郁表见"发热，日晡所剧"，四诊合参，这里的午后身热，主要考虑是湿热病的热势特点，湿邪郁滞而生热，胸闷和舌苔白腻都是湿郁之象，其或为素体湿盛，或为阳气伤而水湿停聚，脉沉主里，细为津气虚，弦为湿邪阻滞，气机不舒。

至夜则恶寒为表证仍在，虽有神疲、面黄等虚象，但尚且不至于"脉微细，但欲寐"的阴证，仍属表里合病的阳证夹湿，六经辨证为太阳阳明合病夹湿。辨方证为大青龙加苍术汤方证。发表清里，兼予化湿。

临床应用大青龙汤还有很重要的一点要注意，就是煎服法问题，主要是足量煎、适量服。因证而设，不要拘泥某些"定论"如时令、性别、年龄等。又如，一般都强调，汗后不再予麻黄剂，而本例反予大青龙汤，一剂得微汗，中病即止，好自将息。

4. 急性阑尾炎案

高某，男，35岁，复员军人，住靴子高铺胡同。1952年8月15日初诊，腹痛、高烧2天，在同仁医院确诊为急性阑尾炎，嘱其住院手术治疗，患者因战伤多次手术治疗，甚感手术苦痛，拒绝入院手术，致卧床不起，腹痛呻吟，而多次找中医诊治，来者皆不开方而归。患者亲友在同仁医院的滕医师请胡希恕先生会诊。

胡希恕先生诊其病人：腹痛甚，呻吟叫喊不休，高烧体温40℃，身烫皮肤灼手而无汗，少腹剧痛，腹拒按，舌苔黄，舌质红，脉滑数。当即认定，此是瘀血夹脓呈少阳阳明合病，为大柴胡合大黄牡丹皮汤方证：柴胡八钱，黄芩二钱，白芍二钱，半夏二钱，生姜四钱，枳实四钱，大枣四枚，大黄二钱，牡丹皮四钱，桃仁二钱，冬瓜子四钱，芒硝四钱。

结果：上药服一剂后，热退腹痛减，自己乘车到胡希恕先生诊所复诊，原方继服六剂痊愈。

按：该患者病急、病重，危在旦夕，如治疗不当，命若覆卵。因此一般医者惧于责任谢绝出方。然若能看准其癥结，认准其方证，就把握了疾病的转机，也就有鹰鹫之眼，猛虎之胆。胡希恕先生投一剂能转危为安，说明认证准确无误，用方药恰到好处。这非识一方、一技之功，而在掌握经方理论方证全面之功。

这里值得注意的是，胡希恕先生合用大柴胡汤，前面已提到："肠痈者，少腹肿痞，按之即痛如淋，小便自调，时时发热…… 大黄牡丹皮汤主之。"合用大柴胡汤荡涤腐秽，祛瘀排脓。这是胡希恕先生的临床经验、用方药特点。对于有高烧者合用大柴胡汤，而无高烧者也可合用。

5. 感冒咳嗽案

徐某，男，5岁，2011年3月21日初诊。患者母亲代诉：发热37.5℃，鼻塞，昨日咽痛，今日已不明显，咳嗽，咽痒，饮水少，无汗，纳可，大便两日未行，舌淡润苔白，脉弦数，右寸微浮，右关稍有力。

辨六经属太阳阳明合病夹饮，辨方证为大青龙加桔苡酱术汤证：麻黄18g，杏仁10g（炙），甘草6g，桂枝10g，桔梗10g，生薏苡仁18g，败酱草18g，生石膏45g，生白术30g，生姜15g，大枣4枚。2剂，水煎服，石膏同煎，两日一剂。

结果：2剂后，诸症痊愈。

按：患儿外感，现发热、鼻塞、无汗、右寸微浮，为太阳表实证；咽痛已，咽痒，大便两日未行，脉数，已有入里化热之象，但因外带表邪未解，里热亦未结实，尚属阳明轻证；热多饮少，舌淡润苔白，脉弦为里虚水饮的表现，与基础体质有关。

六经辨证为太阳阳明合病兼夹饮邪，两阳合病，太阳证显，而阳明证轻，当予双解表里，兼化在表之水湿留饮，方选大青龙汤，据证加生白术、薏苡仁、败酱草与桔梗。

大青龙汤已做过介绍，这里要特别注意方药的剂量与煎服方法。薏苡仁、败酱草化裁于薏苡附子败酱散，《金匮要略·疮痈肠痈浸淫病篇》载其主治肠痈之阴证，用两味以清热、排脓、消肿。该篇还载有排脓散与排脓汤，方中俱有桔梗。三味合以消肿排脓，以解鼻塞、涕多。《伤寒论》311条："少阴病，二三日，咽痛者，可与甘草汤；不差者，与桔梗汤。"可知桔梗解热利咽效佳。里热已显，但未结实，苔白而舌淡润，予大剂生白术生津助运通便。

6. 咳嗽案

杨某，男，30岁，2011年3月7日初诊，患者诉咳嗽1周，咽痒，咽中微干，汗少，无盗汗，无鼻塞流涕，无恶寒发热，服用止咳橘红丸、蜜炼川贝枇杷膏均无效。经常腰酸，纳可，二便调。舌淡苔白，脉弦。

辨六经属太阴病夹饮，辨方证为半夏厚朴加桔杏草杷汤证：清半夏15g，厚朴10g，茯苓12g，苏子10g，桔梗10g，杏仁10g，炙甘草6g，炙枇杷叶10g，生姜15g。7剂，水煎服，日1剂。

结果：服9剂后咳嗽减轻，咽痒咽干已不明显。

按：患者咳嗽一周，诊时已无盗汗，无鼻塞、流涕，无恶寒发热，表证已去；舌淡苔白，脉弦为里有痰饮的表现。《金匮要略·痰饮病篇》："脉双弦者，寒也；脉偏弦者，饮也。"《金匮要略·水气病篇》："脉得诸弦，当责有水。"咳逆、咽中微干、咽痒为痰气阻结，逆于喉咽或兼表证余邪未尽的表现。

六经辨证为太阴里虚寒夹饮气上逆，阻于喉间，方选半夏厚朴汤。《金匮要略·妇人杂病篇》载有："妇人咽中如有炙脔，半夏厚朴汤主之。"胡希恕先生分析该方由小半夏加茯苓汤加厚朴、苏叶消胀行气之品而成，其辨证要点是：痰凝气结所致胸闷、咽堵、咳逆者，行降其逆气，温化其痰饮，咽喉利而咳嗽息。

胡希恕先生指出："他如伤风、咳嗽适症加桑白皮、栝楼、橘皮、杏仁之属，亦有捷效。"冯世纶教授于临床常据证加味，如本例加杏仁、枇杷叶以增强降逆祛痰止咳之功。枇杷叶，味苦平，有谓之"性微寒"，功在清降，兼予化痰，合与桔梗还有排脓利咽之效。半夏厚朴加杷叶、杏仁、桔梗与甘草，用治痰阻气逆、咽中不利、胸闷而咳嗽或喘属虚寒者，屡试不爽。

止咳橘红丸以其寒，蜜炼川贝枇杷膏以其腻，俱非本证所宜，是以不效。

7. 久咳案

刘某，女，44岁，初诊日期：2011年3月7日。患者诉咳嗽3月，痰少色白，咽痒不干，自汗，手脚凉，口干欲饮，大便1日1～2次，有时成形，有时不成形，白天小便多，无起夜，纳可。舌暗苔白，脉细。

辨六经属太阴病，辨方证为半夏厚朴加桔杏草杷汤证：清半夏15g，厚朴10g，茯苓12g，苏子10g，桔梗10g，杏仁10g，炙甘草6g，炙枇杷叶10g，生姜15g。7剂，水煎服，日1剂。

二诊：2011年3月14日

患者诉服用第1剂药后，咳嗽减轻明显，之后几天咳嗽较重没有变化，痰量减少，口干减轻，饮水量减少，手脚凉减轻，汗出减轻，小便白天多，大便日1～2行，有时成形，有时不成形。舌淡苔白，脉细。

处方：清半夏15g，厚朴10g，茯苓12g，苏子10g，桔梗10g，杏仁10g，炙甘草6g，炙枇杷叶10g，干姜10g，五味子15g，苍术10g，生姜15g。7剂，水煎服，日1剂。

三诊：2011年3月28日

患者诉咳嗽减轻，痰少，咽痒，气短，早晚受凉易咳，口干减轻，饮水少，出汗减轻，手脚凉减轻，纳少，食欲差，时胃痛，曾经做过子宫肌瘤手术，现在又长肌瘤，大便每日2～3次，不成形。舌暗淡苔白，脉细。

处方：清半夏15g，厚朴10g，茯苓12g，苏子10g，桔梗10g，杏仁10g，炙甘草6g，炙枇杷叶15g，陈皮30g，生姜15g。7剂，水煎服，日1剂。

结果：连服20剂，诸症均减。

按：患者久咳不愈，四诊合参，六经辨为太阴里虚寒夹饮证，辨方证为半夏厚朴加杏仁、枇杷叶、桔梗、甘草汤，这不难理解。

值得关注的是，症情于服药后的反应变化及应对措施。

第一剂药后，咳嗽明显减轻，诸症亦有缓解，但随之是咳嗽加剧，“变本加厉”。细究其因由，乃病重药轻使然，半夏厚朴汤加味在获初效之后，愈显除邪乏力，反激动里饮，饮气泛溢，致咳嗽加重。

二诊时合入干姜、五味子、苍术，寓苓甘五味姜辛夏杏汤与甘姜苓术汤意，专力温化。两周后诸症显减，仍余轻咳、痰少、咽痒，兼纳差、胃痛，予一诊处方加大剂陈皮，合橘皮汤意。《金匮要略·呕吐哕下利病篇》：“干呕哕，若手足厥者，橘皮汤主之。”胡希恕先生曾指出：“橘皮一药，下气止咳，健胃进食，古之橘皮，现分陈皮、青皮，配合生姜，既可行气下气，亦可健胃祛水，降逆止呕，临床上用于气逆而致手足厥冷者，可谓覆杯而安，下咽即愈。但是橘皮非大量用不可，一般用到30g。”

8. 感冒咳嗽案

谢某，女，43岁，2010年1月15日初诊，患者1周前外感后，出现头微痛，咽痒，咳嗽，未予重视，近日咳嗽逐渐加重，前来诊治。刻下症见：咳嗽，痰多，见风易咳，咳嗽时前额痛，身热，汗出，怕风，纳可，二便调。舌淡苔薄白，脉弦细，右寸浮。

辨六经属太阳太阴合病，辨方证为桂枝汤合半夏厚朴加桔杏杷陈汤证：清半夏30g，厚朴10g，杏仁10g，桂枝10g，苏子10g，桔梗10g，白芍10g，炙甘草6g，炙枇杷叶10g，陈皮30g，生姜15g。7剂，水煎服，日1剂。

二诊：2010年1月22日。

患者诉咳嗽减，室内无咳，外出咳明显，头痛已，口干，身热，汗出，恶风，纳可，苔白润，脉细。上方加生石膏45g。7剂，水煎服，日1剂。结果：咳嗽减，身热减，汗少，恶风减，口干减，后来停药，咳嗽自已。

按：患者外感初起，未予重视，迁延一周，咳嗽加剧。

头痛、身热、汗出、恶风，脉浮为太阳表虚见症；咳嗽、痰多、舌淡苔薄白、脉弦细为里虚痰饮，饮阻气逆；见风易咳乃外邪引动里饮表现，或为痰饮兼夹表邪未解。

辨六经为太阳太阴合病，治当两解，解表宜桂枝汤，和里宜半夏厚朴汤，两方相合，据证去茯苓，加桔梗、枇杷叶、杏仁、陈皮诸味，以助降逆化痰，利咽止咳。二诊时诸症有减，而现化热迹象，口干、身热，加石膏45g，以清里热。续服药一周，症去大半，停药后咳嗽自已。

有两点须加说明，《伤寒论》第18条："喘家，作桂枝汤，加厚朴杏子，佳。"第43条："太阳病，下之微喘者，表未解故也，桂枝加厚朴杏子汤主之。"似与本证相投，细辨之，厚朴、杏仁具有下逆气、化痰湿之功，但于本例证候痰多饮重、咳逆久甚，尤显不足。

还有一点是冯世纶教授在处方时去掉了"茯苓"，《金匮要略·水气病篇》："然诸病此者，渴而下利，小便数者，皆不可发汗。"示人津虚者，不可以发其汗，再伤津液。本例自汗出久，同时表邪入里化热伤津，若再予渗利，势必津液更虚，故去茯苓。可见，冯世纶教授辨证精细入微，我们在临证中常常是注意不到这么细致的。

9. 间断咳嗽2年案

何某，女，34岁，1965年3月12日初诊，间断咳嗽2年，2年前感冒后患咳嗽，四季皆作，冬重夏轻，咳嗽为阵发性，且以上午10点、午后3～4点、晚上8点为著，上月曾在某中医院服中药30余剂（多为宣肺化痰，如杏仁、桔梗、清半夏、栝楼、枇杷叶、前胡等）皆未见效。近咯吐白泡沫痰，恶心，咽干，无汗，两胁胀满。舌质红，苔薄白，脉弦滑。既往史：1962年曾患肺结核。

辨六经属少阳太阴合病，辨方证为小柴胡加桔芍汤证：柴胡9g，党参9g，半夏9g，黄芩9g，大枣4枚，炙甘草6g，生姜9g，桔梗6g，白芍6g。

结果：上药服六剂，咳减。上方去白芍，加枳实6g、生龙骨12g、生牡蛎12g，服六剂后两胁胀满已。继服半夏厚朴汤加减十余剂，咳平。

按：患者间断性阵咳2年余，冬重而夏轻，服宣肺化痰方药无显效。

咳嗽在季节律、日节律都是定时发作的特点，有似“寒热往来”，同时两胁胀满、恶心、咽干，符合小柴胡汤证和少阳病提纲，六经辨证为少阳病夹痰湿内停，辨方证为小柴胡汤加桔梗、白芍。桔梗祛痰化湿、利咽、止咳逆。

咳嗽因肺气上逆而作，由痰饮致病者多，因此宣肺降逆，化痰止咳是治疗咳嗽的大法之一，但依法治疗有时疗效难尽人意，从经方医学角度来看，主要是辨证不确切，方不对证。

首先，辨证的基础是全部的症状反应，而非某单一症状，如见干咳就予栝楼、贝母滋阴润燥，而不见痰饮不化诸症同样有干咳者；其次要辨明六经所属，如本案之咳嗽，病不在表，也不在里，而在半表半里。因此，不予和解少阳，仅就致患之痰湿而徒施化痰肃肺，终无寸功。

冯世纶老师指出，先辨六经，继辨方证，辨方证时再考虑病因或病理产物。若不明六经，表里不清，寒热不识，虚实不察，只进行所谓的“对因治疗”，那将是方向不明的徒劳之功，南辕北辙，往往是事愈倍而功愈半，甚至坏证丛生，使病患徒增苦恼，临险涉变，医者仁心，何所安哉?

同时可见，长期咳嗽，营卫气弱，胃气亦显不足，是以邪踞而难去，《伤寒论》第97条“血弱气尽，腠理开，邪气因入，与正气相抟……正邪分争”，遇有诱因，辄易发作。仅用宣肺化痰药不能有效祛除病邪，必用党参、半夏、生姜、大枣、甘草以补中气、强营卫，合柴胡汤和表里，邪去痰化而咳自止。

小柴胡汤加桔梗汤证于反复感冒后咳嗽或久咳难愈症中见之较多，并有捷效，临床不可忽视。

10. 支气管哮喘案

王某，女，62岁，1979年5月4日初诊，肺炎后患咳喘已10余年，每于秋冬发作，春夏缓解，但本次自去年冬发至今未缓解，上月底感冒后，哮喘加重。现在症状：哮喘甚，也不得平卧，喉中痰鸣，并咳嗽吐白痰量多，恶寒背冷，口中和，大便溏泄，日二三行。舌苔白微腻，脉弦细。两肺满哮鸣音，左肺散在湿啰音。

辨六经属太阳太阴合病，辨方证为射干麻黄汤去大枣加杏桑证：射干9g，麻黄9g，桑白皮9g，生姜9g，桂枝6g，炙甘草6g，五味子9g，款冬花9g，紫菀9g，半夏9g，杏仁9g。

结果：上药服三剂，喘平，咳嗽吐白痰仍多，左肺偶闻干鸣音，未闻湿啰音。上方继服。7月17日二诊，仅有胸闷、吐少量白痰。

按：患者喘息性支气管炎10余年，呈季节性发作，遇感冒后诱发加重。

喘息不能平卧，喉中痰鸣，咳痰色白量多，为痰饮内蕴；恶寒背冷，大便溏泄，苔白微腻，脉弦细为虚寒不足。综合诸症，属外邪内饮，六经辨证为太阳太阴合病，内夹痰饮，喉中痰鸣，辨方证为射干麻黄汤证，据证加桑白皮、杏仁。

《金匮要略·肺痿肺痈咳嗽上气病篇》第6条："咳而上气，喉中水鸡声，射干麻黄汤主之。"麻黄、生姜发汗，解太阳之表，半夏、细辛、大枣降逆化饮，射干、紫菀、款冬花、五味子、桑白皮、杏仁均主咳逆上气而化痰，而射干尤长于清痰泄火，以利咽喉。与小青龙汤证俱属外邪里饮证，而解表不足，偏于化痰，以喉中痰鸣明显。

与第九章"少阳病（半表半里阳证）证治"康某哮喘案之大柴胡合桂枝茯苓丸方证相比，彼之宿根在瘀，此之宿根在痰；彼为少阳阳明合病，证属热偏实，数剂间克峻其功；此为太阳太阴合病，虚寒为本，痰饮为标，属虚属寒，积两月余而缓图之。

11. 糜烂性胃炎之茯苓饮加半夏汤方证案

张某，男，61岁，2011年3月15日初诊，患者既往有糜烂性胃炎病史1年余，近日无明显诱因出现胃胀，不吃食物也胀，按之则舒，无饥饿感，肠鸣，脚出汗，口中和，其他别无所苦，舌淡润稍胖苔白，脉弦小数，左关力度稍大。

辨六经属太阴病，辨方证为茯苓饮加半夏证：清半夏15g，党参10g，枳实10g，陈皮30g，苍术10g，茯苓12g，生姜15g，7剂，水煎服，每日1剂。结果：服药7剂后胃胀稍减，肠鸣减，纳增。

按：这一个案例，病情比较单纯。

胃脘胀满，尤于餐后明显，多属食积，"不进食也胀"显属虚滞；实多拒按，虚多喜覆。《金匮要略·腹满寒疝宿食病篇》："病者腹满，按之不痛为虚，痛者为实。""胀"是主观感觉，"满"则为查体所见，触手查之，以其喜恶，断其虚实；脾胃中虚，运化不力，故"无饥饿感"；"肠鸣"多系气滞或由饮停，《金匮要略·痰饮病篇》"其人素盛今瘦，水走肠间，沥沥有声"；津气不固，是于局部足底有汗出。综上可知，该例患者中虚气滞夹有停饮，虚寒不甚。脉象小数亦可为虚的表现。《伤寒论》134条即言："数则为虚。"

健中除痞，理气化饮，方选茯苓饮加清半夏，茯苓饮出自《外台秘要》，原方主治"心胸间有停痰宿水，自吐出水后，心胸间虚气满而不能实，消痰气，令能食"。

［本方证分析可参第十章"太阴病（里阴证）证治"之茯苓饮加半夏方证案］

12. 胃胀呕吐案

杜某，女，62岁，2011年3月9日初诊，患者诉胃胀，呃逆，吃不容易消化的食物后吐酸水，呕吐食物，两肩痛，腿抽筋，左踝紧胀感，左小腿肚不适，口不干有时口苦，乏力，眠差多梦，突然烘热汗出，白天小便可，夜尿1次，自觉夜尿不如白天小便痛快，大便日一行，质稀，如果发生呕吐第2日大便会干燥，纳可，舌淡苔白，脉弦，右关明显，左关弦大。

辨六经属太阳太阴合病，辨方证为茯苓饮合吴茱萸汤合桂枝汤加半夏证：清半夏15g，党参10g，陈皮30g，枳实10g，苍术10g，茯苓12g，桂枝10g，白芍10g，炙甘草6g，吴茱萸10g，生姜15g，大枣4枚，7剂，水煎服，日1剂。

2011年3月16日二诊：胃胀减轻，呃逆减轻，未见呕吐，酸水已，肩痛已，时口苦，上周小腿肚抽筋2次，左踝紧胀感减轻，烘热汗出减轻，睡眠多梦，纳可，大便日一行，不成形，舌淡苔白，脉弦，右关明显，左关弦大。

上方去大枣，加生龙骨15g，生牡蛎15g。7剂，水煎服，日1剂。

2011年3月23日三诊：患者诉胃胀减轻，打嗝，近日凌晨腿抽筋，两肩微痛，左膝痛了1次，脚踝胀减轻，睡眠时间足但多梦，烘热汗出减轻，口苦不明显，吃油腻会感觉有点口苦，纳可，不敢吃凉，食花生、瓜子易牙痛，口舌生疮，小便可，大便日一行，成形（喝蜂蜜水大便通畅但不成形，今天没喝蜂蜜水大便成形），舌淡苔白，脉弦，右关明显，左关弦大。

上方白芍增至18g，7剂，水煎服，日1剂。

结果：胃胀减，偶尔打嗝，抽筋已，近两日肩痛，但比以前轻，左膝未痛，脚踝胀减，烘热汗出已不明显。

按：本案患者，症状较多，症情略显复杂。

胃脘胀满，呕逆，大便质稀，舌淡苔白，脉弦，提示里虚寒证饮停气滞，考虑茯苓饮加半夏健胃化湿除痞，此一方证已如前述，夜间属阴分，小便不利及呕吐后大便会干燥均提示机体虚寒不足，气化不利。

呃逆，吃不容易消化的食物后吐酸水兼吐食物，属寒饮蓄积于内，遇到激动而冲逆于上的表现，辨证属吴茱萸汤证。考《伤寒论》243条："食谷欲呕，属阳明也，吴茱萸汤主之。得汤反剧者，属上焦也。"309条："少阴病，吐利，手足逆冷，烦躁欲死者，吴茱萸汤主之。"378条："干呕，吐涎沫，头痛者，吴茱萸汤主之。"《金匮要略·呕吐哕下利病篇》："呕而胸满者，吴茱萸汤主之。"或呕或吐利，或烦躁欲死，或干呕吐涎末，或胸满，症情表现不一，但寒饮上逆无二，俱辨归吴茱萸汤证。

通身表里上下，一气贯通，里气虚，表气亦虚。中气不足，气血生化乏源，神气失养，因此有乏力、多梦；肌肤筋肉失濡，卫外不固，易为邪凑，因此有双肩痛、腿抽筋、左踝紧胀等不适。《伤寒论》387条："吐利止而身痛不休者，当消息和解其外，宜桂枝汤小和之。"吐下之余，定无完气，今中虚津亏，表里气虚，正宜桂枝汤小和之，而不宜峻发其表。

案中有两点须细加辨析，一是“口不干有时口苦”，我们据少阳病提纲常将“口苦”辨作上热，而本例患者时吐酸水，寒饮上逆，泛酸味苦，而“口苦”不可尽责之于热；第二个是“突然烘热汗出”，直觉是阴虚内热，以中虚、津气不足，则虚热内生。而表气不足，营卫失和，亦可致“时发热自汗出”（如《伤寒论》54条桂枝汤证）。综观诸症，倾向于营卫不和证，但都以中虚津气亏为本，均须健胃气，生津液，和营卫。

综上所述，六经辨证属太阳太阴合病，辨方证为茯苓饮合吴茱萸汤合桂枝汤加半夏，太阳太阴合病，里虚寒证并不急迫，治当表里兼顾。

二诊时，因寒饮渐趋温化消散，故其所致诸症均显减，胃气虽稍得复，但津液难以速生，因此筋挛、烘热汗出、虚烦之症较前无明显改善，继予前方去大枣，加生龙骨、生牡蛎各15g。考《伤寒论》118条：“火逆下之，因烧针烦躁者，桂枝甘草龙骨牡蛎汤主之”及《金匮要略·血痹虚劳病篇》桂枝加龙骨牡蛎汤证可知生龙牡有敛精气津液，安神定志除虚烦之功。仍以健胃生津为本，并不在徒以养阴清热。此处亦可不去大枣。

三诊时，诸症减轻，睡眠亦有改善，惟进食果仁类食物易致牙痛并口舌生疮，可见虚热非一举而可竣其功，用药治疗的同时，还需适当“忌口”。前方增白芍至18g，《伤寒论》29条先予甘草干姜汤“以复其阳”（此处“阳”指津液），“若厥愈足温者，更与芍药甘草汤，尔乃胫伸”，68条更与附子同用治津液亏竭陷于阴证的挛急之证。

四诊时，筋挛虚烦诸症已明显缓解。

13. 发热、腹胀案

吴某，女，45岁，2011年3月24日初诊，患者诉2010年5月初做完腰椎间盘微创手术后发热至今，体温37.1～37.5℃，胃有灼烧感，一到下午2～4点体温升高，早晚体温正常，下肢凉，体温高时心率快，体温高时下肢凉减轻，腰痛，腹胀，打嗝，纳差，自觉肠蠕动，眠差，口稍干不欲饮，小便灼热，大便日2行，质稀、灼热，舌淡润苔薄白，脉弦数。

辨六经属太阳太阴阳明合病，辨方证为五苓散合茯苓饮加半夏证：桂枝10g，茯苓12g，苍术10g，猪苓10g，泽泻6g，清半夏15g，党参10g，陈皮30g，枳实10g，生姜15g，7剂，水煎服，日1剂。

结果：服药7剂体温降至36.9℃，胃胀减，胃热已，打嗝已，纳增，小便微热，大便灼热已，大便日一行，成形。

按：患者近一年前腰椎间盘微创手术后即不明发热，并伴有腹胀等不适。

腹胀，打嗝，纳差，自觉肠蠕动，下肢凉，口稍干而不欲饮，提示里虚寒，气滞水停，并兼饮气上逆，证属茯苓饮加半夏汤方证，“胃不和，卧不安”，是以眠差。

午后定时发热，腰痛，胃脘灼热感，二便灼热不利，口干而不欲饮，结合之前分析，考虑水饮内蓄，郁而化热。外证似表邪未解，我们见午后定时发热，腰痛，易辨作单纯表证，或桂枝汤证的营卫不和，或麻杏苡甘汤证的表湿郁热，实则差矣。《伤寒论》166条“病如桂枝证，头不痛，项不强，寸脉微浮，胸中痞硬，气上冲喉咽不得息者，此为胸有寒也，当吐之，宜瓜蒂散”，以寸脉微浮、气上冲而证似桂枝，实则是由于痰聚胸膈冲逆于上所致。本例亦然，水热结聚于里，表里不相透达，表气不和。“午后定时发热”是有形之邪结聚，郁而化热的一类特征性表现，如湿热，水热，燥屎，瘀血等，当然它也是某些虚性发热的特征，在此不再论述。腰痛为水饮内着所致，如甘姜苓术汤证重、痛一类。

治当健胃补虚，行滞除痞，化饮降逆，兼清化、清利水热之邪。小便不利，水热停蓄，新水不生，津不上承，故虽渴而不欲饮，脉浮、定时发热、胃热、二便灼热而不利当为水饮郁热欲伸而不畅之象。辨六经为太阳太阴阳明合病，辨方证为茯苓饮加半夏合五苓散证。仲景论述五苓散条文较多，概以“小便不利，（微热）消渴”为主症，其辨证要点即在于：脉浮有热，气冲水逆，渴而小便不利。水热气滞为标，中虚胃弱为本，两方相合，标本兼顾。

14. 发热呕吐腹泻案

刘某，女，50岁。1965年9月12日初诊，昨晚吃了一碗葡萄，今日上午感乏力、口渴、下肢酸软，喝了三杯热茶后，即觉身热、头昏、恶寒，下午皮肤热如燔炭灼手，体温40.1℃，不思饮食，有温温欲吐之感，并感心烦，舌苔白厚而少津，脉数急。辨六经属太阳阳明合病，辨方证为葛根加半夏石膏汤证：葛根12g，麻黄9g，炙甘草6g，白芍9g，桂枝6g，生姜9g，半夏12g，大枣3枚，生石膏30g。

1965年9月13日二诊：傍晚服药后，即呈昏睡状态，并发生呕吐，吐出大量清水，夜半出现腹泻，为大量水样便，色红，便后入睡，身热减轻，体温37.4℃，意识亦渐清。仍有腹泻，但量已少，仍有欲吐之情，与白头翁合黄芩加半夏生姜汤：白头翁6g，黄芩9g，黄柏9g，黄连9g，秦皮9g，白芍9g，甘草6g，大枣3枚，半夏12g，生姜9g。

1965年9月14日三诊：昨日下午，诸症大减，呈脉静身凉之象，体温36℃，仍无力、不思饮食。今日身微汗出，已进食。嘱饮食调理，不日而痊。

按：患者食欲不节，逾夜出现身热不适诸症，身热于午后益甚，“如燔炭灼手”，伴有头昏、恶寒为表证在，心烦、渴饮为里热证已具，舌苔白厚为伤食于里，脉数急为邪热益炽，其“不思饮食，有温温欲吐之感”为热传于里，胃气失和。

辨六经属太阳阳明合病，法予两解，《伤寒论》第33条：“太阳阳明合病，不下利但呕者，葛根加半夏汤主之。”更加生石膏以清解里热，生石膏可去无形之热如白虎汤证、大青龙汤证，亦可去有形之邪郁积之热，如小青龙加石膏汤清痰饮郁热。

服药后即昏睡，继则发生吐、泻，积滞得去，而身热得减，意识渐轻，至此可谓“表解而里未和也”。因水样便、色红，并前之烦渴，辨为热利，与白头翁合黄芩加半夏生姜汤。白头翁汤清热解毒，止利排脓，治热痢专方。《伤寒论》371条：“热利下重者，白头翁汤主之。”373条：“下利欲饮水者，以有热故也，白头翁汤主之”。又因热利而兼呕吐，考虑合黄芩加半夏生姜汤，《伤寒论》172条：“太阳与少阳合病。自下利者，黄芩汤主之；不下利但呕者，黄芩加半夏生姜汤主之。”胡希恕先生指出：“发热腹泻，或痢疾而腹挛痛者，即可用本方（黄芩汤），不必限于太阳与少阳合病。”案中载有：水样便、色红，不能完全排除痢疾，若见里急后重，或便脓血，以更加大黄，通泄热毒。

太阳与阳明两阳合（并）病，治当表里双解，本例首诊即是，或先解表，再予攻里，如《伤寒论》第152条十枣汤证“表解者，乃可攻之”，164条大黄黄连泻心汤证“不可攻痞，当先解表，表解乃可攻痞”，170条白虎（加人参）汤证“其表不解，不可与白虎汤。渴欲饮水，无表证者，白虎加人参汤主之”。

15. 腹痛腹泻案

彭某，女，30岁。1965年8月26日初诊，前天中午吃葡萄，晚上又受凉，今早感无力、腿酸、口渴，喝了四杯热茶即觉身热恶寒，下午心烦、汗出、腹痛、腹泻3次，而来门诊，舌苔白腻，脉滑数寸浮。辨六经属太阳阳明合病，辨方证为葛根芩连汤证：葛根24g，黄芩9g，黄连6g，炙甘草6g。结果：上药服一剂后，腹痛腹泻减，三剂后证已。

按：患者伤食，复感寒，而发病，“身热恶寒”为表证仍在，观“口渴、心烦、汗出”里热证显，“腹痛腹泻”为机体伤食后自我保护反应，胃肠欲借泻下之机以祛除食毒，结合上症，辨属里热实证。《伤寒论》34条：“太阳病，桂枝证，医反下之，利遂不止，脉促者，表未解也；喘而汗出者，葛根黄芩黄连汤主之。”六经辨证为太阳阳明合病，辨方证为葛根芩连汤证。

同是两阳合病下利，《伤寒论》32条：“太阳与阳明合病者，必自下利，葛根汤主之。”与本案葛根芩连汤证相比，彼则表证明显，如上例病情病程相似，但其表证明显，故先用葛根加半夏、石膏汤，表解后再用白头翁合黄芩汤清解、清利阳明里热。本案邪热内陷，表虽未全解，但里热实证已非常明显，而用葛根芩连汤解肌、清里。

两例同属急性下利，但证不同，势有异，故治各殊途。

16. 干燥综合征案

李某，女，55岁。2011年3月30日初诊，患者诉确诊干燥综合征已3年，服用糖皮质激素2年，口干欲饮无唾液，眼干无泪，鼻子干，左脚大小拇趾晚上痛，手关节痛，后背痛，乏力，胃脘不适有不消化感，手脚白天凉，晚上如冒火伸出被外，无汗，纳少，早上痰多吐不出，小便可，夜尿1～2次，大便1日2～3行，质稀，偶尔成形。舌红瘦少苔，脉沉弱无力。

辨六经属厥阴太阴合病，辨方证为柴胡桂枝干姜汤合当归芍药散加生龙骨证：柴胡12g，黄芩10g，天花粉12g，生龙骨15g，生牡蛎15g，桂枝10g，干姜10g，当归10g，白芍10g，川芎6g，苍术10g，茯苓12g，泽泻10g，炙甘草6g。7剂，水煎服，龙骨、牡蛎同煎，日1剂。结果：左脚大拇趾及手关节痛减，体力增，手脚凉减，睡觉手脚冒火感减，大便1日1～2次，半成形。

按：本例是节取初诊过程做一分析探讨。

该患者患干燥综合征已3年，多个外分泌腺体萎缩，兼见肢节疼痛。

经方辨证的主要依据在于临床症状反应，本例患者症情较为复杂，虚实互见，寒热相错。寒证中以寒凉为本证，其继发者，“痛”与“满”病多在气分，为第一层；“饮”病或“瘀”病在水或血分，为第二层；至若“郁遏之处，必有伏阳”之所生郁热则可归为第三层之实证；而饮不化去，津不生承，瘀不化去，血不生运，或又因津血不足所生虚热，则又可归为第三层之虚证。这是临证中本寒标热的大致情况。

患者脉象沉弱，昼间手凉，为虚寒之象。胃脘痞塞不适，纳少，为虚寒气滞之“满”病，诸肢节疼痛为表寒之象，经气不利；晨起痰多难咯，二便频数，而大便稀多成形少，为痰饮内盛，水气偏渗；诸窍之燥症，一因水气不化，津液难生亦不上承，二因内蓄饮邪郁久化热，兼津血不足所生虚热，上走空窍，其舌红瘦少苔，手足夜间燥热亦虚热使然。寒偏外偏下，热炎上走窍。

综合诸症，属上热下寒，血虚水盛。辨六经拟归厥阴太阴合病，辨方证为柴胡桂枝干姜汤合当归芍药散加生龙骨汤证。

柴胡桂枝干姜汤清半表半里之上热以柴胡、黄芩，温其下寒以桂枝、干姜，桂枝兼以解外，牡蛎、花粉咸润以生津润燥。当归芍药散为血虚水盛而设。两方于临证中见“血弱气尽”正气不足，邪陷半表半里，气、血、水分寒热虚实错杂用之机会较多，随症化裁，增减药味或损益药量，主治病症非常广泛。

17. 鼻窦炎头痛案

刘某，女，36岁。1965年3月9日初诊，头痛反复发作5年，多于午后、疲劳、睡眠不足时发作，多次到医院查无所获，多谓“神经性头痛”，给镇静剂、止痛剂可暂时缓解而不能除根。近一月因前额痛明显，拍X光片诊断为“鼻窦炎”，用抗生素（具体不详）治疗无效而找中医治疗。近症：头痛多在前额，伴双眼胀痛、后颈紧胀感、头沉、背酸痛、咽干、易心烦，无鼻塞流涕。舌苔白根腻，脉沉细弦，左寸浮。

辨六经属太阳阳明合病夹水气，辨方证为越婢加术夏桔汤证：麻黄12g，生姜9g，炙甘草9g，大枣4枚，生石膏45g，苍术15g，半夏12g，桔梗9g。

结果：上药服三剂，头痛减，服六剂头痛已。仍后颈紧，继服六剂，诸症已。

按：患者发作头痛，因误诊、误治而迁延不愈达5年之久，后拍片诊断“鼻窦炎”，临床以头颈部症状为主。

案中头沉痛、颈紧胀、背酸痛，非常容易误判为单纯表证，结合苔白根腻、脉沉细弦、左寸浮，并咽干、心烦，考虑水湿之气的存在，且已化热，水逆热壅。《伤寒论》第166条“病如桂枝证，头不痛，项不强，寸脉微浮，胸中痞硬，气上冲喉咽不得息者，此为胸有寒也。当吐之，宜瓜蒂散。”因痰饮内蓄，里气不和，表气亦不疏透，是以有似表证之各种表现者，宜加鉴别。

我们多次谈到水气冲逆的问题，如苓桂术甘汤的心下逆满、气上冲胸、起则头眩，吴茱萸汤证的干呕吐涎沫、头痛、胸中烦躁，真武汤证之心下悸、身瞤动等。水气冲逆动于胸腹、头面应是介绍比较充分的，但冲逆于颈项肩背论之甚少。《伤寒论》131条“结胸者，项亦强，如柔痉状”，就是结胸证，水热互结，滞于项背所致。后颈紧胀、背酸痛，本例亦然。

六经辨证为太阳阳明合病，兼夹水气，水气滞表郁热，并见冲逆，辨方证为越婢加术加半夏加桔梗汤证，即越婢加术汤与越婢加半夏汤合方，解表化饮兼顾。越婢汤原治“风水”，发越水气，兼清郁热，加术助其化饮，加半夏平其冲逆，加桔梗祛痰排浊。

本案中双眼胀痛、前额沉痛、后颈紧胀，都是非常具有参考意义的辨证依据，不但病机上讲得通，而且在具体症状中也非常契合，如越婢加半夏汤原文即言“其人目胀如脱”。如此，辨证则较为精准，所以胡希恕先生一再强调“辨方证是辨证的尖端！”

18. 神经衰弱头痛案

李某，男，26岁。1966年1月5日初诊，头痛两年，盖因中学读书引起。素有胃病，现已渐趋平静，仅偶尔烧心、吞酸，但有心下停饮、心下振水声。平时整天头昏、晕沉，头脑不清楚，并发头痛，眉间沉紧，下午常有热胀上冲头面之感。有时头痛为刺痛，如电由项部上蹿入脑，或偏左，或在颠顶，或在后脑，发作时，须以手按之一二分钟始能缓解，如此一日发作两三次，长期忍受头痛之苦，影响学习和工作，最使人恐怖者，似脑生异物，曾到各医院诊治，多谓"神经衰弱"，整天吃药而不见效，反而副作用明显，时有恶心或腹痛，睡眠不好。亦曾找中医诊治，以养血息风安神等法，服天麻钩藤饮、镇肝熄风汤等加减，效不明显。舌苔白根腻，脉沉细弦。

辨六经属太阴病夹水气上逆，辨方证为吴茱萸加苓归芎汤证：吴茱萸 9g，党参 9g，生姜 9g，大枣 4 枚，当归 6g，川芎 6g，茯苓 12g。

结果：上药服三剂后，剧痛只发作一次，头晕胀、眉间紧诸症均减，睡眠已有好转，并感看书记忆力提高，上方增党参为 12g，当归为 9g，川芎为 9g，服六剂诸症已。

按：本例头痛症状较重，时间亦久，但综合诸症，其寒饮上逆的本质昭然若揭，不难分析。

六经辨证为太阴病夹水气上逆，辨方证为吴茱萸加苓归芎汤证。《伤寒论》第 387 条："干呕吐涎沫，头痛者，吴茱萸汤主之。"是说里虚寒饮冲逆用吴茱萸汤治疗。本例为里虚寒饮，饮逆上犯的头痛，故以温中下气、降逆止呕为法；病久血虚血瘀，因痛为刺痛，且有定处，辨作瘀血头痛，又痛作时，以手按之一二分钟能够缓解，可知其为因虚致瘀，标象实，本为虚，故加当归、川芎养血活血；又因心下停饮为著，故加茯苓以祛饮。合方治之，使胃安饮去血和，故头痛已。

其下午常有热胀上冲头面之感，为有形之邪蕴郁生热的发病特点，但其尚未结滞，故化其饮，则身热透散而去，亦所谓"火郁发之"，不必再行清泄攻伐。

痰饮水湿引起的头痛很多见，应用吴茱萸汤方加减治疗的机会很多。因痰饮变化多端，用药也要随之而变，当饮停化热出现上热下寒时，可据证合用半夏泻心汤、生姜泻心汤、小柴胡汤、柴胡桂枝干姜汤，或加生石膏；当饮逆上冲明显时，可合用苓桂术甘汤。总之，适证加减多有良效。

19. 胃溃疡案

甄某，男，45 岁。1965 年 12 月 9 日初诊，1963 年曾患胃脘痛，经 X 线钡餐检查确诊为胃溃疡，经治疗一度缓解，近一月来又常有胃脘痛，饭前明显，口干不思饮，时感头晕、乏力，大便溏黑，隐血强阳性。苔白，脉沉细弦。

辨六经属太阴病，辨方证为黄土汤合胶艾汤加参姜汤证：伏龙肝 90g，炮姜 9g，川附子 9g，党参 9g，炒白术 9g，生地炭 24g，当归 9g，川芎 6g，白芍 12g，艾叶 9g，生阿胶 9g，炙甘草 6g，黄芩 9g。

结果：上药服三剂胃脘痛已，六剂潜血转阴性。

按：本例患者胃溃疡病史简单，但有明显的出血倾向。

时感头晕、乏力、口干不思饮，一派虚寒之象，人体机能沉衰，正气失于摄藏，血不循经，溢出脉外，而见便血。

六经辨证为太阴病，辨方证选黄土汤合胶艾汤。

黄土汤，方出《金匮要略·惊悸吐衄下血胸闷瘀血病篇》第15条，“下血，先便后血，此远血也，黄土汤主之”。其为虚寒便血效方。胡希恕先生在讲解本方证条文时指出：“本条论述亦很不完备，远血在脏，虽以止血为先务，但不一定即需本方。若就各药主证而言，生地、阿胶皆兼补虚，当有羸疲、面色苍白等极虚贫血等症；有大量附子可能有肢寒，或厥冷脉微等阴寒证候。附子伍白术当有水气痹痛或大便微溏等症。与生地为伍，亦或有麻痹不仁；生地与黄芩合用而治热烦，尤其四肢当苦烦热。以上诸症，虽未必一时俱见，但亦决不能一无所见。”胡希恕先生这种从临床实践出发，以方测证，补充经典论述的方法非常值得我们学习和借鉴。

胶艾汤，全名芎归胶艾汤，即四物汤加艾叶、阿胶和甘草，出自《金匮要略·妇人妊娠病篇》，治妊娠腹中痛，即“胞阻”这一病症。适用于里虚血虚，或失血证腹中痛而有脱血的虚候。胡希恕先生在讲授中指出，本方与黄土汤为对举之方，都治出血证，但黄土汤主阴证，芎归胶艾汤主阳证，本例证偏虚寒，生地炒炭入方，一是入血收涩止血，一是减其寒凉之性。

20. 慢性前列腺炎急性发作案

李某，男，46岁。1965年5月31日初诊，既往有慢性前列腺炎史，近一周来，出现头晕头痛，恶寒发热，无汗，身疲乏力，四肢酸软，曾服两剂桑菊饮加减，热不退，因有尿急、尿痛、尿浊，又给服八正散加减，诸症不减。今日仍恶寒发热，全身酸楚，有时汗出、尿急、尿痛、尿浊，下午体温38℃，大便如常，小便黄赤，尿常规检查：白细胞成堆，红细胞8～10/L。舌质淡而有紫斑，舌苔白腻，脉细滑数，寸浮。此证极似湿热下注之象，但已用八正散不效，可知有隐情，故又细问其何症，得知有口苦，胸满闷，由《伤寒论》第257条：“病人无表里证，发热七八日，脉浮数者，可下之。”之句悟出，此证为湿热内结，辨六经属少阳阳明合病，辨方证为大柴胡汤合增液承气加生石膏汤证：柴胡12g，白芍12g，枳实9g，半夏9g，黄芩9g，生姜9g，大枣4枚，大黄6g，炙甘草6g，生地15g，麦冬12g，玄参12g，生石膏30g。

结果：上药服两剂，热退身凉，因仍有尿痛、尿急，改服猪苓汤加大黄，连服六剂，诸症已。

按：本例患者，既往有慢性前列腺炎病史，近一周急性发作，表里合病，症情纷繁。

恶寒发热，无汗，身体酸乏，头晕头痛，为有表证；小便不利，苔白腻，脉滑数，为湿停于下且渐趋化热；后询问之胸满闷、口苦为半表半里柴胡证表现。综合考虑，为湿热之邪弥漫充斥表里上下（三焦）。

前诊用桑菊饮加减两剂不效者，乃是由于对于外邪里饮者，治当两顾，单纯解表，症犹不去。又以湿热下注，予八正散加减，八正散是后世方中治热淋、血淋的常用代表方。同理，单纯的清热利湿亦于事无补。那么，此时若选用解表化饮两顾之方，若茵陈五苓散类是否可以“手到擒来”呢？不能，原因在于本例还合有半表半里之证。总属三阳合病夹湿。

胡希恕先生讲过，对三阳合病，治从少阳或是合治之，但是因症之主次而有侧重。胡希恕先生在本例最终辨证选方是少阳阳明合病，湿热内结，用大柴胡汤合增液承气汤，似舍太阳而就于里之两部，似与大论所论矛盾，如抵当汤、白虎汤、承气汤等。概因表邪渐趋入里化热，在表之津气亦见虚象，如身疲乏力、四肢酸软等，同时，邪实于里，里气失和，表亦失于通透。

《伤寒论》第257条：“病人无表里证，发热七八日，脉浮数者，可下之。”里热盛，亦可见发热脉浮数，本例午后热甚即是阳明病或湿邪蕴热的表现，同时亦可见汗出、恶寒，宜加详审。此处和解与清泄少阳阳明合病，亦通治三阳及存津液之明智举措。

或据《金匮要略·痉湿暍病篇》而问曰“湿病”禁下，此例为何可予以清泄？这是因为，《金匮要略·痉湿暍病篇》所论“湿病”为外湿，外湿病宜微汗去之，当然禁下，虑其虚里而引邪深入故也。对于在里之湿，法有攻下一途，本例即然，使湿邪去，无形之邪则无所依附而悄然遁去。

此合方服两剂而热退身凉和，余里证湿热下注，小便不利，再予猪苓汤加大黄，六剂症已。猪苓汤加大黄着重在下一案中详解，此处从略。

21. 咽痒咳嗽案

张某，女，27岁，1965年9月24日初诊，一月来感冒，头晕、咽痛、咽痒、鼻塞、流涕等反复出现，前医曾诊为“秋燥”、风热束肺，用薄荷喉片、六神丸、桑菊饮、银翘散等，症状不减却越来越重，因而找胡希恕先生会诊。近症：头晕，头痛，背痛，恶寒，咽痒而咳，咯痰困难，晚上尤甚，口苦咽干，舌苔薄白，脉弦细数。

按：这位患者，感冒快一个月了，还没好，头部及鼻咽部不适感仍然存在，为什么呢？从年龄看，不会是老年人抵抗力差，或小儿易虚易实、易寒易热之类。是体质不好吗？案例中没交代，但从下文记述分析来看，主要还是辨证用药不当所致。

之前的医生，有辨作“秋燥”的，可能是考虑时令的因素，“时维九月，序属三秋”，但从主要症状来看是不支持的。清初三大名医之一的喻嘉言先生曾作“秋燥论”一文，并补“诸涩枯涸，干劲皴揭，皆属于燥”，充实病机十九条，在治法方药上创立“清燥救肺汤”，治温燥伤肺，气阴两伤之证，为秋燥重症。其轻者，凉燥有轻宣温润之杏苏散，温燥有辛凉甘润之桑杏汤。它们的程度有轻重，但是共同点在于“燥易伤肺”，“秋燥”之症必兼肺系症状，如咳嗽，或干咳或夹痰。本例主症不符，所以先不管其用方，“秋燥”的诊断不准确。

还有的医生辨作“风热束肺”而选用清凉、辛凉诸味，症状不减反增，又是什么道理呢？薄荷喉片和六神丸有清热利咽、辟秽解毒之功，但因本例表证还没有完全解除，一味清里，里气受挫，无力祛邪自表而去，而且在自身不支的情况下，表邪反而乘虚入里，盘踞不去，所以久久难愈，反复发作。

至于银翘散与桑菊饮，在我们现行教科书上归入“辛凉解表剂”，两者相比较而言，银翘散表证还是明显的，以发热为主，桑菊饮发热轻，而以咳嗽为主。胡希恕先生也曾用桑菊饮加生石膏治感冒后咳热诸症，实际吴鞠通先生也说过“辛凉轻剂、辛凉平剂”的话，在六经辨证体系里已兼阳明，只是尚处在轻浅阶段，或称为阳明轻证。胡希恕先生分析阳明病实质是里热、实证，邪热充斥，伤津耗液，亦迫其于外，因有《伤寒论》之论述：“问曰：阳明病外证云何？答曰：身热，汗自出，不恶寒，反恶热也。”这位患者的前期症状并没有口渴、汗出、恶热等。所以主要原因还是方证不符。

胡希恕先生辨证为三阳合病，为柴胡桂枝汤合半夏厚朴汤加石膏方证：柴胡 12g，党参 9g，半夏 12g，黄芩 9g，桂枝 9g，白芍 9g，厚朴 9g，苏子 6g，苏叶 6g，生姜 9g，大枣 4 枚，茯苓 9g，炙甘草 6g，生石膏 45g。

结果：上药服三剂，头晕、头痛、口苦解，背痛、咳嗽减，仍微恶寒，脉已不数，与桂苓五味姜辛夏杏甘草汤，服六剂症已。

按：我们来看当前症状头晕，头痛，背痛，恶寒，表证仍在，虽经月未去也；咽痒而咳，口苦咽干，已入里化热，兼少阳阳明见症，咯痰困难，晚上尤甚，夹有痰饮，咽中不利，阴邪（痰饮）致病逢阴分加重。所以胡希恕先生辨证为三阳合病，处方为柴胡桂枝汤合半夏厚朴汤加石膏。

这个方子吃了三剂，诸症显解，头晕、头痛解而仍微恶寒，表证减轻，但未尽除；口苦解，脉已不数，入里之热已消；余咳痰未已，是有寒饮的缘故。为什么呢？考虑还是前面过度服用寒凉药所致。冯世纶教授曾讲到现今临床所遇咳喘属半夏厚朴汤证者非常多，原因之一就是当前过早过度使用抗生素还有清热解毒类中成药，中伤胃气，致痰饮不化。

当然，这位患者的证要比半夏厚朴汤证更进一步，都用到“姜辛夏味”了，桂苓五味姜辛夏杏甘草汤是《金匮要略·痰饮病篇》治痰饮系列方之一，大家可以翻阅复习，总的原则是《金匮要略》所讲“病痰饮者，当以温药和之”，也有部分患者，后期会以茯苓饮善后。

回顾反思这一过程，直有拨云见月之感，虽曰治病，实际也在治误，我们为医者，要精益求精！

22. 夜间阳强易举案

某男，65岁，2011年9月23日初诊，夜间阳强易举10多年，每夜最多阳强13次，需要小便或很长时间才能恢复常态，患者苦不堪言，夜尿3次，口偶干，偶腰酸，大便日1～2行，汗出不多，纳可，舌暗，苔白略腻，脉弦细。

辨六经属太阳阳明太阴合病，辨方证为五苓散加知母汤证：桂枝10g，茯苓12g，泽泻10g，猪苓10g，苍术10g，知母15g，七剂，水煎服，每日二服。

2011年9月30日二诊：阳强从每夜13次减少到1～2次，夜里口干，大便日2～3行，但成形，早晨腰酸，服药前阳强需要小便后方能缓解，现醒后即可缓解，无阳强时不起夜，苔白略腻，脉弦细。处方：上方加生山药10g，7剂。

按：阳强易举一症，正和勃起功能障碍一病相对，虽不及其多，但给患者带来的苦恼却并不少。

本例发病10多年，久罹此患，苦不堪言。口微干、夜尿频、苔白微腻，为寒饮内蓄，气化不利，旧水（水饮）不去，新水（津液）难以生承，故口干不欲饮或饮亦喜温喜少，机体借自身良能欲将“旧水”排出体外，故见小便数。阳强多由热而起，结合腰酸、脉弦细等症及患者年龄，辨作虚热，而水饮久停，亦易积生郁热。

六经辨证属太阳太阴阳明合病，夹饮，辨方证选五苓散加知母汤证。

五苓散，是经方中使用频率较高的一首，在仲景书中主治消渴、水逆、水痞、霍乱、眩晕等病症因水饮内蓄而见脉浮、口渴、小便不利者。诸般利尿，泽泻独重，用治烦渴；桂枝平冲，复兼解外。据证加入知母，《神农本草经》谓其：“主消渴热中，除邪气肢体浮肿，下水，补不足，益气。”清热、生津、下水、补虚，兼以数任，正合于本例的证情。目前临床上将“阳强”一症视作虚热者非常普遍，更是习用补肾养阴之套方成药，或效或不效。本例之所以纯养阴而不效，化其饮，清其热，顾其阴而速效者，盖由其证虚实兼夹之故也。咸寒甘润滋补阴分，势必补虚恋邪，饮更难化，郁热无从透解。况且邪（饮）不去，正（阴）安从生？今予五苓散加知母，消其留饮，撤其虚郁之热，故取效甚捷。再诊予山药，亦平补其中，缓消其饮，平正和润，寓以王道。

本例患者10年之恙，解于一朝，得力于经方六经方证辨证之道也。

23. 尿道白色溢液案

谭某，男，32岁，2011年3月19日初诊，患者诉2010年7月出现小便涩痛，服过猪苓汤无效，早上尿道口有白色溢液，尿黄，无夜尿，腰痛，胃胀，受凉，口中和，纳可，手脱皮，脱发，大便每日1～2次，成形，舌淡苔白，脉沉弦细缓。

辨六经属太阴病夹瘀证，辨方证为肾着汤合赤小豆当归散加薏苡血余炭汤证：干姜10g，茯苓15g，苍术15g，炙甘草6g，赤小豆15g，当归10g，血余炭10g，生薏苡仁18g，7剂，水煎服，每日1剂。结果：尿道溢液减。

按：患者小便涩痛，曾服猪苓汤无效。

腰痛、胃胀、手凉、口中和为里虚寒之象；又小便涩痛，晨起色黄，尿道口有白色溢液，为寒湿不化，湿浊下注，夹瘀不利，并兼少许化热迹象；脱发为虚证使然。

六经辨证属太阴阳明合病挟饮，辨方证选肾着汤合赤小豆当归散加薏苡仁、血余炭。《金匮要略·五脏风寒积聚病篇》第16条："肾着之病，其人身体重，腰中冷，如坐水中，形如水状，反不渴，小便自利，饮食如故，病属下焦。身劳汗出，衣里冷湿，久久得之。腰以下冷痛，腹重如带五千钱，甘姜苓术汤主之。"寒湿流注下焦，腰及以下冷、重、疼为辨证要点。条文虽明言"小便不利"，而本例"小便涩痛"兼"溢液"显属不利，但寒湿下注则同，同时条文中"小便自利"也可以是尿频的情况。

虽有化热之象，仍以寒湿为主，佐以赤小豆当归散以清热利湿，薏苡仁兼具排脓，血余炭化瘀利尿，《金匮要略·消渴小便利淋病篇》就有猪膏发煎治小便不利，方含乱发二分（烧），即为血余炭。为何本处兼采化瘀排脓（浊）之味？盖由水道不利，涩痛频作，多夹败精留浊故也。瘀浊去而水道通，寒湿除而郁热清。

24. 勃起障碍案

赵某，男，23岁，2011年2月18日初诊，患者诉平时阴茎勃起力度差，早泄，最近两个月无勃起，口干不欲饮，自汗盗汗，脚凉，小便可，无夜尿，大便稍有不畅，腰酸痛，舌淡苔白腻，脉弦细。

辨六经属少阴阳明太阴合病，辨方证为桂枝加龙骨牡蛎附子白薇茯苓苍术金樱子汤证：桂枝10g，白芍10g，白薇12g，炙甘草6g，生龙骨15g，生牡蛎15g，金樱子10g，苍术15g，茯苓12g，川附子10g，生姜15g，大枣4枚。7剂，水煎服，龙骨、牡蛎、附子均同煎，日1剂。

2011年2月28日二诊：患者诉自汗盗汗减轻，口干已，腰酸，仍然无晨勃，大便日1～2行，排出不畅，眠稍差，说话没有气力，舌淡苔白，脉细弱无力。处方：上方附子加量至15g，加蜈蚣2条。7剂，水煎服，龙骨、牡蛎、附子均同煎，日1剂。

2011年3月7日三诊：患者诉自汗盗汗减轻，仍腰酸，大便1日1次或2日1次，成形，近两日眠差，清晨勃起较前好转，说话稍有气力，口微干不欲饮，小便次数少，舌淡苔白，左手脉细弱，右手脉沉弱。上方有效，继续服原方药巩固疗效，考虑到患者近两日睡眠差，仍有自汗盗汗，故加大生龙骨、生牡蛎的量，以增强敛浮越、安神、敛汗之功。处方：上方加量生龙骨、生牡蛎至30g。7剂，水煎服，龙骨、牡蛎、附子均同煎，日1剂。结果：熬夜的时候会有轻微汗出，其他诸症基本痊愈。

按：勃起障碍在男科疾病中非常普遍的，青年中也有虚证，中老年中也有实证，关键在辨证。

综合诸症，不难辨出精气亏虚，阴阳失和的整体状态，辨六经为少阴太阴阳明合病，辨方证选桂枝加龙骨牡蛎汤加白薇、附子、苍术、茯苓、金樱子。

桂枝加龙牡汤方证已在第十二章“少阴病（表阴证）证治”中做了讲解，谐营卫，调阴阳，安神志。加附子温下之虚寒，白薇清上之虚热，金樱子补肾涩精止遗。较前之所附案例更兼水湿不化，见苔白腻，故合茯苓、白术以化水饮。

二诊时，腰酸、勃起障碍仍无改善，脉细弱，更增附子用量，温阳祛寒以强壮机能，又加蜈蚣，辛温纯阳而兴阳起痿之功著。

三诊时，下之虚寒得以温壮，再增龙骨、牡蛎用量以敛僭上之浮阳，固越外之津液，精气神内守而不妄劳，阴阳气和而不乖逆，可以无忧矣！

25. 患儿反复发烧4年案

李某，男，4岁。2010年3月6日初诊，患儿自出生10月左右开始反复发热，经多方中、西药物治疗，但一直未能控制高烧。为了给孩子治病，全家由农村搬到北京居住。患儿每隔三五天可以没有任何原因就发烧，而且一发病就是高烧，又特别难以控制。经多家三甲医院门诊及住院检查，皆考虑呼吸道炎症性病变。来诊时诉昨晚无明显诱因，又出现发热，体温38.6℃，服“退热药”汗出热退，今晨体温又上升至39.6℃，遂慕名就诊于冯世纶教授门诊。刻下症见：发热，鼻塞，流涕，四肢厥冷。舌尖红，舌苔白，脉浮紧数。辨六经属太阳阳明合病，辨方证为大青龙加薏苡败酱桔梗汤证：生麻黄18g，桂枝10g，炒杏仁10g，炙甘草6g，桔梗10g，生薏苡仁18g，败酱草18g，生石膏45g，生姜15g，大枣4枚。1剂，水煎服。嘱当晚先服四分之一量，温服后盖棉被。见微汗，停后服；无汗，继服四分之一量。停用其他药物。

2010年3月8日二诊：上方第1次服药后未见汗，但小便增多，体温有所下降（仍然39.4℃）。继服第二次、第三次皆未见汗，待第四次给患儿服下最后的四分之一，即一剂药服尽，午夜汗出，体温恢复正常。患儿安睡，次日白天玩耍如常。至晚上体温又开始上升，达38.8℃，未服退热药。刻下症见：发热，咽干，口干欲饮水，纳食减少，大便尚调，鼻流浊涕，精神欠佳。舌质红，口唇红如妆，舌苔白，脉细滑数。

辨六经属少阳阳明合病，辨方证属小柴胡加石膏汤证。处方：柴胡 24g，黄芩 10g，清半夏 15g，党参 10g，桔梗 10g，炙甘草 6g，生石膏 60g，生姜 15g，大枣 4 枚。1 剂，水煎服，服法同前。

2010 年 3 月 10 日三诊：服药后仍有发热，但只用中药，不需用退热西药即能控制。发热前有恶寒，精神明显好转，纳食尚可，鼻流浊涕。舌苔转黄，脉浮弦数。辨六经属三阳合病，辨方证属柴胡桂枝汤合白虎汤证。处方：柴胡 24g，黄芩 12g，清半夏 15g，炙甘草 6g，桂枝 10g，生白芍 10g，生石膏 100g，知母 12g，生山药 10g，党参 10g，桔梗 10g。1 剂，水煎服。

2010 年 3 月 11 日四诊：昨晚服药后汗出，热退。今日已无发热，精神好，纳食尚好，大便调。仍有鼻塞、口干。舌苔白，脉浮紧数。辨六经属太阳、阳明合病，辨方证属麻黄杏仁薏苡甘草汤证。处方：生麻黄 10g，生薏苡仁 30g，炒杏仁 10g，炙甘草 6g，败酱草 30g。1 剂，水煎服。

药后诸症悉退，痊愈。

按：本案患儿反复高烧 4 年，实属罕见。用经方短期能治愈，体现了经方六经辨证及辨方证的科学性。四诊而愈，实属不易。

治病要先辨六经，继辨方证

发热本属常见病症，中医治疗每每应手而效。但临证不乏难治者，常使医者恨无良方、效方可用。从治疗过程中可以看出，本案患儿确属难治者。从辨六经来看，本案始终以阳明病为主，外合太阳、少阳。在冯世纶教授的六经辨证思维中，大青龙汤证、麻黄杏仁薏苡甘草汤证属“太阳阳明病方证”，薏苡附子败酱散证、白虎汤证属“正阳阳明病方证”。本案首方用大青龙汤“解太阳表，清阳明里热，并祛在表之水湿”，合用薏苡附子败酱散去附子“清热、排脓、消肿（鼻流浊涕）”。二方用小柴胡加生石膏汤加桔梗。据冯世纶教授经验，“外感表解而热不退”多现小柴胡加生石膏汤方证。三方用白虎汤合小柴胡汤合桂枝汤。因里热重，生石膏“若不大量用则无效”，故用至 100g。桂枝汤“既是发汗解热汤剂，又是安中养液调和营卫之方”，“本方药力微薄平稳，既非大热，又非大汗之药，合理应用桂枝汤是一种养胃增液的发汗、止汗法，是驱邪不伤人的”。面对连续病理性发热、药物性发汗后的患儿，这种用药法是弥足可贵的。四方所用麻黄杏仁薏苡甘草汤加败酱草取其发越湿气，清利阳明为治。

方证对应要重视煎服法

本患儿高烧反复发作近 4 年，其与治疗不当不无关系。滥用抗生素甚至激素自是原因之一，而中药药不对证，过用清热解毒及发汗退热法，也是原因之一。

冯世纶教授临证非常强调对方证对应的认识，指出对方证对应的认识，不但要仔细品读《伤寒论》的条文，更重要的是在临床中不断总结经验。《伤寒论》“随证治之”即教导后学者要做到方证对应，证药对应。不但是证与方对应，更强调证与药对应；不但是药味的对应，更重要的是药量的对应。本患儿所用大青龙汤，麻黄用18g，本是成人用量，为了便于掌握，嘱其服四分之一，见汗即“止后服”。但该患儿服了四分之三仍不能汗出热退，直至服下全剂，方见汗出，也就是说，麻黄18g是他的适应量，18g才达到方证对应。不是每个人都用到18g，是要看到具体的证。这一用药规律法则，不但见于《伤寒论》各方证，更详见于每方后药物的煎服法。患儿来北京后，也曾找过不少名医治疗，开始亦见效，后来就不见效。其中原因之一，门诊中一次开7剂药，服1剂药，证已变，再服该药，药已不对证，不但无效，反而有害。冯世纶教授遵照经方用药原则，每诊处一方一剂，方随证转，随证治之，务必做到方证对应，证药对应，这是使病愈的重要原因。

值得一提的是，本案患儿年仅4岁，久病，连续发热，在用大剂汗法、清法的治疗过程中并没有出现明显的饮食异常和精神异常，热退后身体状况同步复原，这与方证相合是分不开的。

26. 失眠、腹胀案

陈某，男，76岁。2010年3月10日初诊，多年来失眠，腹胀，伴见纳差，时有心慌，发际生疮（湿疹），口不干，有口苦、大便干。舌苔黄腻，脉大。辨六经属太阴阳明合病，辨方证为黄连阿胶汤合《外台》茯苓饮汤证：黄连6g，阿胶珠10g，清半夏15g，党参10g，陈皮30g，枳实10g，茯苓12g，焦白术10g，黄芩6g，炮姜6g，三七粉（分冲）2g。7剂，水煎服。

2010年3月17日二诊：纳食、睡眠有所好转，腹胀减轻，心悸、心慌明显。舌苔白腻，脉细结。辨六经属厥阴病，辨方证属炙甘草汤方证。处方：炙甘草12g，党参12g，麦冬15g，生地15g，麻子仁10g，桂枝15g，阿胶珠10g，茯苓15g，生姜15g，大枣4枚。7剂，水煎服。

2010年3月24日三诊：心悸减轻，纳食尚可，腹胀不明显，大便偏溏，口微干，不苦，发际湿疮此起彼伏。舌苔白腻，脉细结。辨六经属太阳阳明太阴合病，辨方证属桂枝甘草龙骨牡蛎汤合黄连阿胶汤合薏苡附子败酱散合赤小豆当归散方证。处方：黄连6g，阿胶珠10g，莲子心3g，生薏苡仁18g，败酱草18g，桂枝15g，炙甘草6g，生龙骨15g，生牡蛎15g，连翘12g，赤小豆15g，当归10g，茯苓12g。7剂，水煎服。

2010年3月31日四诊：发际湿疮明显减轻，睡眠进一步好转，大便偏溏。用方加强温补太阴之力，上方去茯苓，加炮姜6g，党参10g。7剂，水煎服。

2010年4月7日五诊：患者说：“这几天是我2年来身体最好的状态。”发际湿疮基本消退，纳食较好，脘腹无明显不适，精神较好，睡眠尚欠佳，大便不爽，口微干。

舌苔白，脉沉弦滑。辨六经属太阳阳明太阴合病，辨方证属桂枝甘草龙骨牡蛎汤合黄连阿胶汤合《外台》茯苓饮方证。处方：桂枝10g，炙甘草6g，生龙骨15g，生牡蛎15g，黄连6g，黄芩6g，阿胶珠10g，莲子心3g，党参10g，陈皮30g，炮姜6g，清半夏15g，生姜15g，大枣4枚。7剂，水煎服。

2010年4月14日六诊：睡眠渐好，余无明显不适。苔白，脉沉弦滑。辨六经属太阳阳明太阴合病，辨方证属桂枝甘草龙骨牡蛎汤合黄连阿胶汤方证。处方：黄连3g，黄芩6g，阿胶珠10g，桂枝15g，炙甘草6g，生龙骨15g，生牡蛎15g，远志10g，菖蒲10g，茯苓15g，莲子心3g，陈皮30g。7剂，水煎服。嘱药后无明显不适即可停药，停药后怡情养生。

按：本案患者高龄久病，病情较为复杂。前后六诊，服药42剂，医患配合良好，疗效极为明显。整理本案，体会如下。

关于六经病的传经

传统解读《伤寒论》，"传经"，即邪气由某经进入另一经，是一个很重要的概念，有"循经传""越经传""表里传"等诸多概念。对于病情单纯者，这种传经理论似也符合临床。但是，对于部分病情较复杂者，若拘守"传经"之说，经常有牵强之感。如本案中，病涉太阳、阳明、太阴、厥阴四病，一诊为太阴阳明合病，二诊为厥阴病，三诊为太阳阳明太阴合病等，很难用传经理论去解释。冯世纶教授指出，"六经"本不是"经"，不能用"经络""脏腑"概念去理解，也就绝不存在"传经"之说。临证辨六经是依据人体患病后所反应出来的症状特点来进行的，即使是今日太阳，明日太阴，后日又复太阳，只要明确辨出，就是客观存在，没必要用过多的"理"去推测可能不可能。关于这一点，实际上涉及"六经实质"这一问题。冯世纶教授在《解读张仲景医学》一书中引用经方大师胡希恕先生的一段话来阐明六经实质："基于八纲的说明，则所谓表、里、半表半里三者，均属病位的反应。则所谓阴、阳、寒、热、虚、实六者，均属病情的反应；临床实践说明，病情必反应于病位，而病位亦必因有病情的反应而反应，故无病情则亦无病位，无病位则亦无病情，所谓表、里、半表半里等证，同时都必伴有或阴、或阳、或寒、或热、或虚、或实的为证反应。同理则所谓阴、阳、寒、热、虚、实等证，同时亦都必伴有或表、或里、或半表半里的为证反应。由于寒、热、虚、实从属于阴阳，或无论表、里、半表半里的病位上，均亦有阴阳两类不同的为证反应，这样三个病位，两种病情，则证为六，亦即所谓六经者是也。"

关于复杂方证的辨别

以表、里、半表半里定病位，以阴、阳、寒、热、虚、实分病性，由此辨出六经，进而辨出方证，这就是临证中的辨证论治。《胡希恕讲伤寒杂病论》一书中指出："中医治病有无疗效，其主要关键就是在于方证是否辨得正确。"同时也指出："不过方证之辨，不似六经八纲简而易知，势须于各方的具体证治细观而熟记之。”可见，辨证论治中最重要、同时也是最有难度的在于辨方证。而对于久病、杂病来说，方证往往并非单一，对这类复杂方证的辨别就更是不易了。

以六经提纲证为基础，结合具体症状表现，先辨六经，继辨方证，此为常。而在复杂方证的辨别中，必须知常达变，因为方证复合，常常使每一方证都不表现为常态。同时，影响患病的很多因素也会影响到具体方证常态的表现。如冯世纶教授在《解读张仲景医学》一书中指出：“仲景治病，所谓辨证论治，重在辨八纲、六经，但影响人体患病的还有很多因素，如气血、饮食、瘀血、痰饮、水湿等，因此，还须辨气血、瘀血、痰饮、水湿等，这种辨证论治思想，详细地体现在辨方证中。”

如本案中，若根据六经提纲证衡量，似乎六经病的辨别都不典型。而具体到每一方证的辨别，也多有“捕风捉影”之嫌。之所以出现这种情况，是由于六经病的复合、方证的复合等多种因素的彼此影响。而真实的临证辨证论治，也往往如是。

对本案辨证论治的梳理

患者初诊以失眠、腹胀为最主要症状。腹胀、纳差，脉不浮、不弦，苔腻，提示病位在里。结合便干、口苦，似有阳明之嫌，但口不干、脉不实，提示此腹胀属太阴。在太阴方证中，《外台》茯苓饮方证与本案较合，冯世纶教授在《中国汤液经方》一书中指出：“本方治心下痞硬、逆满、食欲不振确有验，加半夏增橘皮用量尤良。”失眠，伴见心慌、口苦、便干、苔黄，似有少阳半表半里之嫌，但脉不弦，结合腹胀属里，仍辨为阳明里证，属治疗虚烦心悸不得眠的黄连阿胶汤方证。二诊以心悸为突出症状，结合脉细结，以及患者高龄体衰，辨为厥阴炙甘草汤方证。冯世纶教授早年将炙甘草汤方证列入太阴病，近年随着临证体会、思考，认为炙甘草汤方证当属厥阴病。三诊以发际湿疮为显，考虑病在太阳，结合失眠、腹胀，辨为外寒内饮的桂枝甘草龙骨牡蛎汤方证，同时合用治疗疮痈属太阴的赤小豆当归散及疮疡属阳明的附子薏苡败酱散。本诊辨证用方最难、最杂，前两诊为其作了一定的铺垫。四诊、五诊、六诊是基于前三诊所做出的调整。

综观本案，病涉四经，方证复合多变，六诊处方极尽变化，但每诊皆效，终收全功。方证辨证的规范性、灵活性、有效性，在本案中得到淋漓体现。

27. 面瘫案

阎某，男，52岁。2010年4月9日初诊，患者因出差劳累后又吹空调，于1天前突发左侧面瘫，左耳疼痛、听力减退。现症为左侧面瘫，左耳疼痛、蒙堵感，左耳听力减退，口舌干燥，咽干咽痛，口苦口干。伸舌居中，舌苔白腻，脉弦细。辨六经属少阳阳明合病，辨方证为小柴胡加生石膏桔梗汤证：柴胡24g，黄芩10g，清半夏15g，党参10g，炙甘草6g，生石膏45g，桔梗10g，生姜15g，大枣4枚。1剂，水煎服。

上方服1剂，次日见病情平稳，咽痛尚明显。治疗加重清泻阳明力量，上方加生薏苡仁18g，败酱草18g，连服8剂，面瘫完全恢复，咽痛已，无口干口苦，惟余左耳听力减退、蒙堵感，耳微痛。药后正值冯世纶教授外出讲学，无法诊治，遂就诊耳鼻喉专科医生，诊为“左耳感音神经性聋”，告知听力恢复难度较大，需治疗3个月至半年以观察疗效。给予中药治疗，处方为龙胆泻肝汤加减，其中用到了牛黄、麝香等。不料服药后腹痛较甚，当晚去医院急诊，查尿常规中隐血阳性，但其余相关检查未见异常，肌注“阿托品”后腹痛止。遂停服上方，于2010年4月20日再次请冯世纶教授诊治。诊见：面瘫恢复，尚有左耳微痛，耳堵，听力欠佳，微咳，口不干。舌苔白腻，脉弦细。辨六经仍属少阳阳明合病，辨方证仍属小柴胡加生石膏、桔梗、薏苡仁、败酱草证。处方：柴胡15g，黄芩10g，清半夏15g，党参10g，桔梗10g，炙甘草6g，生石膏45g，细辛10g，夏枯草10g，生薏苡仁18g，败酱草18g，生姜15g，大枣4枚。3剂，水煎服。

上方服3剂，诸症俱失，左耳听力恢复，痊愈。

按：经方“治人”不“治病”，医为病而设。没有疾病、病人，也就不存在医药、医生、医事。于是，医生所用的药物、技术都是为治病而设的。西医常用的抗生素、手术，确实都是针对疾病使用的。但冯世纶教授在临证中反复强调，中医是一门“治人”医学，经方重在“治人”而不是“治病”，经方治疗的是“患病的人”，而不是“人患的病”。冯世纶教授在《中国汤液经方》中指出：“患病人体之所以有六经八纲这样一般的规律反应，其主要原因，不是由于疾病的外在刺激，而是由于人体抗御疾病机制的内在作用。”同时指出：“中医的辨证论治，其主要精神，是于患病人体一般的规律反应的基础上，讲求疾病的通治方法。”是“适应人体抗病机制的一种原因疗法”，对疾病的认识上，重视患病机体的内在作用；在疾病的治疗上，重视患病机体的抗病作用，即自我康复能力。冯世纶教授临证中始终体现着这种经方“治人”的理念。

耳窍疾病多见少阳病

对于耳窍病变，以《内经》为奠基的“医经派”多从脏腑、经络角度认识，认为其急性病证多与肝胆病有关，治疗也常取用治疗少阳病的柴胡剂。而以《伤寒论》为集大成的“经方派”是以八纲、六经为认识工具的，认为耳窍病变多属于半表半里证，实证多为少阳病。《胡希恕讲伤寒杂病论》在讲解263条时指出：“少阳病，就是半表半里之阳证，阳热在胸腹腔间，半表半里之处，既不可入里，又不可出表，只可向上行于孔窍之间。”《伤寒论》在263条中提到“口苦”“咽干”“目眩”，在264条中提到“两耳无所闻”“目赤”等，皆属于孔窍病变。对耳病的治疗，不考虑神经、病毒，不考虑内耳、外耳，从半表半里之少阳病入手，治疗采用柴胡剂之和法，顺应人体治病的自然良能，此即经方的治病之道。

对小柴胡汤的再认识

传统认为，小柴胡汤是治疗少阳受邪、枢机不利的主方，是体现“和法”的代表方剂。临床广泛用于外感、内伤诸病证，广泛用于多种发热性病证、消化系统病证、精神情志类病证，以及呼吸系统病证、妇科病证等等。冯世纶教授认为，如此认识、解读、使用小柴胡汤，似乎也符合临床。但从方证对应角度来看，则有掌握较难、疗效不确之弊。冯世纶教授主张以八纲解读六经，方证相应，执简驭繁，疗效确切。

所有病变都有病情反应的病位，根据病位辨出表证、里证或半表半里证。所有病变都有正邪相争，根据这种相争中正气所表现的太过与不及而辨出阳证或阴证。根据病位与阴、阳的组合即可辨出太阳、阳明、少阳、少阴、太阴、厥阴六经。再根据寒、热、虚、实及相应症状，进一步可辨出方证。小柴胡汤适用于小柴胡汤方证，小柴胡汤方证属于少阳病方证，临证当首辨少阳病。少阳病即半表半里阳证，对其辨识，冯世纶教授在《解读张仲景医学》一书中提出两个要点：一是“热郁于半表半里，既不得出表，又不得入里，势必上迫头脑，则口苦、咽干、目眩，乃是自然的反应，故凡病见有口苦、咽干、目眩者，即可判定为少阳病”。二是“故少阳病之辨，与其求之于正面，还不如求之于侧面，更较正确。即要辅以排除法，因为表里易知，阴阳易判，凡阳性证除外表里者，当然即寓半表半里阳证，也即少阳病”。而对小柴胡汤方证，冯世纶教授也指出其辨证要点：“半表半里热证或见口苦、咽干、目眩、胸胁苦满、纳差者。”

本案中，口苦、咽干、耳痛、耳聋，显为热郁于半表半里而上迫所致，结合脉象弦细，辨为少阳病小柴胡汤方证无疑。同时，患者又有明显口干、咽痛，考虑有阳明内热，故进一步辨为少阳阳明合病之小柴胡加生石膏、桔梗汤方证。柴胡用24g，乃从“方中柴胡用半斤，分三服，每服相当于八钱”（《胡希恕讲伤寒杂病论》）而来。次日加生薏苡仁、败酱草，为增强清泻阳明之力。末次处方加细辛意在“振郁滞之气”以开清窍。方证相合，而收全效。

28. 过敏性鼻炎案

李某，女，62岁。2010年3月24日初诊，患过敏性鼻炎10余年，每日发作性目痒、鼻痒，喷嚏，流清涕。伴见面热，尿频，夜尿2~3次，大便干。每日口服“扑尔敏”3片以缓解症状。舌苔白，脉沉细滑。辨六经属外邪里饮化热之太阳太阴阳明合病，辨方证为五苓散合赤小豆当归散汤证：桂枝10g，茯苓12g，猪苓10g，泽泻18g，生白术18g，赤小豆15g，当归10g，荆芥10g，防风10g，白蒺藜12g。7剂，水煎服。

2010年3月31日二诊：尿频、大便干明显好转，鼻痒、喷嚏缓解不明显，下午五时左右仍有面热，口中和，舌苔白，脉弦细。辨六经属太阳阳明太阴合病，辨方证属麻黄加术汤合薏苡败酱散方证。处方：麻黄10g，桂枝10g，炒杏仁10g，炙甘草6g，生薏苡仁18g，败酱草18g，桔梗10g，生石膏45g，苍术15g，清半夏15g。7剂，水煎服。

2010年4月7日三诊：鼻痒、喷嚏明显好转，每日口服“扑尔敏”1片即可。午后面热已，大便正常，口中和。但尿频又复明显，夜尿4次。舌苔白，脉沉细滑。3月24日方去白术、白蒺藜，加苍术15g，生薏苡仁18g，桔梗10g，清半夏15g。7剂，水煎服。

2010年4月12日四诊：尿频不明显，夜尿1～2次。已停服“扑尔敏”，尚有鼻塞、喷嚏。舌苔白，脉沉细。3月31日方加细辛15g，7剂，水煎服。

药后无明显不适，停药。

按： 过敏性鼻炎属中医“鼻鼽”范畴，为临床常见病、多发病。该病的发生与患者体质和所处环境有关。对该病的治疗，西医至今缺乏特异性手段，中医治疗也往往得失参半。本案患者经前后四诊，服药28剂，取得短期效果，确属不易。

对本案辨证论治的梳理

纵观本案治疗，一、三诊和二、四诊取方用药似乎出入很大，但始终围绕一条主线，即“外邪里饮”。初诊着眼于尿频，取用治疗外寒里饮的五苓散方合利湿活血的赤小豆当归散方。考虑目痒、鼻痒、喷嚏属太阳，故加用荆芥、防风、白蒺藜合桂枝以开太阳之表。二诊尿频、便干好转，提示上方治里饮取效，但鼻痒、喷嚏不解，提示开太阳不力，遂改用麻黄汤开太阳之表，加苍术、半夏治里饮。午后面热，考虑有阳明证，故加用薏苡仁、败酱草、生石膏以清阳明。三诊鼻痒、喷嚏减轻，提示开太阳效佳。面热已，提示清阳明得效。但尿频加重，提示里饮较甚，故转方，以初诊方加减治里饮为主。四诊尿频已，提示治里饮取效，又转方以二诊方加大剂温化里饮之细辛，开表治饮并重。方药几经转折，但始终不离开表治里。

关于麻黄加术汤

麻黄加术汤，《金匮要略》中本治“湿家身烦疼”。本案中冯世纶教授移用治疗外寒里饮，以麻黄汤解表治外寒，以苍术（配麻黄）利小便治里饮。本方原方“术”为白术，《胡希恕讲伤寒杂病论》中指出：“此处以苍术为当。”同时指出：“人体水液外出最主要的途径有二：汗与小便。方中苍术可利小便，小便多则汗少，故为一小发汗法。”

关于尿频

与泌尿系统无关的病证，也许很多医生不会主动询问患者的小便情况。即使偶尔问及，部分医生也不一定会重视。而冯世纶教授临证，对每例患者都要仔细询问小便情况，哪怕是患者较别人小便次数稍多，或者较自己病发前小便次数稍多，都要记录“尿频”。同时一定要问及夜尿多吗？夜尿几次？一旦采集到有尿频一症，辨证时就会考虑到饮证。如果上有口干，下有尿频，冯世纶教授用方多会首选治外邪里饮的五苓散方（当然本案中没有出现明显口干）。跟冯世纶教授临证抄方，最大的体会之一就是经方家的问诊非常详细。

29. 慢性前列腺炎案

白某，男，30岁。2010年3月22日初诊，患慢性前列腺炎1年余，症见尿频、尿急、早泄，伴见性欲减退，双膝酸软，有汗出，口干，夜尿不多，纳食尚可，大便偏稀，每日2～3次，饮食不慎易腹泻。舌质红，舌苔薄白，脉细弦。辨六经属太阳太阴合病，辨方证为桂枝龙骨牡蛎汤合二加龙骨汤加金樱子韭菜子苍术证。处方：桂枝10g，白芍10g，白薇12g，炙甘草6g，生龙骨15g，生牡蛎（同煎）15g，制附子（同煎）10g，金樱子10g，韭菜子10g，苍术15g，生姜15g，大枣4枚。7剂，水煎服。

2010年3月29日二诊：尿频、尿急、早泄俱有减轻。上方制附子改为12g，加狗脊15g。7剂，水煎服。

2010年4月12日三诊：服上方7剂，尿频、尿急渐不明显，早泄明显好转，但停药后又有反复。大便仍然偏稀，每日2～3次，口干明显减轻。上方生姜改炮姜6g，去狗脊。7剂，水煎服。嘱服7剂后可继续服用上方，无症状时停药。

按：对本案辨证论治的梳理

从脏腑辨证考虑，本案极易辨为脾肾两虚证，治疗以补肾健脾为法，前医即如此治疗，屡用而效不显。冯世纶教授从六经辨证，问及“有汗出”（其实汗出并不多，很多医生极易忽略这一症状），首先想到太阳病桂枝汤证，见患者忧心忡忡，结合早泄、尿频，断为桂枝龙骨牡蛎汤证。上有口干，下有膝软、性欲减退，故考虑到二加龙骨汤证。二方合用，再加用金樱子、韭菜子，外调营卫，内和气血，补虚涩精，镇静安神。考虑到大便偏稀，易腹泻，内合太阴寒湿，故前用苍术，后加炮姜，意在温化寒湿。

关于桂枝龙骨牡蛎汤方证

桂枝龙骨牡蛎汤方证见于《金匮要略·血痹虚劳病脉证并治第六》第8条：“夫失精家，小腹弦急，阴头寒，目眩发落，脉极虚芤迟，为清谷、亡血、失精。脉得诸芤动微紧，男子失精，女子梦交，桂枝龙骨牡蛎汤主之。”本方以桂枝汤调和营卫、气血，加龙骨、牡蛎镇敛浮越、收涩固精，是历代医家治疗“男子失精，女子梦交”的常用方剂。

桂枝龙骨牡蛎汤合二加龙骨汤是冯世纶教授治疗男性病常用处方之一。对于这一方证的把握，可从《解读张仲景医学》一书中的叙述中体会："失精、梦交，多由情欲妄动，神志不宁，因生梦幻所致。其病也基于汗出津伤、荣卫不和。龙牡之用，不只为固精，还重在敛神定志而止胸腹动悸，合用桂枝汤调荣卫和气血，本方是该证的正治。《小品方》云'虚弱浮热汗出者，除桂加白薇、附子，名曰二加龙牡汤'，是该证的变治，用此二方适证加减，确有奇效。""梦遗失精，常见于未婚青壮年男子，也多见于慢性前列腺炎患者。但本方证可见于不论男女老幼慢性病出现的神心症，男、女的溺闭或遗尿。值得注意的是，本方证又往往被认为是虚劳，治用大补而使症状加重或长期不愈，其主要原因是，没有首先看到其主证是桂枝汤方证。"

读日本人所著《类聚方广义》，见有如下论述："禀性薄弱之人，色欲过多，身体羸瘦，面无血色，身常微热，小腹弦急，胸腹动甚，长服桂枝加龙牡汤，严慎闺房，可以肉骨回生矣。"可合参，可体会。

关于药物煎服法

关于药物煎服法，历来是中医临床的重要组成部分。临床所见，医生由于学习体会、师承派别的不同，医嘱中药物煎服法也常有不同。对于生龙骨、生牡蛎、制附子、生石膏等药，冯世纶教授从不先煎，每方中都会特意注明"同煎"，并且通常冯世纶教授嘱患者煎药前先用冷水泡药1小时，煮开后微火煎煮15分钟即可。每剂药煎2次，分别在上午9～10时和下午3～4时服用，发热类急性病证除外。

30. 三叉神经痛案

韩某，女，80岁。2010年3月8日初诊，右侧颜面部阵发性疼痛2年余，触碰即痛，呈刺痛。西医诊断为"三叉神经痛"，给予口服"卡马西平"等药物及口服中药治疗，效果欠佳。伴见睡眠极差，晚上咽干、盗汗，入睡后小腿易"抽筋"，足冷，纳食尚可，饮食不慎易腹泻。右侧颈部淋巴结肿大。无口苦，无尿频，无心下痞满。舌苔白，脉细弦。辨六经属太阳少阳合病，辨方证为柴胡桂枝汤加生石膏汤证：柴胡12g，黄芩10g，清半夏15g，党参10g，桂枝10g，白芍10g，炙甘草6g，生石膏（同煎）45g，生姜15g，大枣4枚。6剂，水煎服。

2010年3月15日二诊：疼痛减轻，诸症明显好转。舌苔白，脉细弦。上方加生龙骨、生牡蛎（同煎）各15g，苍术10g。6剂，水煎服。

2010年3月22日三诊：疼痛进一步减轻，睡眠基本正常，盗汗止，颈部淋巴结肿大减小，口中和，舌苔白，脉细。上方加吴茱萸10g。6剂，水煎服。

此后又复诊2次，上方稍作调整，继服12剂，临床治愈。

按：关于辨证选方

患者高龄，"三叉神经痛"病史已经2年有余，当属难治之疾。如从脏腑、经络辨证考虑，可能会想到脾气虚弱、肝郁血虚、肝经血瘀、胆经痰滞、风痰阻络等，用方可能会选用补中益气汤、四物汤、逍遥散、血府逐瘀汤、补阳还五汤、温胆汤等方合用牵正散化裁（前医即如此治疗）。冯世纶教授在本案中，直接用经方六经方证辨证法，认为病不在里而在表与半表半里，施以相应治法，取得了满意的疗效。

关于柴胡桂枝汤方证

柴胡桂枝汤由小柴胡汤和桂枝汤各取半量组合而成，其方证见于《伤寒论》第146条："伤寒六七日，发热微恶寒，支节烦疼，微呕，心下支结，外证未去者，柴胡桂枝汤主之。"从本条可以看出，柴胡桂枝汤方主治太阳表证未除，邪气又入少阳者，即太阳少阳并病（也可用于太阳、少阳合病），具有和解少阳、外解太阳之功。对"心下支结"的理解，一般注家多认为是一种心下部支撑结聚胀满的感觉。《胡希恕讲伤寒杂病论》一书中认为："心下支结，支同'枝'，即两侧之意，心下两侧即胸胁部，心下支结即"胸胁苦满"的另一种说法。"冯世纶教授在《解读张仲景医学》一书中也指出："心下支结，支为侧之意，即心下两侧有结滞不快感，为胸胁苦满的轻微者。"对本方证的辨证，依据146条原文记录即可，临床每有相吻合者。冯世纶教授又指出其辨证要点是"小柴胡汤证与桂枝汤证同时并见者"。

但本案中，患者的临床表现似乎并不符合条文记录，也不符合小柴胡汤证与桂枝汤证同时并见。仔细分析，冯世纶教授是依据右侧颜面部阵发性疼痛和盗汗，辨证为太阳证。依据脉细弦除外阳明证，结合咽干，辨为少阳证。试用柴胡桂枝汤加味治疗，取得明显疗效，反证方证辨证正确。二诊考虑到睡眠极差，易腹泻，当属饮停，故加用生龙骨、生牡蛎和苍术化饮安神。三诊考虑到二诊治饮有效，并有足冷，故加用温化寒饮之吴茱萸以加强化饮之力。

关于生石膏

生石膏为清解阳明主药，这一认识在经方界已成共识。冯世纶教授也认为生石膏主治阳明，为清热泻火之首药，临床屡用屡效。本案中始终加用生石膏45g，笔者起初以为证合阳明，但冯世纶教授指出，本案中并没有阳明证，之所以加用生石膏，是因为患者颈部淋巴结肿大，取其"解凝"作用。这一经验得之于其老师胡希恕。胡希恕先生常以小柴胡加生石膏汤治疗淋巴结肿大、腮腺肿大、甲状腺肿大等，谓生石膏有"解凝"作用。验之临床，确有显效。

关于盗汗

盗汗，即夜间入睡后出汗，醒则汗止。一般方书中认为盗汗属内伤杂病，多责之于阴虚，也有责之于气虚者。冯世纶教授指出，盗汗实属邪正交争、驱邪外出的一种表现，有感冒经"盗汗"而愈者即是明证。《伤寒论》第201条说："阳明病，脉浮而紧者，必潮热，发作有时，但浮者，必盗汗出。"胡希恕先生在讲解本条时指出："脉但浮而不紧，病仍在表，但津液有所丧失。热势更迫津外出，发为盗汗，故临床上切勿一见盗汗，辄用黄芪之类，可以考虑以小柴胡加石膏汤，清其里热，盗汗可止。”（见《胡希恕讲伤寒杂病论》）冯世纶教授临证见之，盗汗多属“三阳病”，尤其多见于“太阳病”，治疗当以祛邪为主，切不可盲目滥用“养阴”“补气”等药物留邪闭邪。每每见冯世纶教授临证以桂枝汤、葛根汤等方治疗盗汗，多收药进汗止之效。本案三诊时盗汗即止，当归于桂枝汤解外之功。

另外，如患者不以“盗汗”为主诉就诊时，多数医生很少去刻意问及晚上出汗吗？而冯世纶教授临证，几乎每例患者都要询问，只要患者回答“有点出汗”，或“有时睡时出汗”，冯世纶教授即会记录为盗汗，而施以相应祛邪方法。

31. 郁证案

王某，女，47岁。2010年3月24日初诊，患者系安徽人，专门来京找冯世纶教授诊病。自述主要需要解决两个病，一是多年的“抑郁症”，长期失眠，急躁；二是去年2月诊断出“类风湿关节炎”，周身关节疼痛，晨起手指僵硬。刻下症见：失眠（长期依赖安眠药），面色惨淡，郁郁不乐，时或急躁，恶风畏寒，阵冷阵热，手足凉，手心热，胁痛脘痞，背冷齿衄，手指近端关节疼痛、晨僵，肘、膝关节疼痛，腰痛，口中和，不喜饮。舌苔白，脉右细左沉细弦。辨六经属少阴病，辨方证为桂枝加附子汤加茯苓苍术生黄芪汤证：桂枝10g，白芍10g，炙甘草6g，制附子10g，茯苓15g，苍术15g，生黄芪15g，生姜15g，大枣4枚。15剂，水煎服。

2010年4月14日二诊：患者面带喜色。诉说煎服中药无数，多为量大味劣、难以下咽者。而本次所服中药，量小易煎，且入口就感舒服，下咽入胃有全身温暖、舒畅的感觉。服用第4剂后睡眠就明显好转了。刻下症见：汗出、恶风、畏寒明显减轻，关节疼痛减轻，胁痛、胃痞已不明显，仍口中和，不喜饮，但手心热、齿衄仍有。舌苔白，脉细弦。上方制附子改为12g，加生地炭15g，防己10g。14剂，水煎服。

2010年5月5日三诊：患者自述抑郁症状消失，睡眠基本正常，不需服用安眠药。刻下症见：汗出、恶风、畏寒俱不明显，胁脘不适，尚有齿衄，口中和，纳食可，二便调，关节疼痛、晨僵较前减轻。舌苔白，脉细弦。上方制附子改为15g，生黄芪改为18g，加党参6g。14剂，水煎服。

因路途遥远，就医不便，嘱患者上方服完后可在当地继续服用，关节不痛时可停服。

按：关于少阴病

传统对少阴病的认识，认为少阴病是外感病发展过程中阴证的较危重阶段，其成因有传经、直中两途，表现有少阴寒化证、少阴热化证、少阴阳郁证以及少阴经证等，证候为心肾阳虚，预后多有死证。冯世纶教授传承其老师胡希恕之学术体系，以八纲释六经，多方求证，明确提出少阴病属表阴证，阴证之死多死于太阴而非少阴。冯世纶教授在《中国汤液经方》一书中就《伤寒论》第7条“病有发热恶寒者，发于阳也；无热恶寒者，发于阴也”指出：“人体所患疾病在表的病证可概括为两类，一类为阳实热之体，正气相对旺盛，症状反应有发热恶寒者，为在表的阳证，也即太阳病；一类为阴虚寒之体，气血沉衰，反应有无发热而恶寒者，为在表的阴证，与太阳相对当指少阴病。”进一步明确：“经方的少阴病是属六经的表阴证，即邪在表而呈虚寒一类证候者。”

关于桂枝加附子汤方证

桂枝加附子汤方证见于《伤寒论》第20条：“太阳病，发汗，遂漏不止，其人恶风，小便难，四肢微急，难以屈伸者，桂枝加附子汤主之。”通常认为，本方证属于过汗后阴阳两伤而表未解者，仍属太阳病。冯世纶教授在《解读张仲景医学》一书中对本条的解读为，由于误汗，“使太阳表虚证还未解而陷入阴证少阴病”。同时明确指出：“桂枝汤治太阳病即表阳证，桂枝加附子汤治少阴病即表阴证。”本方与麻黄附子甘草汤相对应，一治少阴病有汗者，一治少阴病无汗者。二方同用附子振奋沉衰，以治表证之陷于阴者，不同之处在于一方配桂枝以解肌，一方配麻黄以发汗。

关于郁证

本案患者“抑郁症”，当属中医“郁证”范畴。中医治郁理法方药极多，有治脏郁者，有治腑郁者，有治六郁者；有祛邪以治郁者，有扶正以治郁者，有平调以治郁者。而从少阴病论郁，用桂枝加附子汤治郁，实属少见论述。不过，笔者记起前贤有从太阳病论郁、用桂枝汤治郁者，可与本案合参，或许会有一番感悟。《经方实验录》中有如下一段论述：“旧式妇女，缺少运动，抑郁不睦，始则气逆脘痛，纳谷不畅，自称曰肝胃气。直至头晕、心悸，经事不调，成俗所谓贫血症。脉缓而无力或细小而数。萧瑟恶寒，冬日为甚。常投桂枝汤原方，服后如曝冬日之下，大便难者得润滑而下。”

对本案辨证论治的梳理

本案初诊可谓“诸症百出”，患者主诉为失眠、关节疼痛，极易诱导医生从调理气血、解郁安神入手治疗，或从祛风除湿、散寒通痹入手治疗。而冯世纶教授径直抓住其汗出、恶风、畏寒、口中和，直断为少阴病表阴证，选用桂枝加附子汤。同时加用生黄芪以加强实表之力，冯世纶教授常说“黄芪证是表证”。左脉沉细弦，苔白，脘痞，考虑有寒饮内停，故加用茯苓、苍术温化寒饮。二诊考虑有饮邪化热，加用生地炭、防己以治饮热。诊治全然未去考虑“抑郁症”，而随着邪去阳回，饮除正复，营卫调和，气血流畅，郁证自解。不治病而病已愈，这也许就是方证对应的治病境界。

32. 神经性耳鸣案

冯某，女，38岁。2010年3月31日初诊，双耳鸣响半年，耳鼻喉科诊断为“神经性耳鸣”，中、西药物治疗，效果不显。刻下症见：双耳鸣响，呈持续性，伴见头晕，胸闷，失眠，易惊，腰酸，精神欠佳，大便不爽，舌苔白腻，脉弦细。辨六经属太阳少阳阳明合病，辨方证为柴胡加龙骨牡蛎汤加苍术防己汤证：柴胡12g，黄芩10g，清半夏15g，党参10g，桂枝10g，生龙骨15g，生牡蛎15g，苍术15g，炙甘草6g，枳实10g，防己10g，生姜15g，大枣4枚。7剂，水煎服。

2010年4月7日二诊：耳鸣明显减轻，睡眠好转，精神好转，胸闷已。舌苔白腻，脉细。上方去枳实、防己，加远志10g，菖蒲10g，白芍10g，当归10g，赤小豆15g。7剂，水煎服。

2010年4月14日三诊：诸症持续好转，精神状况恢复很好，自谓“2周前啥也干不了，现在能行了，带孩子带得很好”，舌苔白腻，脉细弦。处方：柴胡12g，黄芩10g，清半夏15g，党参10g，桂枝10g，苍术10g，茯苓12g，远志10g，菖蒲10g，生龙骨15g，生牡蛎15g，炙甘草6g，合欢皮15g，生石膏45g，生姜15g，大枣4枚。7剂，水煎服。

2010年4月21日四诊：耳鸣偶发，自己说：“能深度睡眠了，脾气比以前好多了，嘴唇比以前湿润了。”正值月经来潮，经前小腹发凉。舌苔白腻，脉细。处方：当归10g，白芍10g，川芎6g，茯苓15g，苍术10g，柴胡12g，炙甘草6g，桂枝10g，生龙骨15g，生牡蛎15g，合欢皮15g，远志10g，石菖蒲10g，酸枣仁15g。7剂，水煎服。

2010年4月28日五诊：耳鸣已止，诸症俱不明显，2天前参加拔河比赛，感觉身体有劲了。脘腹稍觉欠佳，大便不畅。舌苔白腻，脉细。上方加陈皮30g，7剂，水煎服。

药后无不适，停药。

按：神经性耳鸣属临床常见病、难治病之一。西医对该病的病因病理尚未完全清楚，缺乏特异性治疗手段。中医对耳鸣的认识，传统多从脏腑、经络角度作解，“实则泻肝，虚则补肾”为主要治法。然临证所见，多数耳鸣绝非泻肝、补肾可以取效。本案中，冯世纶教授从辨六经、辨方证入手，五诊而愈，取得佳效。

对《伤寒论》第107条的解读

柴胡加龙骨牡蛎汤方证见于《伤寒论·太阳病篇》的第107条：“伤寒八九日，下之胸满烦惊，小便不利，谵语，一身尽重，不可转侧者，柴胡加龙骨牡蛎汤主之。”对于本条的解读，历代注家认识多有不一。伤寒误下，正气受损，邪陷少阳，此为共识。但症状表现较复杂，有以邪气弥漫三焦作解者，有以三阳同病作解者，也有认为少阳厥阴合病者；有谓肝胆郁热，有言心胆痰火，也有认为属正虚邪陷、败象毕现者。冯世绘教授认为，本证当属太阳少阳阳明合病。《解读张仲景医学》一书中指出："伤寒八九日，病已传少阳，医者误用下法，症见胸满，则知柴胡证还未罢。湿热上结，故烦惊而小便不利。胃不和，邪热扰神明故谵语。水气外溢，故一身尽重而不可转侧。"

关于柴胡加龙骨牡蛎汤方

临证善用经方者几乎都有同感：柴胡加龙骨牡蛎汤属常用方，且有佳效。但对其方解，似乎很难确切地说清道明。正如当年陆渊雷先生所说："方虽杂糅，颇有疑其不可用者，然按证施治，得效者多。"柴胡加龙骨牡蛎汤由小柴胡汤去甘草，加桂枝、茯苓、大黄、龙骨、牡蛎、铅丹组成，通常认为本方具有和解少阳、通利三焦、镇惊安神之功，可用于外感病，少阳枢机不利兼见烦惊者；内伤病，肝胆郁热，痰火扰心者。冯世纶教授认为，本方以小柴胡汤去甘草扶正达邪，和解清热为主，加桂枝降冲，茯苓利水，大黄泻下，龙骨、牡蛎、铅丹镇静安神，用于小柴胡汤证见气冲心悸，二便不利，烦惊不安者。

对本案辨证论治的梳理

本案以耳鸣为主诉，属清窍病变，首先考虑半表半里证。患者见证较杂，尽管有精神欠佳，但尚值壮年，未见四逆，故考虑为半表半里之阳证而非阴证。症见胸闷，易惊而失眠，极似第107条所描述之"胸满烦惊"，故辨为小柴胡加龙骨牡蛎汤证。未见小便不利、大便干结，故去掉方中茯苓、大黄。舌苔白腻，胸闷较显，故加用苍术、防己、枳实利气化饮。铅丹有毒，药房不备，冯世纶教授多去而不用，而常加用生石膏。随着症状的缓解，二诊、三诊侧重于解郁安神。四诊月经来潮，改用当归芍药散合桂枝甘草龙骨牡蛎汤加味，养血化饮，解郁安神。五诊考虑到脘腹不畅，加用陈皮一味理气温中。

33. 感冒咳嗽下利案

邬某，女，36岁，1967年7月6日初诊。感冒咳嗽、下利20天，经注射青霉素、链霉素，以及服西药未见效果。近症：咳嗽气短、恶风寒、口干、不欲饮、不欲食，大便溏稀日3～4行，舌苔白，脉细弦数。辨六经属太阳阳明合病，辨方证为葛根汤加生石膏方证：葛根9g，桂枝9g，白芍9g，炙甘草6g，大枣四枚，麻黄6g，生姜9g，生石膏45g。结果：上药服二剂，诸症即解。

按：此是太阳阳明合病之下利，葛根汤加生石膏治之。腹泻下利怎么还能用生石膏呢？《伤寒论》第4条："伤寒一日，太阳受之，脉若静者，为不传；颇欲吐、若躁烦、脉数急者，为传也。"此患者有咳嗽、口干、脉数，提示太阳传阳明，下利主因阳明热，故用葛根汤加生石膏解表清阳明热，则表解下利除。

葛根汤有解肌作用，尤其在这个颈背部发痉挛，这个葛根汤是有特效的。葛根汤以其治“太阳病，项背强几几，无汗恶风”而广为人知，本案以其治腹泻，是因为葛根有治下利的作用吗？非全在此，关键是本案下利同时现太阳病表现，说明这个病有从表解的机会。因此，主要是通过解表，而把太阳阳明合病的下利治好了。

34. 久咳案

张某，女，54岁。2010年4月6日初诊，咳嗽1月余，呈阵发性呛咳，晚上较甚，咳时遗尿，有痰不利。伴见头痛，流清涕，讲话有鼻音，咽痒，恶风，虚汗出，大便干。舌苔白，脉细弦。辨六经属太阳太阴合病，辨方证为桂枝加厚朴杏子汤合半夏厚朴汤加桔梗炙枇杷叶汤证：桂枝10g，白芍10g，炙甘草6g，清半夏15g，厚朴10g，炒苏子10g，茯苓12g，桔梗10g，炒杏仁10g，炙枇杷叶10g，生姜15g，大枣4枚。7剂，水煎服。

2010年4月13日二诊：咳嗽明显减轻，鼻窍清利，头痛已，畏风、汗出不明显，大便如常，仍有咽痒。舌苔白，脉细弦。辨六经属太阴病，辨方证属半夏厚朴汤加桔梗、杏仁、炙枇杷叶、诃子、炙甘草证。处方：清半夏15g，厚朴10g，炒苏子10g，茯苓12g，桔梗10g，炒杏仁10g，炙枇杷叶10g，诃子6g，炙甘草6g，生姜15g。7剂，水煎服。

药后咽痒、咳嗽止，痊愈。

按：咳嗽为常见“小疾”，但久咳不已，每每影响患者的工作、休息，也迫使医者发出“咳嗽难医”之感慨。时方治咳，多从辨别外感、内伤入手，注重治痰为其特点；经方治咳，多从辨别阴阳、六经入手，注重治饮为其特点。

关于半夏厚朴汤方证

半夏厚朴汤方证见于《金匮要略·妇人杂病脉证并治第二十二》第5条：“妇人咽中如有炙脔，半夏厚朴汤主之。”本方证叙述极其简短，后世据此将本方列为治疗痰气郁结所致梅核气的专方。但临证所见，梅核气属寒痰、湿痰郁结者少，属热痰、燥痰郁结者多，故温燥之半夏厚朴汤方往往少可用之处。《胡希恕讲伤寒杂病论》中指出：“本证当参《千金》所述：咽喉中如有烤肉阻结，吐之不出，咽之不下，心下坚满不快，胸腹胀满不舒，究其病因，当为气结、痰饮两种因素造成。”而冯世纶教授临证，每每用本方治疗咳嗽，恒有良效。笔者苦思不解，难道如此多的咳嗽患者都是“气结”“痰饮”所致？一日诊毕，向冯世纶教授请教。冯世纶教授笑答：“我以前也认为是气结、痰饮，近几年在临证中重新认识本方，发现苏叶、生姜实有解表之功，本方实为治疗外邪里饮之方，试用于治疗外邪里饮咳嗽，收到很好疗效。至于为什么门诊咳嗽患者多见这一方证，是因为来诊者多已杂药乱投，或被前医误治，而所用之药多为寒凉清解，伤及太阴所致。”如外邪不显，冯世纶教授每以炒苏子取代苏叶。

读日本人所著《类聚方广义》时，在本方条下见有“加桔梗尤佳”，“且用苏子，其功胜于苏叶”等论述，可合参。

关于桂枝加厚朴杏子汤方证

桂枝加厚朴杏子汤方证见于《伤寒论》第18条“喘家，作桂枝加厚朴杏子佳”和第43条“太阳病，下之微喘者，表未解故也，桂枝加厚朴杏子汤主之”。对于咳嗽，通常认为由于肺气宣肃失常引起，治疗上，麻黄宣肺、杏仁降肺已成惯用组合，而桂枝配杏仁往往不被临床家重视。冯世纶教授在《解读张仲景医学》一书中指出：“咳喘患者不论新久，不论是慢性气管炎、咽喉炎，还是感冒等病，如排除热实证，再审有本方证则可用之。”临证见冯世纶教授治疗咳嗽，有汗出者而无明显热象者，常选本方治疗。如有里饮，多合用半夏厚朴汤。

对本案辨证论治的梳理

咽痒、阵发性呛咳，医者每多用祛风止痒、宣肺止咳方药；有痰不利，多加化痰利咽之品；咳时遗尿，多加补肾固涩之品；鼻窍不利，鼻流清涕，多加祛风通窍之品；虚汗、恶风，多加固表敛汗之品……如此组方，可成一大方，面面俱到，似也颇能符合治病的理法方药。冯世纶教授指出，治病重在方证对应，而不是随症用药。本案恶风、虚汗出，结合头痛、鼻窍不利，为太阳病桂枝汤证，调和营卫，汗出自止，绝不可见汗止汗。桂枝汤证见咳嗽为主症者，即桂枝加厚朴杏子汤证。而咳嗽较久，杂药乱投，舌苔白，脉细弦，考虑有里饮存在，故合用治太阴病之半夏厚朴汤。二方合用，太阳、太阴同治,7剂即取得显效。二诊见太阳病已解，惟余太阴，转方独治太阴而愈。至于桔梗利咽，炙枇杷叶止咳，诃子敛肺，皆为随症加减之例。

35. 复发性口腔溃疡案

李某，女，54岁。2010年3月22日初诊，患“复发性口腔溃疡”已2年余，近2月口疮屡发，旧疮未愈，新疮又起，口内灼痛，无有休止，影响进食。伴见心下痞满，大便不畅，痔痛便血。舌苔白腻中剥，脉沉细。辨六经属厥阴病，辨方证为生姜泻心汤加赤小豆当归生石膏生地炭汤证：炙甘草12g，黄芩10g，黄连3g，清半夏15g，党参10g，干姜10g，赤小豆15g，当归15g，生石膏45g，生地炭12g，生姜15g，大枣4枚。7剂，水煎服。

2010年4月5日二诊：药后口疮即愈，大便如常，痔疾未发，胃脘也无不适。补诉有“慢性咽炎”病史，反复咽干、咽痛，时有干咳，求一处方。诊见苔白微黄，脉细。辨六经属少阳病，辨方证属小柴胡加石膏汤加桔梗、赤小豆、杏仁证。处方：柴胡12g，黄芩10g，清半夏15g，党参10g，桔梗10g，炙甘草6g，赤小豆15g，炒杏仁

10g，生石膏45g，生姜15g，大枣4枚。7剂，水煎服。

按：关于厥阴病

对于厥阴病篇，历来是解读《伤寒论》的难点。有关厥阴病的争议，历代《伤寒论》注家始终没有停止过。多数注家以《内经》解《伤寒论》认为：厥者，尽也，厥阴病是伤寒六经病证的最后一经病。病至厥阴，阳气衰败至极，阴寒郁滞也至极，或可阳气败竭而死，或可阴尽阳生而愈。也有学者认为厥阴属表，非为尽阴。冯世纶教授传承其老师胡希恕之学术，独树一帜地提出:《伤寒论》六经与《内经》六经完全不同,《伤寒论》六经当从八纲解读，不当从脏腑、经络解读。以八纲解六经，则厥阴属半表半里阴证，既非"最后一经病"，与厥阴经无关，也与肝胆、心包等脏腑经络无关。而判定厥阴病的主提纲即为《伤寒论》第326条:"厥阴之为病，消渴，气上撞心，心中疼热，饥而不欲食，食则吐蛔。下之利不止。"冯世纶教授在《解读张仲景医学》一书中指出:"寒饮郁于半表半里，既不得出表，又不得入里，郁而化热，因呈上虚下寒、上热下寒之证。"

关于生姜泻心汤方证

生姜泻心汤方证见于《伤寒论》太阳篇的第157条:"伤寒汗出解之后，胃中不和，心下痞硬，干噫食臭，胁下有水气，腹中雷鸣，下利者，生姜泻心汤主之。"一般认为，本方主治太阳病变证之痞证，也有学者把本方证归属于少阳病。冯世纶教授通过对厥阴病的反复研究，认为生姜泻心汤方证，是半表半里阴证的上热下寒证，当属厥阴病。

《伤寒论》中，半夏、甘草、生姜三泻心汤同治心下痞证。以半夏泻心汤为基础方，甘草泻心汤是在半夏泻心汤基础上加大缓急安中的炙甘草用量而成，用于治疗半夏泻心汤证中气较虚而急迫者；生姜泻心汤是在半夏泻心汤基础上减少干姜用量，加用较大量温化寒饮的生姜而成，用于治疗半夏泻心汤证寒饮较重者。基于甘草泻心汤在《金匮要略》中治疗"狐惑"病变，冯世纶教授传承其老师经验，临证用治口腔溃疡，屡用屡效。冯世纶教授在《解读张仲景医学》一书中即指出:"实践证明甘草泻心汤对于口腔溃疡确有明显疗效。""临床还常遇久久不愈的顽固重证，以本方加生石膏，或加生地而多取捷效。"而在本案中，冯世纶教授明确指出，所用方为生姜泻心汤，较甘草泻心汤侧重于化饮。

对本案辨证论治的梳理

并非所有口疮病变都属厥阴病，但对于反复发作、久治不愈之口疮，临证确以厥阴病为多。本案上有口疮灼痛，上热无疑。中有心下痞满，下有大便不畅（非大便闭结），脉又见阴象，下寒中虚象已显。上热下寒，虚实并见，既不在表之太阳、少阴，又非里之阳明、太阴，也不是半表半里之少阳，唯属半表半里阴证之厥阴最为恰合。

方取生姜泻心汤加生石膏、生地炭，清上温下，补虚泻实。考虑到口疮并见痔血，故合用赤小豆当归散。药进7剂，诸症俱失，反证六经、方证辨识无误。二诊以小柴胡加石膏汤治疗咽部病变，也属冯世纶教授常用手法，因清窍病变以少阳病为多见。

36. 腹泻案

李某，男，58岁，1965年4月6日初诊，受凉后腹泻已三月不愈，每日大便3～4行，大便有完谷不化，胃腹胀满，食后益甚，时有嗳气头晕，舌苔白润，脉细缓。证属里虚寒饮，升降失和，治以温中益气，和胃化饮。辨六经属太阴病，辨方证为理中汤加陈皮扁豆汤证：党参9g，炮姜6g，炙甘草6g，苍术9g，陈皮15g，炒扁豆9g。结果：上药服六剂，腹泻基本已止，腹胀亦明显减轻，继续服六剂而证已。

按：患者受凉后久泻不愈，日行数次，胃脘胀满，里寒可知；"寒则生满病"，脘痞食后益甚，且完谷不化，脾胃气弱，运化不及，里虚可见；嗳气、头晕，饮气阻逆冲上可识。上逆、中痞、下泄表现，似与半夏泻心汤证不异，但本案属单纯的里虚寒饮上逆证，辨六经属典型的太阴病。《伤寒论》273条："太阴之为病，腹满而吐，食不下，自利益甚。若下之，必胸下结硬。"

方选理中汤，据症化裁，加陈皮、炒扁豆理气化饮，扁豆性温平，首载于《名医别录》，李时珍谓其"专治中宫之病"，健脾胃，化湿浊阴邪。

或有考虑吴茱萸汤证者，但吴茱萸汤为证，温中降逆为主，治以寒饮上逆、晕、悸、呕恶、烦躁诸症，而理中汤健中补虚以人参，运中化饮以白术，暖中祛寒以干姜，治以中焦虚寒为主。《伤寒论》159条"理中者，理中焦"，中焦得以温运，自然痞利可解，饮能化，逆复平。

37. 间歇性左侧胁腹部疼痛案

张某，男，26岁。2010年3月2日初诊，间歇性左侧胁腹部疼痛4年，发无定时，或为胀痛，或为刺痛，疼痛持续时间或长或短，影响工作、生活。多家医院行相关检查，未能明确诊断。诊见左侧胁腹部时痛，每日发作数次，疼痛部位固定，呈隐痛或刺痛。纳食尚可，口干，不喜多饮，大便每日1～2行。舌苔白稍厚，脉细弦。辨六经属太阳太阴合病，辨方证为大黄附子汤合桂枝茯苓丸汤证：生大黄5g，制附子10g，细辛10g，桂枝10g，茯苓12g，丹皮10g，桃仁10g，白芍10g。6剂，水煎服。

2010年3月23日二诊：服上方后，腹痛明显减轻，发作次数减少，偶有胸痛，口干，口苦，大便欠畅。舌苔白，脉细弦。辨六经属太阳少阳阳明合病，辨方证属大柴胡汤去大黄合桂枝茯苓丸汤证。处方：柴胡12g，黄芩10g，枳实10g，清半夏15g，桂枝10g，茯苓12g，丹皮10g，桃仁10g，白芍10g，生姜15g，大枣4枚。7剂，水煎服。

2010年5月17日因两目憋胀查出“眼压偏高”，找冯世纶教授诊治。患者自述：“冯世纶教授两次把我的腹痛完全治好了，经方实在太厉害了！”

按：腹痛属常见之疾，多属易治，但也有久治不愈者。对于难治顽疾，每需医者独辟蹊径。

关于桂枝茯苓丸方证

桂枝茯苓丸方证见于《金匮要略·妇女妊娠病脉证并治第二十》第2条：“妇人素有癥病，经断未及三月，而得漏下不止，胎动在脐上者，为癥痼害。妊娠六月动者，前三月经水利时，胎也。下血者，后断三月，衃也。所以下血不止者，其癥不去故也，当下其癥，桂枝茯苓丸主之。”通常认为，桂枝茯苓丸为治疗杂病、里证之方，但冯世纶教授在六经方证归类中，认为本方证为太阳太阴阳明合病证，而将其归为治疗表阳证的太阳病方证中。冯世纶教授认为，本方为桂枝汤的衍化方，是由桂枝汤去生姜、大枣、甘草，加茯苓、丹皮、桃仁而成，桂枝在方中仍然起外解太阳的作用。

笔者在学习过程中不免生出疑问：太阳病是表阳病，判定太阳病的主提纲是《伤寒论》第1条：“太阳之为病，脉浮，头项强痛而恶寒。”辅助提纲有第7条、第2条、第3条、第6条，分别提到“发于阳”“发热”“体痛”及“发热而不渴”等。但正如本案所见，临证中桂枝茯苓丸方适应证往往按上述判定标准无法判定为太阳病。那么，我们该如何理解这种方证的六经归属？冯世纶教授认为，桂枝茯苓丸与桂枝汤同治太阳病，但桂枝茯苓丸方的适应证是太阳病合并瘀血证，由于瘀血证的存在，使得桂枝茯苓丸方证并不表现为典型的太阳病，也与桂枝汤方证表现相去甚远。方证的六经归属问题需要进一步研究、进一步完善，以方剂组成及药证反测其六经归属也是常用的一种思维方法。临证也并非全部病例都是先辨六经后辨方证，也有在六经与方证之间反复权衡者。医生临证中的辨证论治是带有一定“灵性”和“艺术性”的。

笔者在《解读张仲景医学》一书中读到了下面这段话，有助于对这一问题的进一步理解：“仲景治病，所谓辨证论治，重在八纲、六经，但影响人体患病的还有很多因素，如气血、饮食、瘀血、痰饮、水湿等，因此，还须辨气血、瘀血、痰饮、水湿等，这种辨证论治思想，详细地体现在辨方证中。”

关于外感和内伤

笔者主张临证当明辨外感和内伤，也曾撰文表述这种明辨的重要性。而冯世纶教授在其经方学术体系中，认为外感和内伤是相对的，不足取的，因辨证论治是依症状反应而进行的，而不是依病因进行的。冯世纶教授在《解读张仲景医学》一书中曾有如下论述：“多数人都常用桂枝茯苓丸治疗慢性病、久有瘀血者，自然多认为该方是治疗内伤杂病，不再认为其有表证，但从经方六经归类看，本方证是太阳表证合并瘀血。

由此可知仲景的伤寒和杂病、外感和内伤的概念，不是截然分开的，不论是急性病还是慢性病都是相对并存的，即急性病也可现太阴病，慢性病也可现太阳病或表里合病，即伤寒、杂病常在一起，这就不难体悟《伤寒论》的真实意义了。”

流派纷呈，百家争鸣，丰富了中医学的内容，促进了中医学的发展，也许中医学的魅力和生命力也在于此。笔者始终怀疑泯灭个性的“统一”“规范”是否适合中医？是否会扼杀中医？徒学于师，但师徒之间学术观点的差异并不会影响到这种“学”，反而会促进这种“学”。

关于大黄附子汤方证

大黄附子汤方证见于《金匮要略·腹满寒疝宿食病脉证并治第十》第15条：“胁下偏痛，发热，其脉紧弦，此寒也，以温药下之，宜大黄附子汤。”本方证在日本人所著《皇汉医学》中归属于阳明病。冯世纶教授认为，归属于太阴病较为合适。因论中明言“以温药下之”，方中组成也以温性药附子（炮）三枚、细辛二两为主，寒性药只用大黄三两。后世医家多将本方作为治疗宜泻下而寒实的代表方剂。而冯世纶教授传承其老师胡希恕先生的学术，又将该方用于疼痛部位固定而偏一侧者，即寒凝瘀滞者。《解读张仲景医学》一书中指出：“本方不仅治胁下偏痛，无论哪一体部，凡偏于一侧痛者，大多属于久寒夹瘀所致，用之均验。”《皇汉医学》中引用《勿误药室方函口诀》也有类似论述：“此方主偏痛，不拘左右胸下各处，即自胸肋至腰痛者，亦宜用之。”并进一步论述：“盖大黄与附子为伍者，皆非寻常之证……凡顽固偏僻难拔者，皆涉于阴阳两端，故为非常之伍。”尝见北京中医医院张广中博士用该方治疗“带状疱疹”后遗疼痛者，屡效，亦取其偏侧痛。

对本案辨证论治的梳理

本案辨证着眼点在于疼痛，部位固定，断为瘀滞，而未见可下之阳明证，即辨为桂枝茯苓丸证。冯世纶教授经验：“凡用瘀血引起的胸腹疼痛，痛有定处，不宜桃核承气汤攻下者，大多宜本方。”首诊着眼于偏侧胸腹痛，结合病久、不喜饮、大便不干，辨为太阴病之大黄附子汤证。二诊疼痛大减，且见口苦，虚证不显，故辨为少阳病之大柴胡汤证。因大便不结，故去方中大黄。从附子、细辛得效而易以柴胡、黄芩，足见辨证论治之灵活性。前后2诊，取用3方，药进13剂，4年病症得愈，皆得力于经方方证对应。

38. 烦躁失眠、胸胁胀痛案

纪某，女，41岁。2010年3月18日初诊，半年前因家庭变故起病，胁痛胸闷，心烦失眠，周身不适。就诊于多家医院，行相关检查，未发现明确“病灶”。口服中药及中成药，无明显疗效。刻下症见：两胁不舒，右胁胀痛明显，胸闷不舒，腰酸腰痛，时有头痛，心烦急躁，睡眠欠佳，口苦咽干，纳食无味，大便偏干。舌苔白，脉细弦。辨六经属太阳少阳阳明合病，辨方证为大柴胡汤合桂枝茯苓丸加甘草汤证：柴胡 12g，黄芩 10g，枳实 10g，白芍 10g，清半夏 15g，桂枝 10g，牡丹皮 10g，桃仁 10g，茯苓 12g，生大黄 6g，炙甘草 6g，生姜 15g，大枣 4 枚。2 剂，水煎服。

2010 年 3 月 20 日二诊：诸症好转，大便转畅，胁痛、胸满、烦躁减轻，口不苦。舌苔白，脉细弦。辨六经属太阳少阳太阴合病。辨方证属四逆散合当归芍药散合桂枝茯苓丸证。处方：柴胡 12g，枳实 10g，白芍 10g，炙甘草 6g，当归 10g，川芎 6g，茯苓 12g，泽泻 12g，苍术 10g，桂枝 10g，牡丹皮 10g，桃仁 10g。7 剂，水煎服。

2010 年 3 月 27 日三诊：诸症持续好转，睡眠基本正常，烦躁、胸满闷俱不明显，仍感两胁及腰部不适，晚上有口干、口苦。纳食尚可，大小便正常，手足温。舌苔白，脉细弦。辨六经属太阳少阳太阴合病。辨方证属柴胡桂枝汤合当归芍药散证。处方：柴胡 12g，黄芩 10g，清半夏 15g，党参 10g，桂枝 10g，白芍 10g，炙甘草 6g，当归 10g，川芎 6g，茯苓 12g，泽泻 12g，苍术 10g，生姜 15g，大枣 4 枚。7 剂，水煎服。

药后无不适，遂停药。

按：对“辨证论治”的思考

本案患者西医检查、诊断几乎“无病”，治疗只能采用“对症疗法”和“安慰疗法”。我们必须承认，这一类患者的病痛是非常明显的，是严重影响患者生活、工作和休息的。并且，这一类患者在患病人群中是占有相当比例的。而根据症状，采用中医辨证论治，往往能在较短的时间内为患者解除痛苦，恢复其正常的工作、生活。正如本案，仅用 3 诊，服药 16 剂，即告痊愈。

从本案中，我们似乎可以看到，中医治疗的着眼点并不像西医治疗中针对具体病灶和靶点，而是着眼于整个患病机体，针对患病机体所出现的症状进行干预与调整。以计算机作类比，计算机由硬件系统和软件系统组成，硬件系统是可视的、可更换的，而软件系统是不可视的。人体也由类似“硬件系统”和“软件系统”组成，并且远比计算机复杂。伴随着人体解剖学的发展，人体的硬件系统逐渐被医学揭去了神秘的面纱，甚至于大部分都可以做到“可视”“可更换”。但人体软件系统的复杂性，软件系统病变的广泛性和复杂性，远远超出了硬件系统，甚至超出了医学研究者们的想象。当我们困惑于无法用现代科学、现代医学解读中医时，蓦然回首，我们会诧异于中医的缔造者和传承者们，以其高超的智慧，创造并且丰富了一系列认识和干预（治疗）人体软件系统病变的方法，其中之一就是辨证论治。

关于大柴胡汤方证

大柴胡汤方证见于《伤寒论》第 103 条：“太阳病，过经十余日，反二三下之，后四五日，柴胡证仍在者，先予小柴胡汤，呕不止，心下急，郁郁微烦者，为未解也，与大柴胡汤下之则愈。”又见于第 136 条和 165 条。一般认为，本方具有和解少阳，通下阳明的作用，用治少阳、阳明合（并）病者。冯世纶教授在《解读张仲景医学》一书中对其方解是："病初传少阳，势须人参补中益气，既防邪侵及里，又助正以祛邪。但已并于阳明，则须大黄兼攻里，人参之补，甘草之缓，反非所宜，故去之。加枳实以治心下坚，加芍药以治腹满痛，故此治少阳阳明并病而见里实心下坚、腹满痛者。"本方证的辨证要点是：胸胁苦满、口苦咽干、心下急，里实者。

值得一提的是，胡希恕先生用本方合桂枝茯苓丸治喘，可谓别开生面。

关于四逆散方证

四逆散方证见于《伤寒论》第318条少阴病篇中："少阴病，四逆，其人或咳，或悸，或小便不利，或腹中痛，或泄利下重者，四逆散主之。"本方临床使用极广，但多从脏腑辨证使用，常用功效为疏肝和脾、调和气血等。从六经辨证认识，有注家将其作为调和"阴枢"的主方。冯世纶教授认为，本方证实属少阳病。但何以少阳病方证，条文中冠之以"少阴病"呢？冯世纶教授在《解读张仲景医学》一书中分析，可能有两个原因，一是"原本少阴病，今传入半表半里而转属少阳也"；二是"由于热壅气郁，血行受阻，因致脉微细、四逆，形似少阴病的外观，因以少阴病冠之，教人加意鉴别也"。对本方的使用，可与大柴胡汤证合参："凡形似大柴胡汤证，不呕且不可下者，大都宜本方。"胡希恕先生认为，四逆散与大柴胡汤密切相关，四逆散实由大柴胡汤去枳实、大黄、半夏而成。

对本案辨证论治的梳理

七情致病，非胀即痛，周身不适，病已半年，如从时方辨证法，可从气滞血瘀入手，施以理气活血之法。经方家也考虑到瘀滞，故用桂枝茯苓丸，但辨瘀、治瘀的前提是辨六经，六经不明，瘀血无从着落。本案首诊，依据口苦、咽干、胸闷、胁痛等表现，辨为少阳病无疑。结合大便偏干，似可辨为少阳阳明合病。但需注意，少阳病小柴胡汤方证也可见大便偏干，并非必合阳明。而脉不浮，不恶寒，辨太阳病更属无所依据。这时候，需要我们换一个角度去思考：患者语不低，体不弱，无四逆，绝非三阴病。在三阳病中，少阳病症凸显无疑，而诸症表现为上下表里的气血不得流畅，少阳之表即太阳，少阳之里即阳明，在调和中开表通里，三阳并治，不失为调畅气血之佳法。药后显效，也反证辨证无误。方中特意加炙甘草者，重在缓急。二诊症减便畅，故不用大柴胡汤而改用四逆散。女子久病，治疗需要顾及血瘀，故二诊、三诊俱合用当归芍药散。三诊考虑到太阳之表仍然不畅，故取用了柴胡桂枝汤，也反证了首诊辨为太阳的正确性。

39. 周身肌肉关节疼痛案

戴某，女，76岁。2010年3月10日初诊，周身关节痛、肌肉痛1年余，经多方诊治不能明确诊断，治疗也无疗效。刻下症见：手指关节痛，腰、背、髋、膝疼痛，四肢肌肉也时有疼痛，时好时差，影响睡眠。伴见口干、四逆、纳差，时有身颤。舌苔白，脉细弦。辨六经属太阴病，辨方证为桂枝芍药知母汤加茯苓陈皮狗脊汤证：麻黄6g，桂枝10g，知母10g，白芍10g，苍术15g，制附子12g，茯苓12g，防风10g，炙甘草6g，狗脊15g，陈皮30g，生姜15g。7剂，水煎服。

2010年3月17日二诊：诸症同前，大便偏干。辨六经属厥阴太阴合病，辨方证属柴胡桂枝干姜汤合当归芍药散证。处方：柴胡12g，黄芩10g，天花粉12g，生龙骨、生牡蛎各15g，桂枝10g，干姜6g，当归10g，白芍10g，川芎6g，苍术15g，泽泻12g，茯苓12g，炙甘草6g。7剂，水煎服。

2010年3月24日三诊：患者自诉第一方无效，而服第二方效果特别好。口干、身痛、身颤、关节痛皆明显减轻。舌苔白，脉细弦。上方干姜改为10g，继服7剂。

2010年3月31日四诊：诸症继续好转，腰背疼痛较显，手足较前温和。舌苔白，脉细弦。上方加狗脊15g，7剂，水煎服。

2010年4月7日五诊：周身感觉舒适，关节疼痛已不明显，四逆无，睡眠也明显改善，纳食好，大小便正常。舌苔白，脉细弦。上方去苍术，加生白术15g，泽泻改为15g，狗脊改为12g，7剂，水煎服。

2010年4月14日六诊：诸症俱已，无不适。嘱上方继服7剂，停药。

按：辨方证是辨证的尖端

中医学术流派不同，理论体系有别，但对于临证者来说，所开具处方药疗效的有无及高低，取决于处方所治之证与病人所患之证的吻合程度，这是不争的事实。我们可以用“君、臣、佐、使”破解麻黄汤的组成，用“三补三泻”解读六味地黄丸的组成，但我们发现，能如此熟练解读和掌握方剂的医生，并不全部是临床疗效高的医生。为什么？或许我们可以作这么一个比喻：用药如用兵，辨证论治的全过程包括“战略部署”和“短兵相接”，我们所学的所有中医理论储备都是为战略部署服务的，真正短兵相接是处方纸上的方证对应，而最终成败见分晓的也正是短兵相接。正如本案，初诊辨证似也正确，但方证不合，则无效。转而二诊方证相合，取效明显。个中差别，需临证者勤学苦思，另加“慧然独悟”。

关于辨方证，胡希恕先生从临床角度有过一段非常精辟的论述：“六经和八纲虽然是辨证的基础，并且于此基础上，亦确可制定施治的准则，有如上述，不过若说临证的实际应用，这还是远远不够的，例如太阳病依法当发汗，但发汗的方剂为数众多，是否任何一种发汗药即可用之有效呢？我们的答复是不行、绝对不行，因为中医辨证，不只是辨六经八纲，更重要的是还必须通过它们，以辨方证的适应证，太阳病当然须发汗，但发汗必须选用适应整体情况的方药，如更具体地讲，即于太阳病的一般特征外，还要细审患者其他一切情况，来选用全面适应的发汗药，这才可能取得预期的疗效……辨方证是六经八纲辨证的继续，即辨证的尖端，中医治病有无疗效，其关键就是在于方证是否辨得正确。不过方证之辨，不似六经八纲简而易知，势须于各方的具体证治细玩而熟记之。”(《胡希恕讲伤寒杂病论》)

关于柴胡桂枝干姜汤方证

柴胡桂枝干姜汤方证见于《伤寒论》“太阳篇”第147条：“伤寒五六日，已发汗而复下之，胸胁满微结，小便不利，渴而不呕，但头汗出，往来寒热，心烦者，此为未解也，柴胡桂枝干姜汤主之。”对于本方证的解读，传统多从脏腑经络角度作解，认为证属少阳而见脾虚、津伤者，或证属少阳而见太阴虚寒者，或证属肝胆郁热而见脾虚、脾寒者。而冯世纶教授在传承其老师胡希恕先生学说的过程中，反复研读《伤寒论》第147条和148条，结合临证实践，明确提出本方证属厥阴病而非少阳病。冯世纶教授在《解读张仲景医学》一书中指出：“诸家认为，本方证病位在半表半里的看法是一致的，但历来受以《内经》释《伤寒论》的影响，总认为半表半里为少阳，小柴胡汤证为少阳病的代表，柴胡桂枝干姜汤由小柴胡汤加减而来，故认为仍属少阳，其原因是六经的实质不明。当知《伤寒论》的六经不是《内经》的脏腑经络，而是八纲加入半表半里理念形成的六经，在半表半里病位有阳证、阴证，阳证为少阳病，阴证为厥阴病。”“干姜易生姜是柴胡桂枝干姜汤区别于小柴胡汤的大眼目，同时提示后人，小柴胡汤重在解半表半里热，而柴胡桂枝干姜汤偏于祛半表半里寒。”

柴胡桂枝干姜汤是冯世纶教授常用方之一，诸病表现为寒热错杂之厥阴病者，多有用本方的机会。冯世纶教授临证辨本方证着眼的要点是上有口干（或口苦），下有便干，外有四逆。令笔者感兴趣的是，如从脏腑、经络角度作解，本方证当有脾虚、脾寒（或太阴虚寒），其用方重要指征之一就是便溏。但冯世纶教授依八纲释六经，认为本方证当有便干，即148条所说“阳微结”。《胡希恕讲伤寒杂病论》中明确指出：“大便微结者，可用本方，大便正常服本方可致微溏。”

对本案辨证论治的梳理

患者高龄，久病，体弱，四逆，纳差，辨为里虚寒之太阴病当属合理，结合痹痛，辨为桂枝芍药知母汤证，但用药1周无效，反证辨方证有误。二诊着眼于口干、便干、四逆，辨为厥阴、太阴合病的柴胡桂枝干姜汤证合当归芍药散证，方证相对，取得佳效。连续5诊，主证、主方不变，只在用量、用药上微调，终收全功。冯世纶教授在使用柴胡桂枝干姜汤时，每每合用当归芍药散，问及原因，冯世纶教授的答复是：本方证多有血虚水盛。

40. 乳房胀痛案

王某，女，47岁。2010年4月21日初诊，近2月来面部起斑，左侧乳房胀痛不舒，周身酸困乏力，脘腹时有胀气。纳食尚可，大便偏稀，小便较频，口干不喜饮，双目干涩，睡眠尚可，无四逆。停经2年。舌苔白润，脉细。辨六经属太阳少阳太阴合病。

辨方证为四逆散合当归芍药散合桂枝茯苓丸去泽泻加红花汤证。处方：柴胡12g，枳实10g，白芍10g，炙甘草6g，当归10g，川芎6g，茯苓12g，苍术12g，桂枝10g，桃仁10g，牡丹皮10g，红花12g。7剂，水煎服。

2010年4月28日二诊：乳房胀痛明显减轻（患者用“特明显”三字形容），胃脘无不适，尚有腹胀（患者说“胀气往下走”），周身仍困乏，腰部尤甚，口干不喜饮。舌苔白润，脉细。辨六经属太阳少阳太阴合病。辨方证属四逆散合当归芍药散合甘姜苓术汤加狗脊方证。处方：柴胡12g，枳实10g，白芍10g，炙甘草6g，当归10g，川芎6g，茯苓10g，苍术12g，桂枝10g，泽泻12g，炮姜6g，狗脊15g。7剂，水煎服。

2010年5月5日三诊：周身轻松许多，精神明显好转，左乳已无不适，脘腹已无胀气，尿频已无，面色明显润泽，斑色变淡，腰酸、双下肢沉困乏力尚明显，口干不喜饮。舌苔白，脉细。辨六经属厥阴太阴合病。辨方证属柴胡桂枝干姜汤合当归芍药散合甘姜苓术汤加红花方证。处方：柴胡12g，天花粉12g，黄芩10g，生龙骨、生牡蛎各15g，桂枝10g，干姜6g，当归10g，白芍10g，川芎6g，苍术10g，泽泻10g，茯苓12g，炙甘草6g，红花10g。7剂，水煎服。

2010年5月12日四诊：面斑基本消退，腰无不适，双下肢尚沉困。舌苔白，脉沉细。上方干姜改为10g，苍术改为15g，泽泻改为18g，茯苓改为15g，去红花，加狗脊15g。7剂，水煎服。

药后无不适，停药。

按：内分泌失调并不是一个单一的疾病，临床见症也较复杂。本案患者女性，年届“七七”，月经闭止，面斑，乳胀，周身不适，当属“内分泌失调”无疑。中医对这类患者的诊治，多从肾虚、肝郁入手，补肾疏肝，和阴阳，调气血。冯世纶教授临证，直接从六经、方证入手，取用经方治疗，每取捷效。

对辨六经、辨方证的再思考

先辨六经所属，再辨具体方证，有是证，用是方，简捷明了，非常便于临证学习和使用。如见“脉浮，头项强痛而恶寒”，即可辨为太阳病。再审无汗、脉紧，即可辨为麻黄汤方证，处以麻黄汤治疗即可。如见“脉微细，但欲寐”，即可辨为少阴病。再审“反发热”，即可辨为麻黄附子细辛汤方证，处以麻黄附子细辛汤治疗即可。六经辨证原本应该是这样朴素、简单、易学，并没有太多高深的理论。

当然，上述仅仅是就六经辨证的入门而言。如果据此认为辨六经、辨方证极其容易，人人都可忝列仲景门墙的话，也是不对的。临证时，患者有单患某一经某一方证者，辨治较易。但更多的情况是，患者所患病证多经复合，且兼夹水饮、瘀滞等，所表现六经与方证极不典型。此时，需医者依据各种征象斟酌权衡，或先辨六经再推导方证，或先辨方证再推导六经，或在可疑方证间权衡取舍，或取用方药试治以测六经、方证。书中皆言规矩，临证全在活法，这大概就与叶天士所言“治病当活泼泼地，如珠走盘耳”相去不远了。

如本案中，冯世纶教授在辨证时也反复推敲：二诊时，辨太阴病之甘姜苓术汤方证当无口干。而面斑、有瘀滞、见口干，常见阳明病之大黄䗪虫丸方证。结合其他见症权衡，辨为太阴病之甘姜苓术汤方证，用药后取得显效，反证辨证正确。

对本案辨证论治的梳理

本案时方每可取用逍遥散加减，也可有效，案中四逆散合当归芍药散实已含逍遥散在内。但用方思路不同，指导理论不同，所处方药及接方、转方也就大不相同。本案连续四诊，每诊皆有显效，服药28剂而收全功，确可体现经方之捷效。

本案六经、方证复合，辨证有一定难度。初诊腹胀、便稀，可辨为太阴病。周身酸困，面部起斑，考虑太阳病有瘀滞。口干、目涩、乳房胀痛，考虑有少阳病。三病同治，服药有效，反证辨证正确。二诊处方适当减少祛瘀之力，增加温运太阴之力。三诊、四诊以腰酸、双下肢沉困乏力为明显，易辨为太阴病之甘姜苓术汤方证。但仍有口干，又非太阴病可解释。结合口干、脉细，辨为厥阴、太阴合病之柴胡桂枝干姜汤合当归芍药散合甘姜苓术汤方证，尽管证据略显不足，但药后显效，反证六经、方证辨别无误。

41. 紫癜性肾炎案

于某，男，7岁。2009年6月7日初诊，患儿于2008年11月无明显诱因出现腹痛，当地医院诊断为“胃肠炎”，经治疗好转。随后出现膝痛，同时双下肢出现紫癜，当地医院化验尿蛋白（++），尿潜血（+++），诊断为“过敏性紫癜，紫癜性肾炎”，经抗过敏、抗炎治疗半年余，无好转。诊见：满月脸，精神疲惫，双下肢紫癜，咽痛，口干，便秘。舌质淡，舌苔腻，脉沉。辨六经属太阳阳明太阴合病，辨方证为越婢加术汤合赤小豆当归散加白茅根汤证。处方：麻黄10g，苍术18g，炙甘草6g，白茅根12g，赤小豆15g，当归6g，生石膏45g，生姜15g，大枣4枚。14剂，水煎服。

2009年6月23日二诊：精神明显好转，紫癜消退大半，咽痛减，仍口干、便秘。舌质淡，舌苔腻，脉沉。化验尿蛋白（+），尿潜血（++）。上方稍作调整，处方：麻黄6g，生白术18g，炙甘草6g，赤小豆10g，当归6g，白茅根10g，生石膏30g，生姜15g，大枣4枚。14剂，水煎服。

2009年7月19日三诊：上方服21剂，“满月脸”已无，精神进一步好转，双下肢紫癜消失，仍口干、便秘。舌质淡，舌苔腻，脉沉。化验尿蛋白（–），尿潜血（++）。上方加清半夏15g，生薏苡仁18g，苍术12g。21剂，水煎服。

2009年8月9日四诊：诸症俱失，患儿无不适。舌质淡，舌苔白，脉沉。化验尿蛋白（–），尿潜血（++）。处方：麻黄6g，白茅根10g，生白术18g，炙甘草6g，赤小豆10g，当归6g，生石膏30g，生姜15g，大枣4枚。30剂，水煎服。

2009年9月17日五诊：患儿无不适，近1周2次化验均为尿蛋白（-），尿潜血（-）。嘱用白茅根、芦根适量泡水代茶饮1月，停药。

半年后随访，患儿体健。

按：对过敏性紫癜、紫癜性肾炎的治疗，时医习用祛风脱敏药合解毒凉血活血药。本案中，冯世纶教授恪守方证对应，应用经方成功治愈。

关于越婢加术汤方证

越婢加术汤方证见于《金匮要略·水气病脉证并治第十四》第5条："里水者，一身面目黄肿，其脉沉，小便不利，故令病水。假令小便自利，此亡津液，故令渴也。越婢加术汤主之。"第25条又说："里水，越婢加术汤主之；甘草麻黄汤亦主之。"上两条明言越婢加术汤主治里水、脉沉，与越婢汤主治风水、脉浮有表里之别，关键在于加术与不加术。经方用药之讲究于此可见一斑。

原方中用白术，冯世纶教授临证，大便偏干者取用生白术，大便不干者取用苍术。

越婢汤与麻黄杏仁甘草石膏汤皆用到麻黄和石膏，区别在于一方用到生姜、大枣，而一方用到杏仁。用杏仁偏于治喘，用生姜、大枣偏于逐水。今人多有善用麻黄杏仁甘草石膏汤而不善用越婢汤者，盖与用药不精不无关系。

方书多认为生石膏为治阳明病主药，阳明病当见口渴，于是部分学者对越婢汤证和越婢加术汤证中是否有口渴提出争议。冯世纶教授在《解读张仲景医学》一书中指出："其实石膏所除之热并不一定渴，口舌干而烦躁者即可用之。若是真大渴思饮，这是津液大伤的征候，须合用人参方能有济。"笔者读《张氏医通》一书时见有如下论述，录此可供合参："或问表无大热，何得轻用麻黄？内无烦渴，何得轻用石膏？盖恶寒身肿自汗浑是湿气郁著，非风以播之，不能解散，麻黄在寒伤营剂中，则为正治；在开痹湿门中，则为导引。石膏在白虎汤中，则为正治；在越婢、青龙、续命方中，则为导引。不可以此碍彼也。"

对本案辨证论治的梳理

初诊，咽痛、口干、便秘，可辨为阳明病。精神疲惫、舌质淡、舌苔腻、脉沉，可辨为太阴病。"满月脸"，结合皮下紫癜，考虑为水湿在外夹瘀，有太阳"不开"。二诊，药已见效，故减小解表利湿"开太阳"之力；咽痛减而便秘不减，考虑便秘属太阴病而非阳明病，故改用生白术温中生津运太阴以通便。三诊，舌苔腻不减，故加强祛湿化饮之力。四诊，舌苔腻已减，仍守二诊处方。五诊，药茶善后，防死灰复燃。

42. 心下痞满案

赵某，男，57岁。2010年3月17日初诊。

心下痞满、吞酸、嗳气、纳差1年余，纤维胃镜检查提示"慢性胃炎，十二指肠球部溃疡，反流性食道炎"。经中、西药物治疗效果欠佳。诊见：心下痞满，吞酸，嗳气，纳差，口干喜饮，口苦，大便不成形，每日2～3次。无四逆。舌苔白，脉细弦。辨六经属少阳太阴合病。辨方证为小柴胡汤合《外台》茯苓饮加乌贼骨浙贝母汤证：柴胡12g，黄芩10g，清半夏15g，党参10g，陈皮30g，枳实10g，茯苓12g，苍术10g，乌贼骨10g，浙贝母10g，炙甘草6g，生姜15g，大枣4枚。7剂，水煎服。

2010年3月24日二诊：患者服药后心下痞满、吞酸、嗳气减轻。上方去浙贝母，加砂仁6g，7剂，水煎服。

2010年3月31日三诊：诸症进一步减轻，纳食仍然欠佳。舌苔白，脉细弦。上方去乌贼骨，7剂，水煎服。

上方服14剂，纳食好，诸症俱已，无不适，停药。

按：心下痞满，多因表邪未解，误用下法，或中气不足，痰湿郁热蕴结所致。《伤寒论》诸泻心汤为治疗心下痞的常用方。而《外台》茯苓饮方，多为时医所不习用。

关于《外台》茯苓饮方证

《外台》茯苓饮方证出自《金匮要略·痰饮咳嗽病脉证并治第十二》附方："《外台》茯苓饮：治心胸中有停痰宿水，自吐出水后，心胸间虚，气满，不能食，消痰气，令能食。"方由茯苓、人参、白术、枳实、橘皮、生姜组成，用于中寒停饮所致心下痞满（或胸满、腹胀）、嗳气、纳差者。冯世纶教授传承其老师胡希恕经验，常以本方加清半夏治疗心下痞满属中寒停饮者。《解读张仲景医学》一书中指出："本方加半夏则效尤捷，不问其吐水与否，若以心胸满不能食为目的活用于胃炎、胃下垂以及溃疡诸病，均有良验。"本方与旋覆代赭汤同属治疗太阴病方，书中指出二方的鉴别："此与旋覆代赭汤均属常用的治胃良方。本方证亦常有噫气，但患者以噫气为快，且大便多溏，与旋覆代赭汤证苦于噫气不除、大便虚秘者显异。"

本方与半夏泻心汤同治心下痞满。但本方用于里虚寒之太阴病，半夏泻心汤用于上热下寒、半表半里阴证之厥阴病，临证不可不辨。

对本案辨证论治的梳理

心下痞满，吞酸，嗳气，纳差，结合舌苔白，大便不成形，可辨为太阴病之《外台》茯苓饮加半夏方证。方中白术改用苍术，意在祛湿化饮。陈皮用30g，清半夏用15g，为冯世纶教授在本方中的常用剂量。除上述诸症之外，尚有口干、口苦，结合嗳气，脉中见弦，考虑有半表半里之少阳郁热，故合用小柴胡汤和解清热。吞酸明显，加用时方"乌贝散"（乌贼骨、浙贝母）意在制酸以治标。随着症状缓减，渐减治标之药，加用温运太阴之砂仁。方证相合，服药28剂而收全功。

43. 睾丸鞘膜积液案

胡某，男，6岁。2010年4月19日初诊，患儿2年前因阴囊偏坠诊断为"睾丸鞘膜积液"，家长求助于中医治疗。诊见：水疝，盗汗，口干，晨起咽干，大便干结，四逆，面白。易反复“感冒”。舌苔白，根腻，脉细弦。辨六经属太阳太阴阳明合病，辨方证为桂枝甘草龙骨牡蛎汤合蜘蛛散合赤小豆当归散加细辛泽泻汤证。处方：桂枝10g，炙甘草6g，生龙骨、生牡蛎各15g，细辛6g，地龙10g，泽泻10g，赤小豆15g，当归10g。7剂，水煎服。

2010年4月26日二诊：药后水疝好转，大便畅利，每日1行（家长用“非常好”描述），尚有盗汗、口干。舌苔白，根腻，脉细弦。辨六经属太阳太阴阳明合病，辨方证属桂枝龙骨牡蛎汤合赤小豆当归散加细辛方证。处方：桂枝10g，白芍10g，炙甘草6g，生龙骨、生牡蛎各15g，细辛10g，赤小豆15g，当归10g，生姜15g，大枣4枚。7剂，水煎服。

2010年5月3日三诊：盗汗减轻，大便偏干，阴囊无不适，尚有口干。舌苔白润，脉细滑。辨六经属太阳太阴阳明合病，辨方证属桂枝甘草龙骨牡蛎汤合蜘蛛散合赤小豆当归散加细辛方证。处方：桂枝10g，炙甘草6g，生龙骨、生牡蛎各15g，地龙10g，细辛10g，赤小豆15g，当归10g。7剂，水煎服。

2010年5月24日四诊：近3周睾丸未见偏坠，近几天参加幼儿园表演活动，活动量较大，也未见偏坠。纳食好，大便调，仍时有盗汗。初诊方加酸枣仁12g，7剂，水煎服。

按：水疝，相当于“睾丸鞘膜积液”“阴囊水肿”等病，一般认为多因水饮停滞或湿热下注所致，经方五苓散为治疗常用选方。而在冯世纶教授的临证中，用方的唯一原则是方与证合，没有固定的“一般”和“常用”等概念。

关于桂枝甘草龙骨牡蛎汤方证

桂枝甘草龙骨牡蛎汤方证见于《伤寒论》第118条：“火逆下之，因烧针烦躁者，桂枝甘草龙骨牡蛎汤主之。”临床上，本方多用于以心悸、心烦、恐惧等为主要表现，证属外有寒、内有热有饮者。

本方与桂枝龙骨牡蛎汤都可用于治疗心悸、心烦等，但后方适应证多有明显营卫不和表现。

关于蜘蛛散方证

蜘蛛散方证方书很少提及，见于《金匮要略·趺蹶手指臂肿转筋阴狐疝蛔虫病脉证治第十九》第4条：“阴狐疝气者，偏有小大，时时上下，蜘蛛散主之。”方由蜘蛛（熬焦）十四枚，桂枝半两组成，散服。古书中记录蜘蛛有治疗疝气之特能，如《名医别录》谓：“蜘蛛主大人小儿㿉。”现药房中多不备蜘蛛，致使该方无法使用。冯世纶教授在本案中试以地龙代之，取效倒也快捷。不过，个案似不足以说明问题，需临证继续观察。

对本案辨证论治的梳理

初诊，初步考虑水疝因于内饮，四逆因于外寒。关于盗汗，冯世纶教授认为应参考《伤寒论》第201条："阳明病，脉浮而紧者，必潮热，发作有时；但浮者，必盗汗出。"即经方所见盗汗多是外邪里热的太阳、阳明合病。故该患儿为太阳太阴阳明合病。尽管患儿没有表现出心悸、心烦等，仍借用桂枝甘草龙骨牡蛎汤合赤小豆当归散治疗外有寒、内有热有饮者，同时合用治疝之蜘蛛散。加细辛、泽泻以加强祛饮之力。上有口干，下有便干，但患儿面白、四逆，故未考虑阳明热结而用下法。二诊时见大便畅行，反证此大便干结为外寒内饮所致，非阳明热结。二诊考虑到盗汗明显，故以桂枝龙骨牡蛎汤易桂枝甘草龙骨牡蛎汤，意在加强和营卫、止汗之功。三诊时，见盗汗减轻，仍改用桂枝甘草龙骨牡蛎汤治疗外寒内饮，处方仍用初诊方，细辛加量，同时去掉泽泻，意在加强温化寒饮之力。

另外，关于细辛用量，冯世纶教授认为"细辛不过钱"之说不符合临床。本案患儿年仅6岁，三诊时细辛用至10g，且药物只煎15分钟，并未见任何不适。

44. 颜面与下肢浮肿案

陈某，男，81岁。2010年3月8日初诊。近4～5个月来痰多色白。晨起颜面浮肿，午后双下肢浮肿。便秘，每日坐浴2次方可便出少许。纳食尚可，口干不喜饮，出汗不多，夜尿3～4次。血常规、尿常规、胸片、心电图等检查均未见异常。3年前曾行"肝移植手术"。舌苔厚腻，脉沉弦滑。辨六经属太阴太阳合病，辨方证为半夏厚朴汤加桔梗杏仁炙枇杷叶生薏苡仁汤证：清半夏15g，厚朴10g，苏子10g，茯苓12g，生姜15g，炒杏仁10g，桔梗10g，炙甘草6g，生薏苡仁18g，炙枇杷叶10g。7剂，水煎服。

2010年3月15日二诊：口干已，余症同前。辨六经属太阴太阳合病，辨方证属苓甘五味姜辛夏杏汤加生白术方证。处方：茯苓15g，干姜10g，五味子15g，细辛10g，清半夏15g，炒杏仁10g，炙甘草6g，生白术30g。7剂，水煎服。

2010年3月22日三诊：白痰减少，颜面浮肿减轻，患者高兴地说："有点乐观。"近4天头痛，有微汗出，口不干。舌苔腻，脉沉弦。考虑头痛、汗出为新出现之太阳病，上方加桂枝10g，7剂，水煎服。

2010年3月29日四诊：患者高兴地说："加一味药头就不疼了，佩服大夫。"便秘缓减不满意。上方去桂枝，加枳实10g，14剂，水煎服。

2010年4月12日五诊：诸症继续好转，咽部常觉不利，有痰黏感。舌苔白，脉沉弦。上方加橘红10g，细辛增至15g，14剂，水煎服。

2010年4月26日六诊：诸症俱明显缓解，白痰尚有少许，每日坐浴1次可保证大便每日1次，口不干。舌苔白，脉沉弦。上方加厚朴10g，14剂，水煎服。

按：关于苓甘五味姜辛夏杏汤方证

苓甘五味姜辛夏杏汤方证见于《金匮要略·痰饮咳嗽病脉证并治第十二》第39

条："水去呕止，其人形肿者，加杏仁主之。其证应内麻黄，以其人遂痹，故不内之。若逆而内之者必厥，所以然者，以其人血虚，麻黄发其阳故也。苓甘五味加姜辛半夏杏仁汤方。"本条承接前面的第36～38条而言，第36条桂苓五味甘草汤治疗外寒里饮、咳逆上气者；第37条苓甘五味姜辛汤治疗太阴寒饮、咳嗽胸满者；第38条桂苓五味甘草去桂加姜辛半夏汤治疗太阴寒饮、饮甚呕逆者；而本条苓甘五味加姜辛半夏杏仁汤治疗太阴、太阳合病而见饮甚浮肿者。从条文中可以看出，杏仁非为治咳而设，而是针对"形肿"以代麻黄之用。冯世纶教授在《解读张仲景医学》一书中指出："本方应用与苓甘五味姜辛夏汤相似，而以见头面、四肢浮肿为辨证要点。"

笔者在读清代医家黄元御《四圣心源》时，注意到书中治疗咳嗽只有一证一方："咳嗽之证，因于胃逆而肺寒，故仲景治咳，必用干姜、细辛。姜苓五味细辛汤：茯苓（9g），甘草（二钱），干姜（9g），半夏（9g），细辛（9g），五味（一钱，研）。煎大半杯，温服。"姜苓五味细辛汤即本方去杏仁而成。尽管是依《内经》从脏腑作解，但治咳独取该方，值得体会。

关于生白术

生白术通便，方书中每有论及。冯世纶教授从《伤寒论》第28条和第174条中悟出，白术不但有利水作用，而且有温胃生津作用。凡由里虚寒所致大便硬结、大便不爽者，需要用生白术通过温胃生津液以治疗。本案从二诊开始重用生白术30g，即一以取其利水治饮之功，二以取其生津通便之能。

对本案辨证论治的梳理

患者高龄，大病术后，脉沉，不喜饮，辨为里虚寒之太阴病。初诊着眼于痰多，辨为半夏厚朴汤方证。次诊着眼于痰多伴颜面、下肢浮肿，辨为外邪里饮的苓甘五味姜辛夏杏汤方证。同时注意到太阴便秘，重用生白术。三诊诸症明显减轻，提示二诊方证辨识正确。但增头痛、汗出，考虑有新合并之太阳表证。此时需注意两点：在太阴里虚寒基础上，较易出现新的太阳表证，此其一；其二是在太阴里虚寒基础上出现太阳表证，往往临床表现不典型，极易误辨或忽视。正如本案，如果忽视"微汗出"，单就新增之头痛，极易误辨为药物过热所致"上火"。辨出合并太阳，治疗上可以改弦易辙，先用桂枝汤治疗太阳之表，表解后复治太阴之里。冯世纶教授在本案中，仍以前方治太阴为主，只是加一味桂枝，加重治太阳之力，从疗效看，较先表后里为优。四诊表解，故去桂枝；里滞，故加枳实。五诊痰饮较显，加重化痰去饮之力。六诊仍考虑到里气壅滞，故加用厚朴与枳实相配，导气疏滞。

本案辨六经较为简单，始终属太阴、太阳合病。但对方证的辨识有一定难度，这其中包括对方剂的选用、对药物的加减以及对方中每味药物剂量的把握。

本病例是名家医案，如果是普通中医师会怎样？是否患者在现实中一如既往地服药60多剂？诚然，湿邪为病缠绵难愈，病程长，治疗时效长，但是，诸位想一想，如果你遇见这样一个病人，功效不甚明显，病人能否吃你的60多剂药？在农村服药的开销，取药是否便利等诸多因素也是制约中药汤剂的一个因素，在城市更不用说了。像我们边远山区的患者，服中药已是勉为其难，何况60余剂，且病情没有痊愈，有这样服药的患者也恐不多呀，当然名家尚可说服患者，那么像普通医生这样是否合乎现实情形？

还有一惑，二诊方服用后见：近4天头痛，有微汗出，口不干。这是新感吗？是否为“阳动迹象”？因里虚寒之水饮而用茯苓15g，干姜10g，五味子15g，细辛10，清半夏15g，炒杏仁10g，炙甘草6g，生白术30g。7剂，水煎服。说明里虚寒得到改观而阳复之象？佐以桂枝之温经通阳利湿而化水饮诸证悉平。又“里滞，故加枳实。五诊痰饮较显，加重化痰去饮之力。六诊仍考虑到里气壅滞，故加用厚朴与枳实相配，导气疏滞”。请问里滞的根本原因是什么？导气行滞能否解决？再者太阴病运化无力，水饮等内聚缺了什么？不言而喻。为了应用经方，我们是否放开思路？如果勉强套用经方，虽效而不能愈，久久无期，现实中的患者是不会买账的。中医药的立足发展也会掣肘。经方的应用我想应该是自然的、准确可靠的，不能探试，所谓不打无准备之仗。将繁杂的经典化为简单的应用，并且行之有效，单单读书是不够的，贵在思悟。我们应该看看仲景的序论中的这句话：感往昔之沦丧，伤横夭之莫救，乃勤求古训，博采众方，撰用《素问》、《九卷》、《八十一难》、《阴阳大论》、《胎胪药录》，并平脉辨证，为《伤寒杂病论》合十六卷，虽未能尽愈诸病，庶可以见病知源，若能寻余所集，思过半矣。寻根朔源领其要旨而囊括所有，举一反十，寻得方向，进得其门，出得其法全在乎“悟”！

看来用药如用兵，除了讲究战术还要讲究战略，方能药到病除。

45. 头痛、盗汗案

张某，男，24岁，2013年9月27日初诊：患者去年3月起会阴痛，渐向上窜至头顶痛，近易自汗、盗汗，会阴部拘紧坠胀，有时气上冲感，冲至头痛、颈项痛，上腹胀气，胃脘痛，胃脘痛时鼻塞，咽干，口中和，苔白腻，脉细弦。

处方：桂枝10g，白芍18g，炙甘草6g，当归10g，赤小豆15g，饴糖30mL，生姜3片，大枣4枚（掰），七剂，水煎服，日一剂，分温两服。

2013年10月11日二诊：盗汗已，鼻塞已，头痛，胃脘痛如前，呈痉挛痛，少腹胀，大便溏，小便少，无夜尿，纳差，口中和，舌暗苔白脉细。以温经汤去麦冬加茯苓白术桃仁红花，养血活血化饮，七剂后头痛已，便溏已，他症减，仍腹中拘急疼痛，以吴茱萸汤合桂枝汤加当归川芎小茴香荔枝核善后。

按：

辨六经：根据提纲，头痛、颈项痛、气上冲、鼻塞为太阳表证，结合汗出，为桂枝汤证；上腹胀、胃脘痛而口中和，为里虚寒证，即太阴证；会阴拘紧感，为津液失养，故辨六经为太阳太阴合病。

辨方证：为虚劳里急、腹痛之小建中汤证，以桂枝汤解表止汗，针对表虚自汗、盗汗；加芍药合为芍药甘草汤生津养血、缓急止痛；重用饴糖温中健胃，治在太阴。因会阴拘紧坠胀，考虑水盛下迫，予赤豆当归散养血利水。故辨方证为小建中汤合赤豆当归散方证。

46. 口中“喷火”案

阎某，女，44岁，2014年9月4日初诊，口中有“喷火感”1月，口干，咽干，食欲可但不消化，无腹胀，前几日齿衄，小腿肚酸胀，汗可，有时多，晨起阵汗出，不恶风，劳累后尿频急，大便黏，2～3日一行，舌淡苔薄白脉细。

用药：麦冬30g，清半夏15g，党参10g，炙甘草6g，生石膏45g，大米一撮，姜3片，大枣4枚。六剂，水煎服，日一剂。

2014年9月25日二诊：口热减，口黏减，口中觉润，食欲好转，纳可，但齿衄，大便1～2日一行，腘胀，苔白脉细。

用药：生石膏45g，麦冬15g，生地15g，牛膝10g，知母15g，白芍18g，炙甘草6g，七剂。未再来诊。

按：

辨六经：口干咽干，“喷火感”、汗多不恶风，为阳明热象，不消化、尿频、小腿酸胀、大便黏，为太阴里虚寒伴有饮象，故病位在里，寒热错杂，为阳明太阴合病。

辨方证：根据《伤寒论》条文：“火逆上气，咽喉不利，止逆下气者，麦门冬汤主之。”麦门冬汤治疗里虚津亏、虚火夹痰，因而咳逆上气、咽中枯燥、痰涎黏着不去者。本案阳明热象较重，故同时加生石膏清泻阳明之热。处方予麦门冬加石膏生姜汤证。

辨六经：齿衄为血热迫血妄行所致，故为阳明；小腿酸胀为湿邪停滞肌肉，为太阴，故辨六经仍为阳明太阴合病。

辨方证：齿衄多为上热之象，多以阳明热盛或者虚火上炎论治，若属虚火上炎，上实下虚，玉女煎常有良效。方中石膏、麦冬、生地、知母，性凉，清泻阳明之热，牛膝性苦平，故玉女煎应属于阳明病，针对阳明上实下虚之牙痛。本案齿衄、下肢酸胀，上实下虚，为玉女煎证，又以芍药甘草汤酸甘生津，针对腘胀。故辨方证为玉女煎合芍药甘草汤证。

初诊口中热感多属阳明，但“寒热有常，虚实无常”，虚热、实热同属阳证，胃肠有热或津液亏虚均可导致，因此临证需结合他症辨明虚实。本案脾胃虚寒明显，故不可单纯清热，需时时顾护胃气，虚实兼有，补中兼清，方能奏效，故以麦门冬汤健胃生津，针对虚热，又因阳明热盛，故同时加石膏，虚实兼顾，标本共收。二诊口干、口热显减，复齿衄，腨胀，仍为阳明太阴合病，两诊六经相同，但寒热虚实程度不同，二诊血迫鼻衄，热重而寒轻，故以玉女煎加大清热之力，虚实兼顾，兼以芍药甘草汤生津液而治。

“保胃气，存津液”当为医者时时所铭记。

47. 幼儿急性扁桃体发炎案

杨某，男，3岁，2014年3月1日初诊，母亲代述：患儿自1岁起经常扁桃体发炎、化脓，每月至少发作一次，常常打针输液，西医建议手术切除，家长不欲，遂来求助于中医。

刻下症：昨日扁桃腺发炎又作，咽喉肿痛，发烧38.4℃，自服退烧药后汗出，今又复发烧，体温39.8℃，纳差，无鼻塞，大便正常，日一行，舌尖红苔薄白，脉细数。

处方：柴胡24g，黄芩10g，清半夏15g，党参10g，炙甘草6g，桔梗10g，生石膏45g，生姜3片，大枣4枚，一剂，水煎服，每日两次，每次服四分之一。

2014年3月3日二诊：药后烧退，盗汗，咽喉肿减，无咳嗽，纳差，大便日一行，舌尖红苔薄白，脉细。上方去桔梗，减柴胡12g，加陈皮30g，二剂。一剂热退肿消，故减柴胡用量，去桔梗，仍有纳差，故加陈皮，辛温，宽中下气，除满增饮食。

按：

辨六经：咽喉肿痛、发热，纳差，病在半表半里，无寒象，除外厥阴，为少阳；少阳病即半表半里的阳证，阳热之邪，郁集于胸腹腔间，外不得出于表，内不得入于里，热循孔道以上炎，以是则口、咽、耳、目诸炎症，多属于少阳证。高热、舌尖红、脉细数，病在阳明；无恶寒、无身痛、无鼻塞等表证，排除太阳少阴病，故辨证为少阳阳明合病。

辨方证：发热、咽痛、纳差，为病在少阳，予小柴胡汤，咽痛加桔梗清热利咽排脓，加生石膏清热解凝。

儿科自古以来被称为“哑科”，给幼儿诊病，一者患儿不能准确描述其自身感觉；二者诊脉、望舌亦不配合，这就需要医生更加仔细观察，望、闻、问、切更强调细致入微。对于儿科的发烧、咳嗽、肺炎等急性病，中医辨治确有优势。

48. 急性高热案

李某，男，4岁，2014年1月4日初诊，发热一天，体温39.2℃，咳嗽重，鼻塞，喷嚏流涕，无盗汗，纳差，大便偏稀，舌红苔黄腻，脉细数。

处方：麻黄18g，桂枝10g，杏仁10g，炙甘草6g，桔梗10g，生苡仁18g，败酱草15g，生石膏45g，清半夏15g，厚朴10g，生姜3片，大枣4枚，一剂，水煎服。嘱其当天中午回去先服四分之一量，温服后覆被，见遍身微汗，停后服；无汗，继续服四分之一量。再无汗，继服。

2014年1月6日二诊：其母代述，当天直至服完上方后，微汗，晚上体温才降至37.8℃，伴耳痛，舌红苔黄腻，脉细稍数。

处方：柴胡24g，黄芩10g，清半夏15g，党参10g，炙甘草6g，生石膏45g，生姜3片，大枣4枚，二剂，水煎服，每日二次，煎服法同前。后回访，热退，痛消。

按：

辨六经：发热、鼻塞、喷嚏为太阳表证；高热、舌红苔黄，脉数为阳明热象；流清涕、咳嗽、大便溏为太阴里寒合并里饮，故辨六经为太阳阳明太阴合病。

辨方证：大青龙合半夏厚朴加桔梗苡仁败酱汤证。大青龙汤出自《伤寒论》第38条："太阳中风，脉浮紧、发热恶寒、身疼痛、不汗出而烦躁者，大青龙汤主之。"本方为麻黄汤与越婢汤的合方，故治二方证的合并者。针对太阴为主之咳嗽，予半夏厚朴汤，因有麻黄解表，故去苏叶；加桔梗利咽排脓；加薏苡仁败、酱草清泄阳明之热、利湿化痰。辨方证为大青龙合半夏厚朴加桔梗苡仁败酱汤证。

分析：热减、耳痛，此为邪气入里，传入少阳阳明，方用小柴胡加生石膏桔梗汤。胡希恕先生认为，少阳病即半表半里的阳证，阳热之邪，郁集于胸腹腔间，外不得出于表，内不得入于里，热循孔道以上炎，以是则口、咽、耳、目诸炎症，多属于少阳证。

对于发热，后世多按外感内伤归类，常见的如感受风寒、风热引起的发热，内伤如阴虚、血虚、气虚、阳虚、瘀血引起的发热等，是以病因辨证为主。而经方辨证以症状反应为主，根据症状反应，先辨六经，继辨方证，求得方证对应治愈疾病。

临床上常见的急性高热往往正邪交争剧烈，症状变化多端，因而疾病传变亦相当迅速，万不可执一方一药，以求通治一病。因此对于这种急性高热，冯世纶教授每次处方一般只开1剂，最多不超过3剂，对于麻黄汤等发汗剂，更不可过用，初诊往往很难把握用量，故每次服四分之一，不汗则加量，以得汗为度，如此可以逐渐达到本证所需之量。

根据《伤寒论》第4条："伤寒一日，太阳受之，脉若静者为不传；颇欲吐，若躁烦，脉数急者，为传也。"第5条："伤寒二三日，阳明少阳证不见者，为不传也。"可知六经传变的依据是临床症状反应，如果其要传变，则临床表现上势必先有征兆，绝非如《内经》中所说的一日一传。伤寒证轻者，治之得当，则可期其愈于太阳病阶段；重者，即便依法治之，也只能在太阳病时挫其凶势，一般多愈于少阳病的末期或者阳明病的初期。若太阳表证传变，更当随证治之，传入少阳，当和解为主；传入阳明，当清热为主，以此类推。

49. 重度抑郁症

卫某，女，56岁，2013年10月10日初诊，失眠1月余。西医诊断为"重度抑郁症”，一直服用“佐匹克隆”等安眠药，每晚仅能睡2小时左右，夜间惊醒十余次，烘热汗出。其人心情抑郁，精神紧张，恶风寒，左侧偏头痛，牙痛，心烦，口干口苦，心慌，耳鸣，乏力，两小腿发凉，纳差，3年来体重下降30余斤，二便调，舌淡红苔白根腻，脉弦。

处方：柴胡12g，黄芩10g，姜半夏15g，党参10g，炙甘草6g，生龙骨15g，生牡蛎15g，桂枝10g，茯苓15g，天花粉10g，远志10g，菖蒲10g，生姜15g，大枣4枚，七剂，水煎服，日一剂，并嘱停服西药。

2013年10月17日二诊：服上药后失眠明显好转，已停服安眠药，每晚能睡5～6小时，耳鸣减，足凉已，口苦已，口干，但仍心悸，左侧偏头痛，尿频，夜尿1～2次，舌红苔白根腻，脉细。

仍心悸、口干，出现尿频，此为饮重、水气上冲，故加苍术利湿，主治太阴，结合头痛、心悸，为外邪未解，取苓桂术甘汤之意，以解表化饮；增半夏加强降逆化饮之功。

上方加苍术15g，增姜半夏30g，七剂，水煎服，日一剂。

2013年10月31日三诊：眠可，心悸减，口干已，夜尿已，尿频不明显，左偏头痛较前减轻，枕骨自觉鸣响，纳少，舌自感灼热，夜间明显，汗出不多。舌暗苔白腻脉细。

上方去姜半夏，加清半夏15g，白芍10g，吴茱萸10g，生石膏45g，七剂，水煎服，日一剂。后随访，继服前方7剂，诸证已不明显。

按：

六经方证分析：恶风寒、烘热汗出、头痛，此为太阳表证；耳鸣之辨，或为少阳郁热，或为水气上冲，结合纳差，牙痛，心烦，口干口苦，此为半表半里的阳证，即少阳病之小柴胡汤证；结合乏力、腿凉，心慌可辨为太阳太阴、外邪里饮之苓桂术甘汤证；失眠、焦虑、抑郁、烘热汗出，此为太阳阳明合病之桂枝甘草龙骨牡蛎汤证；加花粉清热止渴，针对阳明热；加菖蒲、郁金安神定志解郁，故辨方证为柴胡加龙骨牡蛎去大黄铅丹加花粉远志菖蒲汤证。并嘱停服西药，一则防止药物之间的相互作用，影响汤药疗效；二者西药安眠药副作用颇多，每易使患者产生药物依赖，更难入眠。

以小柴胡汤去甘草扶正达邪，和解清热为主，加桂枝降冲、茯苓利水、大黄泻下、龙骨、牡蛎、铅丹镇静安神，用于小柴胡汤证而见气冲心悸，二便不利，烦惊不安者。因此，冯世纶教授认为，本证当属太阳少阳阳明太阴合病。因本方主治“烦惊、谵语”之症，故常用于精神不安、焦虑、癫狂痫病等精神疾患。冯世纶教授善用此方治疗多种疾病，常常收到意想不到之奇效。应用时，冯世纶教授常根据病情需要加炙甘草，取小柴胡汤之意；去铅丹，因其有毒；或加苍术，兼治太阴，外邪里饮，取苓桂术甘汤之意；或易大黄为生石膏，用于阳明病仅现外证，而腹证未实者……通过归类六经（太阳少阳阳明太阴合病），扩大了本方的应用范围，故本方可看作小柴胡汤合苓桂术甘汤（去苍术）合桂枝甘草龙骨牡蛎汤加大黄。临床中凡符合上述方证，均可考虑应用。

患者心情抑郁，精神焦虑、紧张，一直服用西药治疗，但效不明显，服用安眠药，每日仅能睡2小时，苦不堪言。经方用7剂即能收效明显，可见经方的魅力所在。然不可视本方为治疗抑郁症之“专方”，经方的关键在于思维方式，即所谓辨证论治。冯世纶老师治精神疾患的特点，不是重用安神镇静药，而是继承胡希恕先生的学术思想：即中医的辨证论治。其主要精神，是于患病人体一般的规律反应的基础上，讲求疾病的通治方法。中医的辨证施治实质，是适应人体的抗病机制的一种原因疗法。“有是证，用是方；有是证，用是药”，此乃中医愈病之常理，亦当成为每位中医师熟记于心并时时践行之准则。

50. 癫痫案

张某，女，45岁，2014年2月8日初诊，发作性肢体拘挛、抽搐30余年，加重3个月。近3月来癫痫每天发作7～8次，多于夜间发作，发作时上肢拘挛抽搐，左臂麻，伴有短暂意识不清（约20s），自服苯妥英钠未能有效控制。伴有头晕阵作、心慌，下午5～6点时为著，月经逾期3月未至，无恶心，偶有盗汗，口中和，二便如常，眠差，舌淡红，边有齿痕，苔薄白润，脉滑。

处方：桂枝18g，炙甘草6g，生龙骨15g，生牡蛎15g，泽泻12g，猪苓10g，苍术10g，茯苓15g，七剂，水煎服，日一剂。

2014年3月1日二诊：服药期间，癫痫发作次数明显减少，每晚发作1～2次，上周因事停诊一次，停药后发作4～5次。头晕、心慌减，无盗汗，月经至，量少，口中和，纳可，二便如常，舌淡红边有齿痕，脉细。

症状明显减少，上方增桂枝为25g，七剂，继服。

按：

辨六经：头晕、抽搐、心悸、舌淡有齿痕苔白润、脉滑为饮停水气上冲所致，属太阳太阴，盗汗为表虚里热盛，多为太阳阳明合病，故辨六经为太阳太阴阳明合病。

辨方证：桂枝甘草龙骨牡蛎汤合五苓散证。桂枝甘草龙骨牡蛎汤属太阳阳明合病，治疗外邪内饮的躁烦惊悸，常灵活运用于盗汗或者神经精神症状的治疗。五苓散为外邪里饮化热。《金匮要略·痰饮咳嗽病篇》第31条：“假令瘦人脐下有悸，吐痰涎而癫眩，此水也，五苓散主之。”“癫”即癫痫，故此癫痫为水饮所致。重用桂枝，加强降冲逆，亦即桂枝加桂汤之意。

癫痫多见于外邪里饮水饮所致者，五苓散、真武汤、苓桂术甘汤等条文均涉及相关表现。